Robert Bosch Stiftung (Hrsg.): Reihe Pflegewissenschaft

Bücher aus verwandten Sachgebieten

Pflegetheorie

Benner/Wrubel
Pflege, Stress und Bewältigung
1997. ISBN 3-456-82772-5

Fawcett
Konzeptuelle Modelle der Pflege im Überblick
2. Auflage
1998. ISBN 3-456-83109-9

Fawcett
Spezifische Theorien der Pflege im Überblick
1999. ISBN 3-456-82882-9

Meleis
Pflegetheorie
1999. ISBN 3-456-82964-7

Orem
Strukturkonzepte der Pflegepraxis
1996. ISBN 3-456-83275-3

Orlando
Die lebendige Beziehung zwischen Pflegenden und Patienten
1996. ISBN 3-456-82715-6

Osterbrink (Hrsg.)
1. internationaler Pflegetheorienkongreß 1997
1998. ISBN 3-456-82976-0

Paterson/Zderad
Humanistische Pflege
1999. ISBN 3-456-82950-7

Peplau
Zwischenmenschliche Beziehungen in der Pflege
1997. ISBN 3-456-82711-3

Schaeffer/Meleis/Moers/Steppe
Pflegetheorien – Beispiele aus den USA
1997. ISBN 3-456-82744-X

Watson
Pflege: Wissenschaft und menschliche Zuwendung
1996. ISBN 3-456-82713-X

Pflegeforschung, Methoden

Glaser/Strauss
Grounded Theory
1998. ISBN 3-456-82847-0

Morse/Field
Qualitative Pflegeforschung
1998. ISBN 3-456-83272-9

Notter/Hott
Grundlagen der Pflegeforschung
3. Auflage
1997. ISBN 3-456-82879-9

Powers
Der Diskurs der Pflegediagnosen
1999. ISBN 3-456-83138-2

Pflegeforschungsstudien

Bauer
Die Privatsphäre des Patienten
1996. ISBN 3-456-82686-9

Holenstein
Spielräume in der Pflege
1997.ISBN 3-456-82906-X

Käppeli
Pflegekonzepte
1993.ISBN 3-456-82297-9

Kesselring
Die Lebenswelt der Patienten
1997.ISBN 3-456-82714-8

Koch-Straube
Fremde Welt Pflegeheim
1997.ISBN 3-456-82775-X

Moers/Schiemann/Schnepp (Hrsg.)
Pflegeforschung zum Erleben chronisch kranker und alter Menschen
1999. ISBN 3-456-83041-6

Napiwotzky
Selbstbewußt verantwortlich pflegen
1998. ISBN 3-456-83052-1

Olbrich
Pflegekompetenz
1999. ISBN 3-456-83145-5

Osterbrink
Tiefe Atementspannung
1999. ISBN 3-456-83017-3

Piechotta
Weiblich oder kompetent?
2000. ISBN 3-456-83504-3

Schwerdt
Eine Ethik für die Altenpflege
1998. ISBN 3-456-82841-1

Weinhold
Kommunikation zwischen Patienten und Pflegepersonal
1997. ISBN 3-456-82842-X

Weitere Informationen über unsere Neuerscheinungen finden Sie im Internet unter:
http://verlag.hanshuber.com oder per e-mail an: **verlag@hanshuber.com.**

Astrid Elsbernd

Pflegesituationen

Bedeutsame Elemente und Gestaltungsmöglichkeiten

Verlag Hans Huber
Bern · Göttingen · Toronto · Seattle

Anschrift der Autorin:
Prof. Dr. rer. cur. Astrid Elsbernd
Fachhochschule Esslingen – Hochschule für Sozialwesen
Flandernstr. 101
D-73732 Esslingen

Die Deutsche Bibliothek – CIP Einheitsaufnahme

Elsbernd, Astrid:
Pflegesituationen ; erlebnisorientierte Situationsforschung in der Pflege / Astrid Elsbernd.
Geleitw. von Ruth Schröck. – 1. Aufl.. – Bern ; Göttingen ; Toronto ; Seattle :
Huber, 2000
(Reihe Pflegewissenschaft)
Zugl.: Berlin, Humboldt-Univ., Diss. u. d. T.: Elsbernd, Astrid: Über die für Patienten und Pflegende bedeutsamen Elemente von Pflegesituationen und die Möglichkeiten einer effektiven Gestaltung
ISBN 3-456-83505-1

1. Auflage 2000.

Anregungen und Zuschriften an:
Verlag Hans Huber
Lektorat Pflege
Länggass-Strasse 76
CH-3000 Bern 9
Tel: 0041 (0)31 300 45 00
Fax: 0041 (0)31 300 45 93
E-Mail: verlag@hanshuber.com

Lektorat: Dr. Klaus Reinhardt
Korrektorat: Christina Weiblen
Herstellung: Daniel Berger
Satz: Sbicca & Raach sagl, Lugano
Druck und buchbinderische Verarbeitung: Hubert & Co, Göttingen
Printed in Germany

Inhalt

Geleitwort

Jeder Mensch weiß aus eigener, täglicher Erfahrung, dass die Erwartungen, Wahrnehmungen, Befindlichkeiten und Erfahrungen von Personen, die in sozialen Situationen aufeinandertreffen, sehr unterschiedlich sein können und damit eine größere oder geringere Dissonanz bestehen kann, die, wenn sie nicht erkannt und gelöst wird, zu einem unguten Ausgang führt. Wir kennen zur allzu gut die Folgen, die eine kognitive, emotionale oder soziale Dissonanz für die Beteiligten haben kann. Vom momentanen Ärger über eine misslungene Käufer-Verkäufer-Situation bis zu andauernden Vorwürfen und Schuldgefühlen nach einer traumatischen Auseinandersetzung zwischen Freunden, sind uns die Konsequenzen misslungener sozialer Situationen genau so gut bekannt wie aber auch das positive Gefühl, das eine gelungene Situation in uns erweckt.

Pflege ist ebenfalls ein soziales Geschehen, das von den Akteuren unterschiedlich wahrgenommen und erlebt wird, sowie auch in seinen kognitiven, emotionalen und sozialen Dimensionen sehr verschiedene Bedeutungen für den Patienten und den Pflegenden haben kann, und damit als gelungen oder misslungen erfahren wird. Nur wissen wir kaum etwas darüber, was nun genau dazu beiträgt, dass Pflegesituationen gelingen oder misslingen. Ein Grund dafür mag sein, dass eine noch weit verbreitete Vorstellung von Pflege als eine Reihe hauptsächlich medizinisch-technischer, kaum miteinander verbundener Handlungen, die von beliebig austauschbaren Pflegepersonen an einer beinahe ebenso beliebig zusammengewürfelten Ansammlung von Patienten ausgeführt werden, die für die Beteiligten wesentlichen Elemente der Situation und ihre Befindlichkeiten darin verhüllt. Wir versuchen diesen Schleier zu lüften, indem wir uns einmal dem einen, dann dem anderen Akteur in wissenschaftlichen Erkundungen zuwenden, um deren Sicht des pflegerischen Geschehens zu erfahren, und dies jedoch vornehmlich aus der Perspektive der Pflegenden. Auch unsere pflegetheoretischen Ansätze fassen im allgemeinen zu kurz, um das Phänomen der Pflegesituation in seiner Komplexität zu betrachten. Es ist nicht übertrieben zu sagen, dass bisher eine theoretische Einordnung und wissenschaftliche Betrachtung der Pflegesituation, die zur Alltagserfahrung von Patienten und Pflegenden gehört, nicht stattgefunden hat.

Mit dem Gesamturteil, dass eine Situation gut oder eben nicht so gut ausgegangen ist, legen wir uns selten Rechenschaft darüber ab, was ganz spezifisch zu diesem Ergebnis beigetragen hat, das sich in Befindlichkeiten wie Freude und Zufriedenheit, aber auch Angst und Zorn manifestiert. Kaum ein Pflegender jedoch setzt es sich zum Ziel, den Patienten zu verängstigen oder zornig zu machen, und kaum ein Patient möchte von jemandem gepflegt werden, der mit ähnlichen negativen Gefühlen die Pflegesituation erlebt. Es ist daher von grundsätzlicher Bedeutung, trotz aller theoretischen und methodologischen Schwierigkeiten, ausfindig zu machen, welche Elemente in pflegerischen Situationen für wen bedeutsam sind und wie sich letztendlich „das eigene Befinden und Bewerten und das des jeweils Anderen… in der jeweiligen Situation» integrieren lassen, um zu einem für alle Beteiligten gelungenen Ausgang zu kommen.

Wichtige Fragen sollten nicht ignoriert werden, auch wenn sich in ihrer Erkundung beträchtliche Schwierigkeiten auf theoretischer Ebene sowohl als auch in der Datenerhebung vorhersehen lassen, doch es ist nicht jedem gegeben, den Mut aufzubringen, einen theoretischen Dickicht zu durchdringen und eigene Vorgehen zu suchen und zu finden, die letztlich einer rigorosen wissenschaftlichen Kritik ausgesetzt sind. Dass sich Astrid Elsbernd dieser Aufgabe in einer Promotionsarbeit gestellt hat, zu deren Gelingen es wahrhaftig auch einfachere Wege gibt, ist nicht zu unterschätzen.

Für diejenigen, die mittels qualitativer Forschung Erkenntnisse in der Pflege zu gewinnen suchen, ist das in diesem Buch klar beschriebene und begründete Vorgehen in der Erarbeitung eines theoretischen Rahmens und einer der Fragestellung angemessenen Methodologie von besonderer Wichtigkeit, zeigt es doch die Möglichkeiten und Grenzen unterschiedlicher theoretischer Positionen auf und wie wesentliche Elemente in einer überzeugenden Weise integriert werden können. Es sollte sie auch darin bestärkten, eigenständige methodologische und methodische Ansätze und Verfahren zu entwickeln, ohne die wissenschaftliche Arbeit über Replikationsstudien nicht hinauskommt. Insbesondere in einem noch unerforschten Feld wie es die Praxis der Pflege ist, werden wissenschaftliche Entwicklungsfähigkeiten dringendst gebraucht. Vor allem zeichnet sich diese Arbeit auch durch eine klare, bewusste und begründete wissenschaftliche Stellungnahme aus - hier ist nichts einfach übernommen worden.

Dieses Buch sollte aber auch denen empfohlen werden, die noch ihre Zweifel an der Legitimität qualitativer Forschung hegen oder mit ihren Vorgehen und Verfahrensweisen weniger vertraut sind. In einer sicher für alle Leser sprachlich zugänglichen und unkomplizierten Weise werden ihnen wichtige Grundannahmen und Positionen trotz der notwendigen gedanklichen Komplexität (aber unsere menschliche Realität ist eben wesentlich komplexer als es die sogenannten «harten» Daten der quantitativen Forschung oft darstellen) nahegebracht und eingehend erläutert. In der Darstellung und Diskussion der Forschungsergebnisse wird eine pflegerische Realität sichtbar, die nicht einem vorgefassten Rahmen angepasst ist, in dem sie als «wahr» und «richtig» bewertet werden kann, sondern die eine «Facette möglicher ‹Wahrheiten› eröffnet», die sich aus der Bedeutungsvielfalt menschlichen Erlebens ergibt.

Es wäre unsinnig vorzugeben, dass sich dieses Buch als eine Bettlektüre empfiehlt. Es stellt Anforderungen an den Leser, sich ernsthaft und konzentriert mit der Praxis der Pflege auf einem anspruchsvollen Niveau auseinanderzusetzen. Das aber sollte die Pflegepraktiker nicht abhalten, sich dieser Mühe zu unterziehen. Die Forschungsergebnisse sind konkret und in einem hohen Masse praxisrelevant, eben weil sie in einer erlebnisorientierten Situationsperspektive erarbeitet worden sind. Einige Schwerpunktthemen – bezogen auf die Patienten z. B. ihre Isolation sowie ihr Aktivitäts- und Passivitätsgrad, und bezogen auf die Pflegenden z. B. ihr Engagement, ihre Nähe und Distanz, ihre emotionale Abhängigkeit vom Gesundheitszustand der Patienten und das Herstellen von Normalität – verdeutlichen dies sehr schnell. Schon in einer exemplarischen Aufarbeitung dieser Themen zeigen sich Gestaltungsspielräume für die Pflegepraxis, die weitere Studien dieser Art noch eingehender erkunden müssen. Für Lehrende in der Pflege bieten sich anhand dieser Beispiele jedoch schon jetzt Möglichkeiten, die erlebte Praxis zum Gegenstand der Betrachtung, Analyse und Reflexion zu machen.

Schon wenn wir, um zwei Beispiele zu nennen, der Dissonanz im Zeitempfinden zwischen Pflegenden und Patienten oder der Dissonanz in der gegenseitigen Wahrnehmung in der eigenen Praxis nachspürten, wäre eine Zunahme an von beiden Seiten als gelungen empfundenen Pflegesituationen sicher.

Ich war privilegiert, das Entstehen dieser Arbeit miterleben und begleiten zu dürfen. Infolgedessen war und ist mir der Text recht vertraut. Wenn ich trotzdem wiederholt auf ihn zurückgreife und ihn dabei immer wieder als frisch und stimulierend erfahre, ihn mit wieder einer neuen Einsicht aus der Hand lege und mich eigene erfahrene Pflegesituationen von neuem intensiv beschäftigen, dann bin ich froh, dass er jetzt in Buchform vorliegt (und damit auch für mich dauerhaft bleibt) und einer weiteren Leserschaft zugängig wird.

Ich wünsche diesem Buch die Verbreitung und den Erfolg, die es zweifelsohne verdient sowie Leserinnen und Leser, die die Ergebnisse, wie es sich die Autorin erhofft, kritisch in der Fachöffentlichkeit diskutieren und den Nutzen einer erlebnisorientierten Situationsperspektive in der Praxis der Pflege reflektieren.

Dr. Ruth Schröck, Professorin für Pflegewissenschaft,
Universität Witten/Herdecke

Danksagungen

Mein persönlicher Dank gebührt in erster Linie meinen Doktormüttern, Frau Professorin Dr. Jutta Beier, Humboldt-Universität zu Berlin, und Frau Professorin Dr. Dr. h. c. Ruth Schröck, Universität Witten-Herdecke, die mich in meinem Unternehmen stets unterstützt und mir wertvolle Gedankenanstöße gegeben haben. Ihre zugewandte und konstruktive Betreuung vermittelten mir die Sicherheit, eine Studie zu erarbeiten, die neben einer intensiven wissenschaftlichen Auseinandersetzung auch ein hohes Maß an persönlichem Engagement erforderte. Die Zuversicht, die beide in mein Unternehmen setzten, gab mir die Kraft, die Arbeit auch in schwierigen Zeiten fortzusetzen.

Mein besonderer Dank gilt ebenso allen Patienten und Pflegenden, die sich aktiv an meiner Untersuchung beteiligt haben und mir durch ihr persönliches Engagement und ihre offene Beteiligung Einblick in ihr Erleben gaben. Die oftmals hohe emotionale Betroffenheit, die sie in den Gesprächen zeigten und aushielten, werte ich als Zeichen eines besonderen Vertrauens, das mich in meiner Arbeit sehr bestärkte.

Mein persönlicher Dank gilt überdies den leitenden Mitarbeitern der Klinik, die sich für das Gelingen der Untersuchung in einem besonderen Maße eingesetzt haben. In der Klinik wurde erstmalig ein Pflegeforschungsprojekt durchgeführt und die Entscheidung, mir in allen Anliegen Unterstützung zu geben, erforderte nicht nur ein hohes Maß an beruflichem Engagement, sondern zugleich auch den Mut, eigene Arbeit durch Patienten und Mitarbeiter kritisch reflektieren zu lassen.

Meiner Familie und meinen Freunden danke ich herzlich für ihre Bereitschaft, ein Unternehmen mitzutragen, das oftmals auch für sie enorme Anstrengungen mit sich brachte. Insbesondere ihre emotionale Unterstützung und Begleitung trugen zur nötigen Stabilisierung und Erholung bei.

Abschließend möchte ich mich herzlich bei der Robert Bosch Stiftung, vor allem bei Frau Dr. Almut Satrapa-Schill und Herrn Dr. Ulrich Bopp, und allen Beiratsmitgliedern des Beirats zum Förderungsschwerpunkt Pflege bedanken. Die großzügige finanzielle Unterstützung und das mir entgegengebrachte große Zutrauen gaben mir die Gelegenheit, mein Vorhaben über die gesamte Zeit intensiv zu verfolgen. Darüber hinaus waren die Stipendiatentreffen, die die Robert Bosch Stiftung organisierte und finanzierte, für mich stets ein Ort, um eigene Perspektiven kritisch zu diskutieren und vielfältige Anregungen von anderen Wissenschaftlern zu erhalten.

1. Gegenstand und Ziele der Untersuchung

Die seit einigen Jahren gestellte Forderung, die Pflegewissenschaft in Deutschland zu einer etablierten Wissenschaftsdisziplin heranwachsen zu lassen, konnte bislang nur punktuell verwirklicht werden. Zwar wurden in den letzten Jahren an einigen bundesdeutschen Fachhochschulen und Universitäten pflegeorientierte Studiengänge eingerichtet, doch noch immer mangelt es an pflegewissenschaftlichen Erkenntnissen, die die Praxis der Pflege fundieren können. Besonders aufgrund der mangelnden bzw. fehlenden Akademisierung ist es Pflegenden in der Vergangenheit nur eingeschränkt möglich gewesen, ihre Erfahrungswelt und die der Patienten* wissenschaftlich zu untersuchen, um theoretische Aussagen über den Gegenstand Pflege zu erarbeiten. Mit der Akademisierung des Pflegeberufes in den letzten Jahren sind stetig zunehmende Forschungsaktivitäten zu verzeichnen. Dies zeigt sich unter anderem an der wachsenden Anzahl deutschsprachiger Veröffentlichungen von Pflegeforschungsstudien.

Der Gegenstand der Pflegeforschung ist die *Praxis* der Pflege. So stellt der Deutsche Berufsverband für Pflegeberufe bereits 1989 in einem Grundsatzpapier zur Pflegeforschung fest, dass durch die Pflegeforschung fundierte Erkenntnisse über die Praxis der professionellen Pflege gewonnen werden sollen, um das Wissen der Pflege methodisch zu vermehren (Deutscher Berufsverband für Pflegeberufe 1989). Betrachtet man jedoch die Pflegeforschungsaktivitäten in Deutschland, so wird deutlich, dass bislang besonders die Bedingungen, unter denen gepflegt wird, Beachtung gefunden haben. Diese meist von der Organisation «Krankenhaus» geschaffenen Rahmenbedingungen für pflegerische Arbeit werden unter soziologischen, psychologischen oder medizinischen Aspekten analysiert und so Erkenntnisse über den Zusammenhang von Pflege und Organisation gewonnen. Die

* Mit «Patienten» können im heutigen Sprachgebrauch sowohl Männer als auch Frauen gemeint sein. Ich bitte die Leserinnen, es mir nachzusehen, wenn ich mich auf die Begriffe «der Patient», «der Interviewpartner», «der Forscher» und so weiter beschränke und nur dort, wo eindeutig eine Frau gemeint ist, die Begriffe «die Patientin», «die Interviewpartnerin», «die Forscherin» und so weiter verwende. Ich sah mich nicht in der Lage, das Sprachproblem völlig zufrieden stellend zu lösen und zog eine einfache Sprache einer zwar korrekten, aber teilweise unübersichtlichen vor.

Auseinandersetzung mit der individuellen Pflege von Menschen fand jedoch nur in wenigen Forschungsprojekten statt (Bauer 1996, Borker 1995, Krohwinkel 1993, Koch-Straube 1997 und andere). Antworten darauf, welche Bedürfnisse bei Patienten entstehen und befriedigt werden müssen, wie der Interaktionsprozess zwischen Patienten und Pflegenden gestaltet werden sollte und welche Zielkorridore durch pflegerisches Handeln eröffnet werden sollen, wurden durch die bundesdeutsche Pflegewissenschaft und deren Forschungsaktivitäten bislang nur unzureichend erarbeitet. In diesem Zusammenhang muss auch hervorgehoben werden, dass die Perspektiven, Erlebnis- und Erfahrungshorizonte von Patienten und Pflegenden selten wissenschaftlich untersucht worden sind und daher Bedeutungszuweisungen nahezu unbekannt sind. Dass es sich hier jedoch nicht nur um ein bundesdeutsches Problem handelt, verdeutlicht Hirschfeld treffend, indem sie sagt:

> **«Ich möchte Fragen der Ausbildung und der Pflegeforschung gemeinsam ansprechen, da sie meines Erachtens eng zusammenhängen. Aus der Sicht der WHO *(Weltgesundheitsorganisation, A. E.)* muß Pflegeforschung praxisrelevant sein. Das heißt, sie muß sowohl Auswirkungen auf die Pflege einzelner Patienten haben, als auch Einfluss auf die Gesundheitspolitik nehmen, indem sie Grundlagen für Argumentationen und Konzepte liefert. Wir sind sehr weit gekommen, aber Pflegeforschung ist in allen Ländern noch in den Kinderschuhen.»**
>
> *(Hirschfeld 1994, 22)*

Im Rahmen meines Promotionsvorhabens habe ich eine Pflegeforschungsstudie erarbeitet, die die Praxis der Pflege zum Gegenstand hat. Die Studie folgt einem qualitativen Forschungsansatz und stellt das Erleben von Patienten und Pflegenden in den Mittelpunkt der Betrachtung. *Das zu untersuchende Phänomen ist die Pflegesituation, die aus dem Erleben der Beteiligten rekonstruiert und analysiert wird.* Die Analyse von Pflegesituationen erfolgt unter der Festlegung eines «Themas». Die Erfahrungen und Erkenntnisse, die ich innerhalb anderer Pflegeforschungsstudien sammeln konnte (Borker et al. 1995, Elsbernd & Glane 1996), förderten die Idee, Pflegesituationen zu untersuchen, die von den Beteiligten, also den Patienten und Pflegenden, als außerordentlich «gelungen» oder «misslungen» erlebt wurden. Diese Begriffe spiegeln eine Gesamtbewertung wider und bündeln zugleich Befindlichkeiten, die innerhalb einer Pflegesituation auftreten oder gar ausgelöst werden können. Obgleich es sich um recht unterschiedliche Befindlichkeiten handeln kann, wie beispielsweise um Freude, Wohlbefinden, Sicherheit, Zufriedenheit oder auch Angst, Zorn, Unzufriedenheit, Niedergeschlagenheit und Unwohlsein, deuten sie auf Erlebnisdimensionen hin, die für die professionelle Pflege erstrebenswert oder zu verhindern sind. Daher ist es zwingend erforderlich, die Befindlichkeiten von Patienten und Pflegenden und deren Bedeutung für die erlebenden Menschen zu explorieren. Patienten und Pflegende erleben stets, wenn auch oftmals unbewusst, das eigene Befinden und Bewerten und das des jeweils Anderen und müssen es in der jeweiligen Situation in ihr Handeln und Verhalten integrieren. Zugleich aber entstehen die Befindlichkeiten in komplexen Situationen, in denen eben nicht nur das Denken, Fühlen und Handeln der beteiligten Personen evident wird, sondern auch andere Elemente, denen ebenso Bedeutungen zugemessen werden. Um zu erkunden, welchen Elementen in Pflegesituationen höhere Bedeutung von den Beteiligten zugemessen wird, ist es nötig, eine Pflegesituation als Ganzes zu betrachten. Daher stellt die Pflegesituation das zu untersuchende Phänomen dieser Studie dar.

Nicht die Verhaltensweisen und Handlungen von Patienten und Pflegenden, die Beziehungsstrukturen, die Pflegeergebnisse oder die Rahmenbedingungen, unter denen Pflege stattfindet, stehen im Mittelpunkt der Betrachtung, sondern die Pflegesituation, die all diese Elemente enthält und in der diese miteinander verbunden sind und die Gestalt und das Wesen der Pflegesituation bestimmen.

Im Rahmen dieser Studie werden daher folgende *Ziele* verfolgt:

1. Erfassung der Befindlichkeiten von Patienten und Pflegenden in als außerordentlich gelungen oder misslungen erlebten Pflegesituationen
2. Erfassung der Bedeutungszuweisungen von Patienten und Pflegenden in diesen Pflegesituationen
3. Explikation bedeutsamer Elemente dieser Pflegesituationen
4. Vor diesem Hintergrund sollen mögliche Konsequenzen für die Gestaltung von Pflegesituationen und der weitere Forschungsbedarf aufgezeigt werden.

Da die Gestaltung von Pflegesituationen oftmals im Rahmen eines multiprofessionellen Betreuungskonzeptes von Patienten erfolgt, werden mit der Untersuchung auch Ergebnisse angestrebt, die die medizinische Behandlung betreffen. Sie stehen allerdings nicht im Mittelpunkt der Untersuchungen selbst, sondern ergeben sich vielfach als Transferbeziehungen.

Gemäß der Zielsetzung der Studie stehen folgende *Forschungsfragen* im Zentrum der Untersuchung:

1. Welche Erlebniseinheiten werden von den Patienten und Pflegenden als außerordentlich gelungene oder misslungene Pflegesituationen beschrieben?
2. Welche Elemente nehmen in den Beschreibungen eine bedeutsame Stellung im Erleben ein und welche Bedeutungs- und Sinnzuschreibungen verbinden Patienten und Pflegende damit?

3. Gibt es typische Konstellationen der erlebten Elemente, deren Zusammenspiel eine Pflegesituation dazu geeignet macht, im Erleben der Patienten und Pflegenden als gelungen oder misslungen bewertet zu werden? Gibt es in diesem Zusammenhang Elemente, die im Bewusstsein der Patienten und Pflegenden nur in den als gelungen oder misslungen erlebten Pflegesituationen in Erscheinung treten?

Innerhalb der Studie sollen demnach das Wesen von Pflegesituationen sowie die für die Patienten und Pflegenden bedeutsamen Elemente erschlossen werden. Diese Gesamtbetrachtung soll ein Erkennen innerer Zusammenhänge fördern und die Möglichkeit eröffnen, die Komplexität und zugleich die «Störanfälligkeit» von Pflegesituationen aufzuzeigen und zu analysieren. Dabei wird ein phänomenologischer Forschungsansatz zugrunde gelegt, der die situationsgebundene Perspektive der Beteiligten in den Vordergrund stellt.

2. Theoretischer Rahmen der Studie

2.1 Wissenschaftstheoretische Einordnung der Untersuchung

Im Rahmen dieser Untersuchung werden Meinungs- und Deutungszusammenhänge und damit Sinnzuweisungen von Patienten und Pflegenden beforscht. Im Mittelpunkt der Betrachtung steht die Pflegesituation, die aus dem Erleben von Patienten und Pflegenden rekonstruiert und analysiert wird. Sinnzuweisungen sollen dabei einen Aufschluss darüber geben, welche Elemente in Pflegesituationen als bedeutsam bewertet werden. Um diese Untersuchung vorzunehmen, bedarf es einer wissenschaftstheoretischen Einordnung folgender Aspekte:

1. Herleitung und Darlegung des zugrunde gelegten Situationsbegriffs und der damit verbundenen Forschungsperspektive

2. Verstehen und Interpretieren von Situationen

2.1.1 Die soziale Situation: Begriffsbildung und -verwendung

Der Begriff «Situation» wird nahezu selbstverständlich in alltäglichen und wissenschaftlichen Kontexten verwandt. Was wir meinen, wenn wir ein Ereignis mit dem Begriff «Situation» umreißen, bedarf zumindest im Alltag nur selten einer begrifflichen Klärung, auch wenn sich zeigt, dass der Begriff in unterschiedlichen Dimensionen genutzt wird. Mit dem Begriff «Situation» werden Ereignisse unterschiedlicher zeitlicher Dauer und thematischer Ausrichtung erfasst. So kann es sich um zeitlich klar abgegrenzte zukünftige, aktuelle oder vergangene Begebenheiten handeln (z.B. das Zusammentreffen von Menschen), um allgemeine Lebenslagen (z.B. die finanzielle, gesundheitliche, wohnliche) und um Situationen, die in ihrer Struktur überwiegend vorgegeben werden (z.B. Prüfungssituationen) oder aber erst beim Eintreten ihre spezifische einzigartige Struktur erhalten (z.B. ein Streitgespräch). Bei der Verwendung des Begriffs in der Alltagskommunikation wird die thematische Ausrichtung entweder durch die Beschreibung des Ereignisses dargelegt oder auch durch ein Adjektiv (z.B. die finanzielle Situation) gekennzeichnet. Welche Bedeutung die Situation für den erlebenden

Menschen hat, kann meist nur durch eine detaillierte Beschreibung erfasst werden. Der Begriff «Situation» ist demnach ein übergeordneter Begriff, der einer näheren Beschreibung bedarf, um in seiner Bedeutung verstanden zu werden. Auch in den Wissenschaften wird der Begriff «Situation» in vielfältigen Dimensionen verwandt. Die Auseinandersetzung mit der Begriffsbildung und -verwendung auf wissenschaftlicher Basis sowie die Beforschung verschiedener Situationen (die Situation als das zu beforschende Phänomen) stellen eher eine «Randdisziplin» dar. Erst der Einfluss der Phänomenologie auf die Entwicklung der Sozialwissenschaften verstärkte die wissenschaftliche Auseinandersetzung mit dem Begriff *Situation*, auch wenn anderen Begriffen, wie etwa dem Begriff der *Lebenswelt*, noch immer eine größere Relevanz zugesprochen wird. Aufgrund des hohen Stellenwertes der Phänomenologie für die hier verwendete Begriffsbildung und die Einnahme der spezifischen Forschungsperspektive wird nach einem kurzen geschichtlichen Überblick über die Begriffsbildung und -verwendung zunächst der wissenschaftstheoretische Ansatz der Phänomenologie vorgestellt. Vor diesem Hintergrund wird der dieser Studie zugrunde gelegte erlebnisorientierte Situationsansatz von Hans Paul Bahrdt (1918–1994) dargestellt.

2.1.2 Übersicht zur Begriffsbildung

Grob lassen sich die handlungs- und erlebnisorientierten Ansätze voneinander abgrenzen. Während in den handlungsorientierten Ansätzen primär das Verhalten und Handeln der Subjekte den Anlass der Begriffsbildung geben, richten die erlebnisorientierten Ansätze ihre Aufmerksamkeit auf das Erleben der Subjekte und den Prozess der Erwartungsbildung. Die folgende Übersicht zeigt deutlich, dass der Begriff *Situation* in wissenschaftshistorisch unterschiedlichen und gewachsenen Kontexten gebildet und verwandt wurde. Erst mit dem zunehmenden Einfluss der Phänomenologie etablierten sich die erlebnisorientierten Situationsansätze.

Edward Lee Thorndike (1874–1949), ein Lernpsychologe, der dem so genannten Behaviorismus zuzurechnen ist, greift bei seiner Begriffsbildung auf das S-R-Schema (stimulus-resonse-Theorie) zurück, ersetzt den Begriff «Stimulus» durch den Begriff «Situation» und unterscheidet dabei zwischen äußerer (Umgebung) und innerer (Verhaltenstendenzen) Situation eines Versuchstieres (Markowitz 1979, 21). Demnach bezieht sich der Begriff «Situation» auf die verschiedenen Stimuli, die bei einem Versuchstier eine bestimmte Reaktion im Verhalten auslösen. Dabei ist festzuhalten, dass sich typische und neue Situationen unterscheiden lassen. Ob eine Situation als neu zu erachten ist, hängt davon ab, ob ein Versuchstier ein neues Orientierungsverhalten erlernen muss, um sich in der Situation (also dem Einwirken verschiedener Stimuli) angemessen verhalten zu können. Thorndike definiert somit die Situation als eine Einheit, in der äußere Reize auf einen Organismus einwirken und sein Verhalten oder Handeln bestimmen. In ähnlicher, wenn auch wesentlich umfassenderer Weise diskutiert Kurt Lewin (1890–1947) seinen Situationsbegriff. Als Begründer der Feldtheorie versteht er unter einer Situation ein komplexes Ereignis, das Personen und ihre Umwelt zu einer gegebenen Zeit umfasst. Verhalten ist für Lewin eine Funktion der Gesamtsituation. Dies zeigt sich in folgender Formel: «Allgemein ausgedrückt ist das Verhalten (V) eine Funktion (f) der Person (P) und ihrer Umwelt (U): V = f (P, U)» (Lewin 1946, 375). Auch für Lewin steht also das Verhalten und Handeln im Vordergrund, das von der Wirkung eines Reizes oder einer Reizkonstellation *und* dem Zustand der jeweiligen Person und dies beides zu einer gegebenen Zeit abhängig gemacht wird (Markowitz 1979, 23 f). Lewin greift hier ebenfalls auf das behavioristische Grundprinzip (S-R-Theorie) zurück, versteht unter einer Situation jedoch ein wesentlich komplexeres Ereignis, das in verschiedene Faktoren oder Elemente zerlegbar ist. Auch Talcott Parsons (*1937) konzentriert sich in seiner Begriffsbildung auf das Handeln von Menschen. Als Begründer des Strukturfunktionalismus und Wegbereiter der modernen Systemtheorie untersucht er die Stabilität von Systemen, die durch die Interdependenz ihrer Teile bestimmt sind (Treibel 1995, 25). Unter anderem zerlegt Parsons Handlungseinheiten in ihre Elemente und kommt zu dem Ergebnis, dass sich Handlungseinheiten in folgende Elemente einteilen lassen:

1. Ziel der Handlung
2. Situation, in der gehandelt wird; diese setzt sich aus den zu verwendenden Mitteln und den Bedingungen der Zielverwirklichung zusammen.
3. Auswahlregeln

Die Situation stellt hier den äußeren Teil der Welt des Handelnden dar, von dem er gültige Kenntnis haben kann. Bewusst ordnet Parsons den Begriff «Situation» der Handlungseinheit unter und betont hierdurch, dass zur Situation nur die äußere Umwelt gehört, die sich auf das Handlungsziel in der Handlungseinheit beziehen lässt. Situation meint also zielrelevante Elemente der äußeren Umwelt, der nicht nur räumliche Strukturen zuzurechnen sind, sondern auch physikalische und organische Gegebenheiten sowie Gegebenheiten aus dem sozialen Bereich des Handelnden. Konstitutions- und Grenzkriterium der Situation ist dabei stets das Handlungsziel. In den bisherigen Ausführungen standen das Verhalten und Handeln im Zentrum der Begriffsbildung; das Erleben der in einer Situation handelnden Subjekte wurde dabei kaum thematisiert und ihm somit kaum eine Relevanz zugesprochen. Es ist vor allem dem amerikanischen Soziologen William Isaac Thomas (1863–1947) zu verdanken, dass sich neben den verbreiteten handlungsorientierten auch erlebnisorientierte Ansätze etablierten. Oftmals wurde er als «father of the situational approach» bezeichnet, da er sich intensiv mit dem Situationsbegriff auseinander setzte und dabei herausstellte, dass jede Situation zunächst einmal eine soziale sei (Thomas 1927, 176). Im Zentrum seiner wissenschaftlichen Auseinandersetzung steht die Erklärung menschlichen Verhaltens in Situationen. In seinen Ausführungen weist er insbesondere darauf hin, dass Situationen komplex und durch soziale Beziehungen und dem Vermitteln von (gesellschaftlichen) Normen und Werten gekennzeichnet sind.

> **«The situation in which the person finds himself is taken as containing the configuration of the factors conditioning the behavior reaction. Of course, it is not the spatial material situation which is meant, but the situation of social relationships. It involves all the institutions and more – family, gang, church, school, the press, the movies, and the attitudes and values of other persons with which his own comes in conflict or cooperation. The individual always possesses a repertory of attitudes (tendencies to act) and values (goals towards which the action is directed), depending in each case on biological constitution on the one hand and social conditioning on the other.»**
>
> *(Thomas 1931, 87 f)*

Die Erlebnisorientierung zeigt sich bei Thomas insbesondere daran, dass er die Auffassung vertritt, dass Menschen anderen Menschen und ihrem Handeln Bedeutung zuschreiben und damit «Objekte» erst dann zu Subjekten werden, wenn ihnen eine Bedeutung zugemessen wird und sie so einen Wert erlangen. Die Subjekte wiederum erscheinen gegenüber den Objekten in Form ihrer Einstellungen (Disposition des Bewusstseins, Ideen, Gefühle und Gedanken) (Markowitz 1979, 32). «Dabei bildet die individuelle Einstellung eines Menschen das Gegenstück des sozialen Wertes; verbunden aber werden sie durch die Handlung. Durch ihren Bezug auf die Handlung und dadurch auf die soziale Welt unterscheidet sich die Einstellung von dem psychischen Zustand» (Thomas 1965, zitiert von Markowitz 1979, 32). Die Handlung in einer Situation ist das Medium des Austausches und der Subjektwerdung von Menschen. Nach Thomas besteht eine Situation aus drei Arten von Daten:

1. Definition der Situation

2. Objektive Bedingungen, die die Gesamtheit der Werte darstellen

3. Bereits bestehende Einstellungen, soweit sie im Augenblick das Verhalten eines Menschen beeinflussen
(Markowitz 1979, 33)

Im so genannten «Thomas-Theorem» weist Thomas darauf hin, dass nicht alle Situationen gesellschaftlich «vordefiniert» sind, sondern neue und unerwartete Ereignisse, in denen nicht gewohnheitsmäßig gehandelt werden kann, von den handelnden Subjekten selbst definiert werden. Mit dem Satz «*If men define situations as real, they are real in their consequences*» vertritt Thomas die These, dass erst dadurch, dass Menschen Situationen für sich als real definieren, diese in ihren Folgen real werden und demnach die Situationsdefinition einer Bestimmung des Unbestimmten gleicht (Treibel 1995, 109). So gesehen können Situationen unterschiedlich definiert werden, auch wenn Thomas hervorhebt, dass in aller Regel bereits «etablierte» Situationstypen vorherrschen, die durch die Gesellschaft vordefiniert werden. Ebenso wie Thomas bezieht George Herbert Mead in seine Begriffsbildung die Erlebnisebene *und* das soziale Handeln der Beteiligten mit ein. Als der Begründer des Symbolischen Interaktionismus begreift er unter einer Situation die konkrete Handlungssequenz, in der die Haltung des «ANDEREN» im «ICH» gegeben ist und innerhalb der symbolvermittelten Interaktion das Verhalten des «ANDEREN» vorweggenommen wird. Eine Situation kennzeichnet sich demnach dadurch aus, dass sich Menschen begegnen, zumeist in den so genannten «face-to-face»-Situationen.

Thomas und Mead haben sozusagen eine Mittelstellung zwischen den handlungs- und erlebnisorientierten Ansätzen inne. Markowitz zeigt auf, dass erst neuere Ansätze (Finke 1955, Dreizel 1970, Markowitz 1979 und andere) das Erleben der Subjekte im hinreichenden Maße thematisieren und so zu einer anderen Begriffsbildung gelangen. In diese Tradition lässt sich auch Bahrdt einordnen, der die Situation aus der phänomenologischen Perspektive betrachtet. In meiner Untersuchung habe ich den theoretischen Ansatz von Bahrdt zugrunde gelegt. Die Auseinandersetzung mit den genannten anderen erlebnisorientierten Ansätzen zeigt, dass vor allem Bahrdt ein Modell entwickelt hat, das sich auf einer mittleren Abstraktionsebene befindet und daher zur Grundlegung einer empirischen Studie geeignet ist. Die anderen hier genannten theoretischen Ansätze müssten aufgrund ihrer vielfältigen Implikationen, die sich eher auf einer metatheoretischen Ebene befinden, in ein für die Forschung geeignetes Modell überführt werden, was mir im Rahmen dieser Arbeit als nicht angemessen erschien.

Abschließend soll hier zunächst diskutiert werden, warum die handlungsorientierten Definitionen einer Ergänzung oder gar Ablösung bedürfen. Die handlungsorientierten Theoretiker stellen das Verhalten von Menschen in den Mittelpunkt ihrer Betrachtung und suchen die Ursachen für das Handeln zu ergründen und zu begründen. Wohl am deutlichsten ist dies bei den Behavioristen zu erkennen, die eine unmittelbare Kausalität zwischen einem Reiz/Stimulus und einem Verhalten herzustellen suchen. Dass individuelle Bewusstseinsformen Verhalten maßgeblich mit beeinflussen können, wird dabei geleugnet. Auch Mead, der das behavioristische Modell als unbrauchbar einstuft, versucht Verhalten kausal herzuleiten, obgleich hier die Erlebnisebene in gewisser, oben beschriebener Form mit einbezogen wird. Die individuelle Bedeutungs- und Sinnzuschreibung als *ein* «Auslöser» für menschliches Verhalten wird in den oben beschriebenen Ansätzen nicht oder nur unzureichend thematisiert und dies zugunsten einer Determination und damit Vorhersagbarkeit menschlichen Handelns. Dies mag in bestimmten Zusammenhängen ein sehr brauchbarer Weg sein, birgt jedoch die Gefahr, dass menschliche Bewusstseinsformen bezüglich ihrer Handlungsrelevanz unterschätzt werden und Verhalten nicht oder nur unzutreffend erklärt werden kann und damit kaum vorhersagbar wird. Auch in der modernen Systemtheorie zeigt sich, dass Kausalitätsverküpfungen letztendlich an Grenzen stoßen, die nur durch die gezielte Einbeziehung subjektiver Sinnzuschreibungen erweitert werden können.

An dieser Stelle kann zwar keine Darstellung der Systemtheorie erfolgen, doch sollen einige Merkmale von Situationen aus systemischer Sicht aufgezeigt werden. Abgesehen von der Hierarchisierung eines Systemes in Unter- beziehungsweise Subsysteme, die miteinander in Verbindung stehen beziehungsweise sich aufeinander beziehen, werden in einem System stets die Elemente als etwas Zusammengehöriges betrachtet; sie bilden und formen durch ihre wechselseitige Verbundenheit das spezifische System, das nach einem Gleichgewicht strebt und damit nach Aufrechterhaltung auch bei Störungen, die von außen an das System herangetragen werden oder aber durch das wechselseitige Beeinflussen der Elemente entstehen. Hier soll nicht näher auf die Regulierungsprozesse eingegangen werden und auch nicht auf die Frage, ob ein System als offen oder geschlossen zu betrachten ist. Uns soll an dieser Stelle nur die wechselseitige Verbundenheit der Elemente (oder auch Variablen genannt) näher interessieren. Dörner stellt heraus, dass Systeme folgende Eigenschaften kennzeichnen:

- **Komplexität**, das heißt Systeme setzen sich aus vielen Variablen zusammen, die sich mehr oder minder stark gegenseitig beeinflussen, also «vernetzt» sind
- **Intransparenz**, das heißt, der Mensch kann in einem System nicht alle Variablen erfassen, da er stets selektiv wahrnimmt
- **Dynamik**, das heißt, Systeme entwickeln sich selbst weiter (Eigendynamik)
- **Unvollständige** oder **falsche Informationen**
(Dörner 1994, 59)

Die Sichtweise des systemischen Denkens kann insofern einen wichtigen Hinweis geben, als dass sie häufig auftretende Störungen eines Systems durch seine Eigenschaften erklärbar macht. Jedoch muss bemerkt werden, dass die Systemtheorie von Beziehungen und Wechselwirkungen zwischen den Elementen ausgeht, die in gewisser Weise an Kausalverknüpfungen erinnern. Dieses Herstellen von Kausalitäten besitzt allein vor dem Hintergrund, dass niemals alle Variablen eines Systems erfasst werden können, nur eine begrenzte Aussagekraft. Daher soll die Systemtheorie auch nicht zur Fundierung dieser Studie dienen und die Wirklichkeitskonstruktion aus phänomenologischer Sicht erfolgen, in der die innere Realität eines Subjektes und nicht die wohl nie zu konstruierende «objektive» Wirklichkeit zum Gegenstand der Betrachtung wird. Die Hinweise aus der Systemtheorie können insofern nur als «kritische Gedanken» im Umgang mit der inneren Realität der erlebenden Subjekte hinzugezogen werden und gleichzeitig die Begrenztheit und Absicht der phänomenologischen Perspektive verdeutlichen, in der nicht die Tatsächlichkeit von Elementen und deren Kausalitäten betrachtet wird.

Im Folgenden wird nun die Phänomenologie als Erkenntnistheorie und Forschungsperspektive dargestellt, um hiernach den ergebnisorientierten Situationsbegriff von Bahrdt einzuführen.

2.1.3 Die Phänomenologie als Erkenntnistheorie und Forschungsperspektive

Die Phänomenologie gehört zu den prägenden Denkmustern dieses Jahrhunderts und hat in ihrer breit gefächerten Tradition einen erheblichen Einfluss auf die Entwicklung der verschiedenen wissenschaftlichen Disziplinen wie Psychologie, Medizin, Rechtswissenschaften, Pädagogik, Mathematik und Naturwissenschaften, Sprachwissenschaften, Literatur- und Kunstwissenschaften, Religionswissenschaften und Sozialwissenschaften. An dieser Stelle muss darauf verzichtet werden, den evidenten Einfluss differenziert aufzuzeigen, doch ist es erforderlich, die Grundzüge der von Edmund Husserl begründeten Erkenntnistheorie aufzuzeigen, um die Verwendung der Phänomenologie als Forschungsperspektive zu beschreiben.

Die von Edmund Husserl (1859–1938) begründete Erkenntnistheorie, die oftmals mit der treffenden Forderung «Zu den Sachen selbst zurückkehren!» begrifflich gefasst wird, strebt danach, die Philosophie wissenschaftlich zu begründen und dabei bewusst auf die Grundlagen des Naturalismus und der Psychologie als Begründung zu verzichten. Husserl strebte eine radikale Abkehr von den in seiner Epoche vorherrschenden Erklärungsmustern der Welt an und legt dar, dass die Grundlage jeder Philosophie zunächst eine theoriefreie und rein beschreibende Lehre der Phänomene (= das, was erscheint) sein muss. Dies impliziert, dass die bestehenden Theorien und Meinungen über eine Sache zurückgestellt werden (Lübcke 1994, 76). Diese Formulierung ist jedoch nicht ausreichend, will man die Absicht Husserls erfassen. Ihm ging es nicht nur um eine vorurteilsfreie Beschreibung von Phänomenen, sondern um die phänomenologische Analyse, die zum

Ziel hat, eine voraussetzungslose Grundlage all unseres Wissens und unserer Erkenntnis zu schaffen. Husserl beschreibt sein Anliegen treffend mit folgenden Worten:

> **«Jedenfalls wenn die Erkenntnistheorie sich auf die Möglichkeit der Erkenntnis richten will, muss sie Erkenntnisse haben über Erkenntnismöglichkeiten, die als solche zweifellos sind, und zwar Erkenntnisse im prägnantesten Sinn, denen Triftigkeit eignet, und über <ihre> eigene Erkenntnismöglichkeit, deren Triftigkeit absolut zweifellos ist. Wenn unklar und zweifelhaft geworden ist, wie Triftigkeit der Erkenntnis möglich sei, und wenn wir geneigt werden zu zweifeln, ob dergleichen möglich sei, müssen wir zunächst zweifellose Fälle von Erkenntnissen oder möglichen Erkenntnissen im Auge haben, die ihre Erkenntnisgegenstände wirklich treffen bzw. treffen würden. Anfangend dürfen wir keine Erkenntnis als Erkenntnis hinnehmen, sonst hätten wir eben kein mögliches oder, was dasselbe ist, sinnvolles Ziel.»**
>
> *(Husserl 1907, 4)*

Husserls Phänomenologie kann demnach als eine Erkenntnistheorie begriffen werden, zugleich aber auch als eine Erfahrensphilosophie, denn in seiner Analyse geht Husserl zunächst einmal von konkreten Sinneserfahrungen, wie sie jeder Mensch machen kann, aus. Dies zeigt sich in der Methode der phänomenologischen Reduktion und ihrer vier Reduktionsschritte (der so genannten *phänomenologischen Epoché*), mittels derer das Wesen eines Phänomens erfasst werden kann. Der Begriff «Reduktion» meint hier die «Rückführung» dessen, was sich zeigt, auf die Art, wie es sich zeigt (Waldenfels 1992, 30). Husserl bezeichnete die Reduktion auch als «Stufen der phänomenologischen Betrachtung» oder «erkenntnistheoretische Reflexion», durch die unter Anwendung der «Methode der Einklammerung» eine neue wissenschaftliche Domäne entdeckt werden soll (Husserl 1913, 141 f).

Innerhalb der ersten Reduktionsstufe, der *historischen Einklammerung*, gelangt man von der theoretischen Welt zur Lebenswelt, zu den natürlichen Einstellungen, indem alle theoretischen und traditionellen Einsichten und Ansichten, die man über eine Erscheinung hat, als «verfälschende» Momente bei der Betrachtung eingeklammert werden. In unbefangener und vorurteilsfreier Einstellung nimmt der Mensch nun in seiner Lebenswelt alles, was er erlebt und was ihm begegnet, naiv hin und geht davon aus, dass alles ist, wie es erscheint. Husserl selbst beschreibt dies mit folgenden Worten:

> **«Sie *(gemeint ist die erste Stufe der phänomenologischen Reduktion, A. E.)* besagt: Alles Transzendente (mir nicht immanent Gegebene) ist mit dem Index der Nullität zu versehen, d. h. seine Existenz, seine Gel-**

tung ist nicht als solche anzusetzen, sondern höchstens als Geltungsphänomen. Über alle Wissenschaften darf ich nur verfügen als Phänomene, also nicht als Systeme geltender, als Prämisse, selbst als Hypothese für mich als Ansatz zu verwendender Wahrheiten, z. B. die ganze Psychologie, die ganze Naturwissenschaft. Indessen der eigentliche Sinn des Prinzips ist die beständige Aufforderung, bei den Sachen, die hier in der Erkenntniskritik in Frage sind, zu bleiben und die hier liegenden Probleme nicht mit ganz anderen zu vermengen. Aufklärung von Erkenntnismöglichkeiten liegt nicht auf den Wegen objektiver Wissenschaft. Die Erkenntnis zur evidenten Selbstgegebenheit bringen und darin das Wesen ihrer Leistung schauen wollen, das heißt nicht deduzieren, induzieren, ausrechnen usw., es heißt nicht, aus schon gegebenen oder als gegeben geltenden Sachen neue Sachen mit Grund herleiten.»

(Husserl 1907, 6 f)

Die zweite Reduktionstufe, die *existenziale Einklammerung*, führt von der natürlichen zur phänomenologischen Einstellung. Hier wird die von Husserl fortgeführte cartesianische Methode des Zweifelns als Grundlage des Philosophierens deutlicher. Nicht nur die Wissenschaft und ihre Erkenntnisse und die traditionellen Ansichten werden eingeklammert, sondern im zweiten Schritt auch die Existenz der Welt, ja sogar die Existenz des Untersuchenden, des Wissenschaftlers oder Philosophen (Danzer 1995, 105). Hier sei darauf hingewiesen, dass mit dem Begriff «Einklammern» nicht gemeint ist, dass beispielsweise die Existenz der Welt verneint wird, sondern die These von der Existenz der Welt wird ausgeschaltet, verschwindet jedoch nicht. So ist es möglich, dass der Philosoph über die These sprechen kann, ohne aber in ihr zu leben. Erst durch dieses Einklammern ist die «reine» Betrachtung der Sachen selbst möglich. Dadurch, dass auch die Existenz des Philosophen eingeklammert wird, entsteht ein reines Bewusstsein, das zu seiner Existenz keine reale Welt benötigt (Danzer 1995, 106).

Die natürlichen Einstellungen werden reflektiert und als Denkerlebnisse wahrgenommen. Das Bewusstsein des Menschen wendet sich dem Gegenstand und seinen Bedeutungen zu. Doch nicht nur der Gegenstand allein ist wichtig, sondern auch die intentionalen Akte, das heißt, ein Gegenstand interessiert als wahrgenommener, erinnerter oder auch vorgestellter. Dabei ist es unerheblich, ob der Gegenstand real existiert oder nicht, wichtig ist die Intentionalität (Lamnek 1993, 62). *Intentum* bezeichnet das, worauf sich das Bewusstsein richtet, während die *Intentio* das Bewusstsein von einem Gegenstand ist. Demnach ist jede Erfahrung unter zweierlei Aspekten zu betrachten: das Erlebnis von etwas, also das Bewusstsein, das auf einen Gegenstand gerichtet ist (Intentionalität), und der Gegenstand selbst, auf den das Bewusstsein gerichtet ist. Bei der zweiten Stufe der Reduktion werden die natürlichen Einstellungen eingeklammert und somit die Frage nach Kausalitäten und dem real Existierenden. Die Intentionalität ist unabhängig davon, ob etwas als existent angesehen wird oder nicht. Das Bewusstsein ist nach Husserl immer intentional, also auch, wenn es sich um so genannte Fehlwahrnehmungen oder reine Phantasien handelt (Lübcke 1994, 79).

Wird in der phänomenologischen Einstellung ein Gegenstand betrachtet und damit das Bewusstsein auf etwas gerichtet, so nimmt Husserl an, dass ein wahrgenommener Gegenstand nie voll und ganz in einem einzelnen Erlebnis dieses Gegenstandes aufgehoben ist. Husserl spricht in seinen späteren Schriften von einer synthetisierenden Identifikation als intentionale Leistung und meint damit, dass die verschiedenen Erlebnisse synthetisiert werden, so dass sie als Erlebnisse ein und desselben Gegenstandes auftreten (Lübcke 1994, 80). Hervorzuheben ist an dieser Stelle auch, dass das gerichtete Bewusstsein mit dem Gegenstand einen Sinn verbindet und damit nach Husserl zwischen dem Erlebnis im Sinne der Intentionalität, der Bedeutung bzw. dem Sinn eines Gegenstandes und dem Gegenstand selbst zu unterscheiden ist. Obwohl Husserl die Frage der Kausalität und des Realseins von einem Gegenstand einklammert, stellt er die Existenz der Welt und ihrer Gegenstände nicht in Abrede. Die einzige Aufgabe der Phänomenologie besteht jedoch darin, den Sinn der Gegenstände, in welchem sie jedermann als wirklich seiend gelten, aufzuklären (Droß 1989, 54).

Innerhalb der dritten Stufe der Reduktion gelangt man von der phänomenologischen Einstellung zur so genannten Wesensschau *(eidetische Reduktion).* Innerhalb dieser Stufe wird angestrebt, das Invariante (das Unveränderliche) und damit das Wesentliche des Phänomens herauszufiltern, indem durch reflexive Akte das Phänomen frei variiert wird, damit aus der sich ergebenden Vielfalt das Invariante sichtbar wird. Unter der «Wesensschau» versteht man also, dass durch freie Variationen das Wesen als eigenes Phänomen extrahiert und damit einem unbeteiligten Betrachter sichtbar wird (Lamnek 1993, 64). Dies setzt voraus, dass der Blick nicht mehr auf die Einzelheiten gerichtet ist, auf das Tatsächliche, sondern dass das gesamte, umfassende Wesen eines Gegenstandes betrachtet wird. Husserl beschreibt diese dritte Stufe der phänomenologischen Betrachtung mit folgenden Worten:

> **«Es gilt nun, schrittweise den Gegebenheiten in allen Modifikationen nachzugehen, den eigentlichen und uneigentlichen, den schlichten und synthetischen, den sozusagen mit einem Schlage sich konstituierenden und den sich in ihrem Wesen nach nur schrittweise aufbauenden, den absolut geltenden und den eine Gegebenheit und Geltungsfülle sich im Erkenntnisprozess in unbegrenzter Steigerung zueignenden. Auf diesem Wege gelangen wir schließlich auch zum Verständnis, wie das transzendente reale Objekt im Erkenntnisakt getrof-**

fen (die Natur erkannt) werden kann, als was es zunächst gemeint ist, und wie der Sinn dieser Meinung sich im fortlaufenden Erkenntniszusammenhange (wofern er nur die gehörigen Formen hat, die eben zur Konstitution des Erfahrungsobjektes gehören) schrittweise erfüllt. Wir verstehen dann, wie das Erfahrungsobjekt kontinuierlich sich konstituiert und wie diese Art der Konstitution ihm eben vorgeschrieben ist, dass es seinem Wesen nach eben solche schrittweise Konstitution fordert.»

(Husserl 1907, 13)

Husserl sieht die eidetische Reduktion als eine Vorbedingung oder Vorstufe zur *transzendentalen Reduktion*, in der aus den real gegebenen Objekten transzendente Phänomene für das reine Bewusstsein werden. Diese Phänomene können nur in Ausschnitten erkannt werden. Lediglich das Bewusstsein als Wahrnehmungs-, Erinnerungs- oder Vorstellungsgegenstand ist als etwas Absolutes gegeben, eben als reines und transzendentales Bewusstsein, das im Gegensatz zu den Objekten immanent ist (Danzer 1995, 106). Erst innerhalb dieser Reduktionsstufe wird ein Gegenstand zum «transzendentalen Faktum», das dem reinen Bewusstsein als etwas Relatives gegeben ist. Ein Verzicht auf diese Reduktionsstufe bedeutet, dass ein Gegenstand dem reinen Ich als «transzendentales Wesen» erscheint (Danzer 1995, 106). Diese abstrakte und für Husserl entscheidende Reflexionsstufe soll jedoch an dieser Stelle nicht weiter beschrieben werden, da sie, wie wir später sehen werden, für die phänomenologische Grundlegung der Studie als nicht bestimmend anzusehen ist. In der angewandten Phänomenologie wird auf diese Reduktionsstufe verzichtet und der Fokus der Betrachtung vor allem auf den Gegenstand gelegt, auf den sich ein Bewusstsein richtet, und auf die damit verbundene Bedeutung; der Bewusstseinsakt als solcher findet weniger bzw. keine Beachtung.

Die Phänomenologie ist, wie hier dargestellt, eine Erkenntnistheorie, die zum Ziel hat, eine voraussetzungslose Grundlage all unseres Wissens und unserer Erkenntnis zu bilden. Aus diesem Grund kann sie nicht umfassend als theoretischer Rahmen für eine Forschungsarbeit dienen. Aus der Phänomenologie lässt sich aber sehr wohl eine Forschungsperspektive ableiten, die zur Analyse von Situationen geeignet ist. Im Folgenden soll daher die Position von Bahrdt zu Hilfe genommen werden, da im Rahmen dieser Arbeit sein Situationsbegriff zugrunde gelegt wird.

Bahrdt fühlt sich der wissenschaftlichen Tradition des «interpretativen Paradigma» zugehörig und sucht seine Bezugspunkte vor allem in den Ansätzen von Husserl, Weber, Schütz und Mead. Er betont, dass es ihm nicht darum geht, eine Grundlegung der Soziologie auf phänomenologischer Basis vorzunehmen, sondern darum, einzelne Situationen als vom Subjekt bewusst erfahrene Erlebnis-

und Handlungseinheiten mit Hilfe der «Phänomenologie als Methode» zu verstehen und zu analysieren (Bahrdt 1996, 16). Der Begriff «Methode», der hier von Bahrdt genutzt wird, kann zu Missverständnissen führen. In diesem Zusammenhang wird die «Methode» als eine phänomenologische «Perspektive» verstanden, die einen Zugang zu den Phänomenen ermöglicht, dabei jedoch einen niedrigeren Abstraktionsgrad als die Erkenntnistheorie «Phänomenologie» anstrebt. Bahrdt nämlich verzichtet auf die in der Phänomenologie angestrebten transzendentalen Analysen und folgt somit der Position, die sich in den angewandten Geistes- und Sozialwissenschaften durchgesetzt hat. So klärt Lamnek, dass hier auf die Schritte der Reduktion zur Erreichung der transzendentalen Subjektivität, die die höchste Stufe der Erkenntnis über die betrachteten Dinge darstellt, verzichtet wird (Lamnek 1993, 59).

Bahrdt zeigt deutlich die Grenzen der Phänomenologie als «Methode» zur Analyse von Situationen auf, und schreibt ihr «nur» eine vorbereitende Tätigkeit zu, die dazu dient, verschiedene vorfindbare Formen des Bewußtseins erlebter Situationen zu klären, nicht aber, wie vielfach angestrebt, Kausalitäten herzustellen. Zwar wendet sich die Analyse dem Tatsächlichen zu, sie fragt jedoch nicht nach der Tatsächlichkeit von Abläufen und ihren Kausalverknüpfungen, sondern nach der Tatsächlichkeit von Bewusstseinsvorgängen und ihrer Möglichkeit in Situationen verschiedenen Typs. Bahrdt geht es bei der phänomenologischen Analyse um das Beschreiben eines Erlebnisses, und dies nicht auf der Grundlage eines einfachen Protokollierens dessen, was man von einem Erlebnis im Bewusstsein des Menschen findet, sondern um ein «genaues» Erinnern und den systematischen Abbau all der Modifikationen, welche das Erlebnis inzwischen in einem Subjekt, nachdem es selektiv gespeichert, sprachlich konserviert, interpretiert und «katalogisiert» worden ist, erfahren hat. Dieser Abbau der nachträglichen Modifikationen ermöglicht, wie später gezeigt werden wird, gleichzeitig die Rekonstruktion der Situation (Bahrdt 1996, 46).

2.1.4 Begriffsbildung und -verwendung nach Bahrdt: Die Situation aus der phänomenologischen Perspektive

Die Betrachtung des Phänomens «Situation» erfolgt in enger Anlehnung an Bahrdt, der die Vision hatte, eine neue Situationstheorie auf phänomenologischer Grundlage zu erarbeiten, in der das Verhältnis von sozialen Situationen und sozialem Handeln geklärt und «Typen von Situationen» expliziert werden sollten (Bahrdt 1996, 12). Zur phänomenologischen Analyse von Situationen sieht er die von Schütz formulierten zwei Grundthesen, die «Generalthese der Existenz des Alter Ego» und die «Generalthese der reziproken Perspektive» als notwendige und hinreichende Denkvoraussetzungen an. Beide Thesen wurden von Schütz übernommen und werden hier explizit vorgestellt, da sie sowohl für die Begriffsbildung von Bahrdt als auch für die Ausführungen zum Verstehen und Interpretieren von Situationen hohe Relevanz haben. Die Generalthese der Existenz des Alter Ego besagt:

> **«Hiermit wird angenommen, daß der Gedankenstrom des Anderen die gleiche Grundstruktur wie mein Bewußtsein aufweist. Der Andere ist also wie ich des Handelns und Denkens fähig; sein Gedankenstrom weist den gleichen durchgängigen inneren Zusammenhang auf wie meiner: Sein Bewußtseinsleben weist in Analogie zu meinem die gleichen zeitlichen Strukturen einschließlich der damit verbundenen spezifischen Erfahrungen der Retention und Reflexion, Protention und Erwartung auf. Ferner weist es Erinnerung und Aufmerksamkeit, Kern und Horizont des Gedachten und all seine Modifikationen auf. Die These sagt weiter, daß der Andere wie ich entweder in seinen Handlungen und seinen Gedanken leben kann, auf ihre Gegenstände ausgerichtet oder sich seinem eigenen Handeln und Denken zuwenden kann. Dabei erfährt er sein eigenes Selbst nur modo praeterito, aber er kann meinen Bewußtseinsstrom in lebendiger Gegenwärtigkeit erleben. Folglich erlebt er in ursprünglicher Unmittelbarkeit, daß ich mit ihm älter werde, ebenso wie ich um unser gemeinsames Altern weiß.»**
>
> *(Bahrdt 1996, 42)*

In der Generalthese «der reziproken Perspektive» wird die grundlegende Position vertreten, dass jede Kommunikation und Interaktion auf der selbstverständlichen und oft nicht mehr reflektierten Voraussetzung der Vertauschbarkeit der Standorte der Beteiligten und der Annahme einer möglichen Kongruenz der Relevanzbereiche beruht. Hierzu bedarf es gewisser «Idealisierungen», da in Wirklichkeit die Perspektiven der Interaktionspartner infolge unterschiedlicher Biographien differieren (Bahrdt 1996, 42). Will man nun eine Situation phänomenologisch erfassen, so sollte zunächst geklärt werden, wie sich diese definieren lässt. Setzt man sich mit dem Begriff «Situation» auseinander, so wird damit gemeinhin eine Begebenheit eingefasst, die von den in ihr wirkenden Menschen als etwas Tatsächliches, Objektives oder auch Gegebenes angesehen wird. Zwar ist den meisten Menschen bewusst, dass dieses «Ansehen» subjektiver Natur ist, bestimmte Wertigkeiten mit dieser Begebenheit verknüpft sind, doch gehen wir meist in der Umgangssprache davon aus, dass die Menschen die erlebte Begebenheit objektiviert wiedergeben können. Bahrdt bezeichnet dieses Fassen einer Situation als ein Erfassen einer so genannten «Lage», in dessen Beschreibung zwar subjektive Momente des erlebenden Subjektes eingehen, jedoch in einer objektivierten Form (Bahrdt 1996, 50). Von einer Situation in der phänomenologischen Betrachtung kann jedoch erst dann gesprochen werden, wenn ersichtlich wird, wie das Subjekt seine gegenwärtigen Lebensumstände und sein Verhältnis zu ihnen zu einem bestimmten Zeitpunkt deutet bzw. interpretiert. Es geht also darum, Bewusstsein und Bewusstes zu analysieren und zu zeigen, dass das untersuchte Bewusstsein in der Regel das eines handelnden, leidenden, wertenden und affektbestimmten Subjektes ist. Über sein Handeln, Leiden, Werten und Fühlen kann man in der phänomenologischen Analyse sprechen, da diese Befindlichkeiten bestimmten Bewusstseinsstrukturen zugeordnet werden können, die sich deutlich voneinander, aber auch von anderen Akten des ausdrücklichen, mehr oder weniger reinen Erkennens und Wissens unterscheiden. Von Situationen im phänomenologischen Sinne wird demnach erst dann gesprochen, wenn man die Umstände, welche das betroffene Subjekt in einer Zeiteinheit in das Bewusstsein einbezieht, und das Verhältnis, in das es sich zu ihnen setzt, und zugleich das Ich, das sich erlebt in seinem Verhältnis zu gegebenen Umständen, betrachtet. Diese drei Momente, Umstände, Ich und Verhältnis beider, bilden eine Einheit, die die Situation aus der phänomenologischen Perspektive kennzeichnet (Bahrdt 1996, 50 f).

Die zeitliche Dimension einer Situation nimmt bei der Definition einer Situation einen großen Stellenwert ein. Menschen etablieren, meist beiläufig, «Jetzteinheiten» (= die Situation, die ein Mensch gerade durchlebt) als sinngebenden Hintergrund für die Komplexitäten von Verrichtungen und Gegenständen bzw. finden eine etablierte «Jetzteinheit» vor und akzeptieren sie. Die Definition einer Situation legt also fest, welcher Zeitraum als zum Jetzt, zur Vergangenheit oder zur Zukunft zugerechnet wird (Bahrdt 1996, 78). Weiter stellt Bahrdt die These auf, dass sich die Dauer und Begrenzung der «Jetzteinheit» weder automatisch aus dem thematischen Zusammenhang der intentionalen Gegenstände noch aus der Art der Vollzugscharaktere ergibt. Vielmehr sei die Dauer Ergebnis einer besonderen Leistung des Ichs. Dies bedeute aber nicht, dass das Subjekt es völlig in der Hand hat, wie es eine Situation bestimmt und damit auch ihre Dauer festlegt. Der Spielraum hierzu ist nicht unbegrenzt. Die intentionalen Gegenstände und deren Bewandtnis-Zusammenhang spielen hier ebenso eine Rolle wie die Unterschiedlichkeit oder Ähnlichkeit von Akten, die aufeinander folgen. In einigen Situationen könne sich das Subjekt jedoch gar nicht dem entziehen, dass durch ein bestimmtes Ereignis eine Situation beendet wird und eine neue Situation beginnt (Bahrdt 1996, 77). Bahrdt schließt sich jedoch grundsätzlich Thomas an, der in dem so genannten «Thomas-Theorem» darauf verwies, dass erst dadurch, dass Menschen Situationen für sich als real definieren, diese in ihren Folgen real werden und somit viele unterschiedliche Definitionen von Situationen möglich sind. Bahrdt zeigt in seinen Ausführungen also deutlich, dass Situationen in zeitlicher Hinsicht über eine gewisse Offenheit verfügen. Darüber hinaus aber sind Situationen auch im Hinblick auf die Mitgegebenheiten (auch als «Unthematisches» bezeichnet) offen. Dieser Umstand soll nun näher erläutert werden, denn in diesem Zusammenhang lassen sich die Elemente von Situationen in ihrer Verschiedenheit erfassen. In jeder Situation findet man etwas Thematisches und etwas Unthematisches vor. Unter dem Thema wird der jeweilige Zusammenhang zwischen Intention und Gegenstand begriffen. Bahrdt macht deutlich, dass der erlebende Mensch neben dem Thema zahlreiche Mitgegebenheiten (wenn auch selektiv) erlebt. Zu diesen zählen:

- **Begleitumstände** (die äußere Umgebung einer Situation)
- **Details der thematisierten Gegenstände**, die im Augenblick des Erlebens übersehen werden
- **Aktqualitäten**, das meint, dass bestimmte Empfindungen, die das Durchleben einer Situation begleiten, oft unbeachtet bleiben und erst später bewusst werden
- **Zeitliche Momente**, die in einer Situation nicht thematisiert werden, das bedeutet, es haften beispielsweise zeitliche Momente an einem Gegenstand, doch beeinflusst dies nicht die Gesamtstruktur der Situation und der erlebende Mensch entdeckt sie oft erst, wenn er sich ihnen zuwendet, wie ihm z. B. eine Straße bekannt vorkommt oder eine Sache alt oder neu erscheint (Bahrdt 1996, 61 f)

Die Vielzahl der Mitgegebenheiten weisen zwar Strukturen auf, jedoch stehen sie nicht in einem einheitlichen Strukturzusammenhang zum Thema der Situation. Die partielle Unabhängigkeit von der zentralen Sinndeutung der Situation kann nach Bahrdt zwar störend sein, doch stellt sie gleichzeitig eine andere Perspektive zur Situationsauslegung bereit. Thematisches und seine Mitgegebenheiten bilden im Erleben eine Einheit. Dabei können die Mitgegebenheiten als eine Art «Sicherheitsnetz» verstanden werden, das den Menschen davor bewahrt, sich lediglich auf bewährte Interpretationsmuster zu verlassen. Wendet sich der Mensch vom Thematischen ab und den Mitgegebenheiten zu, so stehen ihm alternative Deutungsmöglichkeiten offen (Bahrdt 1996, 64). Zusammenfassend lässt sich festhalten, dass sich Situationen aus vier Elementen zusammensetzen:

1. Das «**Ich**», das das erlebende Subjekt meint
2. Das **Thema** als intentionaler Gegenstand
3. Die **Mitgegebenheiten**, auch als das Unthematische bezeichnet
4. Die zeitliche Festlegung bzw. der **zeitliche Horizont** einer Situation

Abschließend sollen hier einige Grundideen von Bahrdt bezüglich der Rekonstruierbarkeit von Situationen vorgestellt werden. Bei der Rekonstruktion stellt sich das Problem, dass das Subjekt seine Intention und somit seinen Fokus der Betrachtung wechseln muss. In einer «Jetzteinheit» wendet sich das Subjekt einem Thema zu, beispielsweise dem Beobachten der Handlung des Anderen, während die Mitumstände der Situation zwar auch erlebt werden, jedoch als etwas Unthematisches und als nicht im Mittelpunkt der Aufmerksamkeit Stehendes. Erinnert sich das Subjekt jedoch an die erlebte Situation und ist der intentionale Gegenstand nicht mehr die Handlung, sondern die Handlung und seine Mitumstände, also die Situation, so treten diese und ihr Verhältnis zur Handlung sowie das Verhältnis des Ich zu beiden in den Mittelpunkt des Bewusstseins. Das Subjekt versucht die erlebte Situation im Bewusstsein zu «reproduzieren», greift jedoch die in der Erinnerung noch lebendigen Retentionen auf, die aber zugleich umgeformt und mit einem anderen Stellenwert versehen werden (Bahrdt 1996, 52). Liegt eine Situation zeitlich gesehen weiter zurück, so muss der Akt des Erinnerns noch ausdrücklicher vollzogen werden, denn der Zugang zur lebendigen Retention ist nur noch begrenzt möglich. Das Subjekt versucht nun, sich an Thematisches und Unthematisches in der Situation zu erinnern. Dabei kann sich das Ich mit dem Ich der früheren Situation identifizieren, doch kann es sich nicht in die vergegenwärtigte Situation hineinbegeben, es objektiviert sie vielmehr und sich selbst in ihr. Somit kann Vergangenes auch nicht zum Gegenwärtigen gemacht werden, sondern wird zum Objekt einer gegenwärtig stattfindenden Intention. Bahrdt glaubt, dass dies bei der Rekonstruktion von Situationen ein großer Vorteil ist, denn gelingt es dem Menschen, auch das in der vergangenen Situation Unthematische zu thematisieren und den objektivierenden Blick auf sein damaliges Ich zu richten, so kann es sein, dass er mehr über dieses Vergangene weiß, als er es wusste, während er es erlebte. Dies verdankt man der Tatsache, dass zu einem späteren Zeitpunkt manches zum Gegenstand des Wissens wird, das damals zwar präsent, aber nicht Wissensgegenstand war (Bahrdt 1996, 53). Der intentionale Gegenstand «Situation» unterscheidet sich demnach eindeutig von der erlebten Situation und unterliegt gewissen Stilisierungen, denn selbst wenn das Subjekt versucht, die normalen Selektionen des Gedächtnisses und die Stufen der Weiterverarbeitung bewusst zurückzunehmen, sieht es sich dazu gezwungen, etwas aus der erlebten Situation zu objektivieren, was ihm seinerzeit zwar präsent war, aber nur teilweise objektiviert werden konnte. Um der Stilisierung in dem Sinne entgegenzutreten, dass eine Situation nicht grob umgedeutet wird, kann das Subjekt versuchen, sich in die damalige Situation einzufühlen und Stimmungen und Betroffenheit als Gedächtnisbestand im Jetzt nachzuvollziehen, um der rekonstruierten Vergangenheit eine gewisse Authentizität zu verleihen. Jedoch kann durch die augenblickliche Gestimmtheit des Subjektes die zurückliegende Situation undeutlich und verändert erscheinen (Bahrdt 1996, 53). Es stellt also ein schwieriges Unterfangen dar, einerseits die Gedächtnisbestände zu objektivieren und andererseits sich in die vergangene Situation einzufühlen und gegenwärtig mit wieder auftauchenden Bildern, Klängen und Emotionen umzugehen. Bahrdt macht in diesem Zusammenhang deutlich, dass Menschen häufig eine selbst durchlebte Situation rekapitulieren und dabei durchaus kritisch vorgehen und versuchen, Umdeutungen bzw. Umformungen abzubauen. Dabei enthalten die Erzählungen reflexive und bewusst perspektivische Elemente, die sich am Sprachgebrauch deutlich machen (Bahrdt 1996, 55).

Ziel der Studie ist es, das Wesen von als «gelungen» oder «misslungen» erlebten Pflegesituationen zu erfassen. Es geht hier demnach nicht um die Klärung, wie beispielsweise Wahrnehmungsprozesse ablaufen und welche Probleme ihnen innewohnen. Vielmehr soll geklärt werden, welche Bedeutungen die Beteiligten den Elementen einer Situation beimessen. Daher ist auch die Frage zu klären, wie sich Menschen Situationen erschließen, wie sie sie verstehen und mit individuellen Bedeutungen versehen, um in ihnen handlungsfähig zu sein. Zu dieser Klärung werden die Ansätze von Schütz genutzt, dem in besonderem Maße zu verdanken ist, dass eine Auseinandersetzung mit dem Alltäglichen, der alltäglichen Lebenswelt von Menschen aus phänomenologischer Sicht vorangetrieben wurde, und der damit auch der Phänomenologie sachlich und methodisch Eingang in die Sozialforschung verschaffte (Wadenfels 1992, 99).

2.1.5 Über das Verstehen und Interpretieren von und Handeln in Situationen aus phänomenologischer Perspektive

In seiner Analyse beschäftigt sich Schütz mit der Frage, wie Menschen dem begegnen, was sie täglich vorfinden. Schütz ordnet das Verstehen einer Situation dem Handeln in einer Situation vor. Insofern können hier die theoretischen Überlegungen von Schütz den Ansatz von Bahrdt untermauern und erläutern, wie Menschen verstehen und also Bedeutung dem zumessen, was sie in Situationen vorfinden. Mit dem Begriff «Lebenswelt» erfasst Schütz jenen Wirklichkeitsbereich, den der «wache» und «normale» Erwachsene in der Einstellung des gesunden Menschenverstandes als schlicht gegeben vorfindet; in dieser natürlichen Einstellung findet sich der Mensch in seiner Welt, die für ihn fraglos und selbstverständlich «wirklich» ist (Schütz & Luckmann 1994, 25). Die alltägliche Lebenswelt ist jedoch nicht eine Art «Privatwelt» des einzelnen Menschen, sondern intersubjektiv, denn der Mensch nimmt auch an, dass er in dieser Welt mit anderen existiert. In der natürlichen Einstellung zur Lebenswelt nimmt der Mensch Folgendes als fraglos hin:

- die körperliche Existenz von anderen Menschen
- dass diese Körper mit einem Bewusstsein ausgestattet sind, das seinem grundsätzlich ähnlich ist

- dass die Außenweltdinge in seiner Umwelt und der seiner Mitmenschen für beide die gleichen sind und grundsätzlich die gleichen Bedeutungen haben
- dass er mit seinen Mitmenschen in Wechselbeziehung und Wechselwirkung treten kann
- dass er sich mit ihnen verständigen kann
- dass eine gegliederte Sozial- und Kulturwelt als Bezugsrahmen für ihn und seine Mitmenschen historisch vorgegeben ist, und zwar in einer ebenso fraglosen Weise wie die «Naturwelt»
- dass die Situation, in der er sich jeweils befindet, nur zu einem geringen Teil eine rein von ihm geschaffene ist (Schütz & Luckmann 1994, 27)

Die alltägliche Lebenswelt wird also intersubjektiv und sinnhaft erfahren und diese Erfahrung ist an die reziproke Perspektive des Menschen gebunden. Der Mensch ist bemüht, seine alltägliche Lebenswelt in dem Maße zu verstehen, welches nötig ist, um in ihr handeln und auf sie einwirken zu können. Die Handlungen von Menschen verweisen dabei stets auf einen Sinn, der ausgelegt werden muss, wenn sich der Mensch in seiner Lebenswelt zurechtfinden will. Um Sinn und Bedeutung in der Lebenswelt zu verstehen bzw. zu vermitteln, bedient sich der Mensch seines biographisch geprägten Wissensvorrates, seiner Erfahrungen und Typisierungen bzw. zur Verständlichmachung seiner Zeichen- und Symbolsysteme. Der Mensch stellt nach Schütz die Ordnung der Lebenswelt durch den Sinn seiner Erfahrungen selbst her und orientiert sich nicht an der Struktur der Objekte der Lebenswelt (Schütz & Luckmann 1994, 49). Um die alltägliche Lebenswelt zu verstehen, greifen Menschen stets auf ihren Wissensvorrat zurück, sei es bewusst oder unbewusst. Dieser besteht aus dem so genannten «Gewohnheitswissen», das die Formen «Fertigkeiten», «Gebrauchswissen» und «Rezeptwissen» beinhaltet. Das Gewohnheitswissen zeichnet sich dadurch aus, dass es mehr oder weniger routinisiert ist und «aus Gewohnheit» in das Handeln einfließt, ohne dass es reflektiert werden muss. Schütz betont, dass die Übergänge zwischen den Wissensformen fließend sind und sich im Grad der Automatisierung unterscheiden. Alle Unterformen gehen gemeinsam mit in eine Situation ein. Schütz führt aus, dass jede Situation in der alltäglichen Lebenswelt mit Hilfe des Wissensvorrates des jeweiligen Menschen definiert und bewältigt wird (Schütz & Luckmann 1994, 133). Sowohl der Wissenvorrat als auch die jeweilige Situation haben eine Vorgeschichte. Der Wissensvorrat ist das Produkt von Erfahrungen, die Situation ist das Resultat der vorangegangenen Situationen. Schütz spricht in diesem Zusammenhang von der biographischen Prägung des Wissensvorrates. Zwar erwerbe der Mensch die verschiedenen Fertigkeiten beispielsweise in ähnlicher Reihenfolge, doch seien stets individuelle Abweichungen zu verzeichnen, das heißt, nicht alle Menschen einer Gesellschaft haben dieselben Wissensvorräte. In diesem Zusammenhang spielen die Erfahrungen eines Menschen eine entscheidende Rolle und stellen zugleich eine weitere Form der Auslegung der alltäglichen Lebenswelt dar. Der Mensch vertraue darauf, dass seine früheren Erfahrungen auch in neuen Situationen Gültigkeit haben. Schütz weist jedoch darauf hin, dass dieser Mechanismus nur dann greift, wenn der Mensch etwas «Typisches» erlebt. Dies setzt voraus, dass der Mensch aufgrund seiner früheren Erfahrungen Typisierungen vornimmt und darauf in neuen Situationen zurückgreifen kann. Vertrautheit, die Sicherheit, dass der Mensch mit seinem Wissensvorrat und seinen früheren Erfahrungen die Situation ‹problemlos› auslegen kann, ist nur dann hergestellt, wenn sie sich auf das Typische beziehen kann (Schütz & Luckmann 1994, 34). Eine neue Situation kann aufgrund dessen nur dann als «fraglos» oder auch unproblematisch in seiner Auslegung gelten, wenn sie in die Typik des Wissensvorrates, der Typikebene und in das Bezugsschema hineinpasst (Schütz & Luckmann 1994, 31 ff). Und da der Wissensvorrat kein logisch integriertes System darstellt, sondern nur die Totalität der «sedimentierten» situationsbedingten Auslegungen, die zudem teilweise auch aus sozial übermittelten «traditionellen» Problemlösungen besteht, steht der Mensch auch Situationen gegenüber, die einer Neuauslegung bedürfen, um in der Situation handeln zu können. Damit ist der Ablauf der «Selbstverständlichkeitskette» durchbrochen (Schütz & Luckmann 1994, 35). Abschließend sei zusammengefasst, dass der Mensch mit seiner natürlichen Einstellung der alltäglichen Lebenswelt gegenübertritt und sie zunächst einmal fraglos hinnimmt. Lediglich wenn er mit seinem individuellen Wissensvorrat und seinen Erfahrungen in einer Situation auf etwas Untypisches und damit nicht Vertrautes stößt, ist die Fraglosigkeit in der Auslegung einer Situation unterbrochen und der Mensch dazu motiviert, die Unzulänglichkeit seines Wissens und seiner Typenbildung zu revidieren und zu erweitern, um so wiederum handlungsfähig zu sein. An dieser Stelle wird darauf hingewiesen, dass das Thema einer Situation oftmals der so genannte erfahrbare Andere ist, der mit dem erlebenden Menschen in eine Beziehung tritt, die unterschiedliche Qualitäten aufweisen kann. In Anlehnung an Schütz wird hier die so genannte «face-to-face»-Situation hervorgehoben, die als einzige soziale Situation angesehen werden kann, die durch zeitliche und räumliche Unmittelbarkeit des Anderen gekennzeichnet ist. Sowohl der Stil als auch die Struktur der sich aufbauenden Beziehungen und Handlungen sind dadurch wesentlich bestimmt (Schütz & Luckmann 1994, 91). In diesen Situationen erfahren sich die beteiligten Personen in verschiedenen Perspektiven und die sich aufbauenden Beziehungen lassen sich nach verschiedenen Stufen der Erlebnisnähe, Erlebnistiefe und Anonymität gliedern. Wenden sich die Personen einander zu (in den so genannten «Du-Einstellungen»), so entstehen «reine Wir-Beziehungen», die jedoch noch nicht den Charakter einer Begegnung haben müssen. Erst wenn die Personen wechselseitig durch ihre Beobachtungen erfassen, wie der jeweils Andere ihnen selbst zugewandt ist, kann von einer sozialen Beziehung im Sinne einer Begegnung ausgegangen werden (Schütz & Luckmann 1994, 93). Innerhalb dieser Begegnung ist den Personen wechselseitig das Bewusstseinsleben des jeweils Anderen durch ein Maximum an Symptomfülle zugänglich. Da sie sich leiblich gegenüberstehen, können die Bewusstseinsvorgänge nicht nur durch das, was vorsätzlich mitgeteilt wird, erfasst werden, sondern durch Beobachtung und Auslegung der Bewegungen, des Gesichtsausdrucks, der Gesten, der Rhythmen und Intonationen der Sprache. Darüber hinaus bringt jeder seinen Wissensvorrat und seine Erfahrungen in die Situation mit ein, die ein Geflecht von Typisierungen von Menschen, ihren typischen Motivationen, Handlungsmustern oder auch Planhierarchien einschließen. Im Laufe der Begegnung wird dieser Wissensvorrat angewendet, überprüft, modifiziert, und die Personen erwerben neue Erfahrungen (Schütz & Luckmann 1994, 96). Nach Schütz können zwei soziale Beziehungen voneinander unterschieden werden. Zum einen gibt es soziale Beziehungen, die sich durch lebendige «Wir-Beziehungen» gründen und formen und oftmals eine hohe Wahrscheinlichkeit der Wiederherstellbarkeit haben, und zum anderen gibt es solche Beziehungen, die in gewisser Weise vorgeformt sind, wie beispielsweise die Beziehung zwischen «Herrscher» und «Untertan» oder aber «Verbraucher» und «Produzent» (Schütz & Luckmann 1994, 102). Der Grad an Anonymität kann demnach variieren. Festzuhalten ist, dass selbst in der unmittelbaren Begegnung der jeweils Andere als einzigartiger Mensch in seinem Dasein und So-Sein erlebt werden kann, aber auch als ein so genannter «Zeitgenosse», der durch einen hohen Grad an Anonymität ausgezeichnet ist. Dies geschieht, indem die «Ihr-Einstellungen» in das Bewusstsein mit einbezogen werden. An dieser Stelle muss darauf verzichtet werden, die verschiedenen Typisierungen von Zeitgenossen detailliert vorzustellen. Ein Zeitgenosse ist meist eine Person, die nicht unmittelbar erfahren werden kann und zu der das Subjekt «Ihr-Einstellungen» hat, die wiederum in die unmittelbare Begegnung als Wissensvorrat mit eingebracht werden. Dabei wird die Typisierung und damit die Zuweisung bestimmter Merkmale und Eigenschaften der Zeitgenossen aufgrund der jeweils gemachten Erfahrungen und des Wissensvorrates von der Sozialwelt gebildet. Schütz unterscheidet in diesem Zusammenhang den *personalen Typ* des Zeitgenossen, bei dem die Erinnerung an lebendige Mitmenschen die Typisierungen durchdringt, und den *Funktionärstyp*, der einen erheblich höheren Anonymitätsgrad besitzt und als reiner Verhaltenstyp gelten kann (Schütz & Luckmann 1994, 113). Bei der Erläuterung der Elemente einer Situation kam es mir darauf an zu zeigen, dass der erlebende Mensch Thematisches und seine Mitgegebenheiten (als das Unthematische) wahrnimmt. Da das Thema einer Situation häufig durch den so genannten erfahrbaren Anderen als handelnden Mitmenschen gebildet wird, ist es wichtig herauszustellen, dass in der «reinen Wir-Beziehung», die nur in einer so genannten «face-to-face»-Situation hergestellt werden kann, auch die so genannten «Ihr-Einstellungen» zum Tragen kommen und damit auch die gesamten Typisierungen, die ein Mensch durch sein Wissen um die Sozialwelt gebildet hat und auf den jeweils erfahrbaren Anderen und dessen Handlungen anwenden kann. Daher kann sich die Beziehung nach unterschiedlichen Stufen der Anonymität gestalten. Anzumerken ist noch, dass Schütz den Hinweis gibt, dass selbst in einer «face-to-face»-Situation die Möglichkeit besteht, dass sich die Personen aus der «Wir-Beziehung» sozusagen heraushalten und durch eine «Ihr-Beziehung» ersetzen. Dem erfahrbaren Anderen wird also wie einem Zeitgenossen begegnet, die Beziehung weist ein Höchstmaß an Anonymität auf und die Typisierungen erfahren keine Modifikation, obwohl der Andere räumlich und zeitlich gesehen unmittelbar zugegen ist (Schütz & Luckmann 1994, 107 f). In der Darstellung habe ich mich bewusst an Schütz angelehnt, da seine Erkenntnisse eine geeignete Grundlage für diese Studie bilden. Besonders bei dem Einfließen von «Ihr-Einstellungen» in die unmittelbare Begegnung sollte man sich die weit reichenden psychologischen Erkenntnisse der so genannten Attributionsforschung vergegenwärtigen, in der in ganz ähnlicher Weise die Zuschreibungsversuche von Merkmalen und Eigenschaften von Personen bewertet werden. Auch sei hier auf die Vorurteils- und Stereotypenformung hingewiesen, die einerseits als Erklärungsmuster für das Verhalten hinzugezogen werden und anderseits die Funktion einer Erwartung übernehmen. Die soziale Dimension dieser Zuschreibungen wurde in den Ausführungen über den Erklärungsansatz von Schütz verdeutlicht. Zur Grundlegung der Studie soll daher auch keine differenzierte Darstellung der Attributionsforschung gegeben werden.

2.1.6 Schlussfolgerungen und Annahmen

Abschließend zum ersten Teil des theoretischen Rahmens werden folgende Grundthesen bzw. -annahmen festgehalten:

Eine Pflegesituation kann als ein Phänomen bezeichnet werden, das aus dem Erleben von Patienten und Pflegenden zu rekonstruieren ist. Die rekonstruierten Pflegesituationen beinhalten Aussagen über Kausalitäten, jedoch nur in der Form, wie sie sich im Bewusstsein von Patienten und Pflegenden zeigen.

1. Pflegesituationen lassen sich in vier Grundelemente einteilen: a) das erlebende Subjekt, b) das Thema, c) das Unthematische und d) der zeitliche Horizont.
2. Patienten und Pflegende definieren die Pflegesituationen selbst. Dabei orientieren sie sich im Bewusstsein beispielsweise an den vorgefundenen Gegenständen, an der Abfolge der Handlungen und an der Bedeutung der Elemente der Situation und der Bedeutung der gesamten Situation. Darüber hinaus kann es Pflegesituationen geben, die kollektiv definiert werden.

3. Bei der Rekonstruktion einer Pflegesituation wechselt das Subjekt seine Intention und kann Thematisches und Unthematisches aus seinem Bewusstsein heraus darstellen. Der intentionale Gegenstand «Pflegesituation» unterscheidet sich eindeutig von der jeweils erlebten Pflegesituation und unterliegt gewissen Stilisierungen.

4. Patienten und Pflegende legen Pflegesituationen mit Hilfe ihres biographisch geprägten Wissensvorrates, ihrer Erfahrungen und Typisierungen aus. Erleben sie eine Pflegesituation, die sie nicht mittels ihres Wissensvorrates, ihrer Erfahrungen und Typisierungen erklären können, sind sie motiviert, ihren Wissensvorrat zu erweitern oder aber Typisierungen neu vorzunehmen.

5. Der erfahrbare Andere kann in Pflegesituationen als einzigartiger Mensch in seinem So-sein erlebt und mit ihm kann eine «reine Wir-Beziehung» eingegangen werden. Zugleich aber treten auch sozial geprägte «Ihr-Einstellungen» ins Bewusstsein, die Typisierungen von Persönlichkeitseigenschaften und Verhaltenseigenschaften beinhalten. Die «Wir-Beziehung» kann dadurch in ihrem Grad an Anonymität variieren.

6. Pflegesituationen zeichnen sich durch Komplexität, Intransparenz, Dynamik und Informationen, die unvollständig sein können, aus. Sie sind daher störanfällig.

2.2 Die Pflegesituation aus der Sicht der Pflegewissenschaft

2.2.1 Ausgewählte pflegetheoretische Ansätze

Im Folgenden werden relevante pflegetheoretische Konstrukte betrachtet, die eine Grundlage zur systematischen und strukturierten Erkundung von Pflegesituation bilden können. Im Vorgriff sei darauf hingewiesen, dass nur in wenigen Pflegemodellen der Begriff «Pflegesituation» explizit erklärt wird. Die konkrete Pflegesituation findet meist nur insofern Beachtung, als dass die Umgebung, the *environment*, der zu pflegenden Patienten beschrieben wird. Dies liegt, wie wir sehen werden, daran, dass zumeist das Handeln und Verhalten der Pflegenden, die (Gesundheits-)Bedürfnisse der Patienten und/oder die Aussagen zur Zielverwirklichung der Pflege im Mittelpunkt der theoretischen Konstrukte stehen. Um hier Aussagen treffen zu können, die ein mittleres bis hohes Abstraktionsniveau erreichen, wird die Komplexität der pflegerischen Praxis in Kernaussagen und -annahmen gebündelt, um so eine gewisse Allgemeingültigkeit in den pflegetheoretischen Aussagen zu erlangen. Interessant ist vor diesem Hintergrund, dass vor allem die Pflegewissenschaftlerinnen, die der «älteren» Generation zuzurechnen sind, die pflegerische Praxis und deren Komplexität in einem höheren Maße in ihre Überlegungen mit einbeziehen. Bewusst werden daher hier im Folgenden sechs Pflegetheorien vorgestellt, die ihre theoretischen Konstrukte aus der Erfahrung und/oder Beforschung der Pflegepraxis heraus entwickelt haben. Schaeffer et al. betonen zu Recht, dass andere Pflegetheoretikerinnen zur Theorieentwicklung auf aktuelle Konzepte und Theoreme verwandter Disziplinen zurückgreifen und diese in die Pflege transferieren (Schaeffer et al. 1997, 39). Die im Folgenden vorgestellten Pflegetheorien suchen einen engen Bezug zur Pflegepraxis und zeichnen sich durch eine gewisse Übersichtlichkeit und ein Abstraktionsniveau aus, das zulässt, die theoretischen Konstrukte direkt auf die Pflegepraxis anzuwenden. Dies zeigt sich beispielsweise an Orems Theorie, die im größeren Maße von der Pflegegemeinschaft akzeptiert wurde als die Arbeiten der meisten anderen Theoretikerinnen (Marriner-Tomey 1992, 197). Diese Auswahlentscheidung hängt auch damit zusammen, dass es im Rahmen dieser Studie beinahe unmöglich ist, die Vielfalt der vor allem im angelsächsischen Raum entstandenen Pflegetheorien zu betrachten. Ziel dieser Analyse kann es nicht sein, die Leser in diese umfangreichen Werke einzuführen. Daher wird darauf verzichtet, die jeweiligen Theorien komplex darzustellen. Mittlerweile ist es auch in Deutschland möglich, durch umfangreiche Übersetzungen der pflegetheoretischen Werke einen Einblick in die jeweiligen Theorien zu erlangen.

Florence Nightingale (1820–1910) gilt als die Begründerin pflegetheoretischer Auseinandersetzungen, denn sie versuchte die Pflege von Menschen in systematischer Weise zu ergründen. Einen wesentlichen Bestandteil ihrer Überlegungen bilden dabei die Aussagen zur Umgebung *(environment)* der zu pflegenden Menschen, die biologische, psychologische, soziale und spirituelle Dimensionen in sich vereinigen. Nightingale sagt, dass für den zu pflegenden Menschen Bedingungen geschaffen werden müssen, unter denen die «Natur» den Menschen heilen könne (Selanders 1993, 17 f). Folgende Elemente der Umgebung nehmen dabei einen besonderen Stellenwert ein und werden in hierarchischer Reihenfolge vorgestellt:

1. Ventilation
2. Light
3. Clean water
4. Warmth
5. Noise Control
6. Management of Wastes and Odors (Selanders 1993, 18).

Ein besonderer Verdienst Nightingales liegt darin, dass sie den so genannten Umgebungsfaktoren in einer sehr viel spezifischeren Art und Weise als ihre theoretischen Nachfolgerinnen Beachtung geschenkt hat. Auch wenn sie nicht mit einer Situationsdefinition arbeitet, so wird doch deutlich, dass sie unter einer Pflegesituation diejenige Situation versteht, in der Pflegende die Umweltbedingungen für den Patienten so gestalten, dass die natürlichen (naturgegebenen) Heilungskräfte wirken können. Hier werden vor allem strukturelle Aspekte einer Pflegesituation angesprochen, die gemäß des hier vorgestellten theoretischen Rahmens als Thematisches oder Unthematisches im Erleben der Patienten eine besondere Bedeutung erlangen können. Die Hierarchisierung der Umgebungsfaktoren könnte ein Hinweis darauf sein, dass diese Faktoren bei Abwesenheit das Thematische einer misslungenen Pflegesituation bilden. Hier sind Parallelen zu Maslows «Bedürfnispyramide» zu sehen und es kann angenommen werden, dass Nightingale die Anwesenheit oder günstige Gestaltung der Umgebungsfaktoren für grundsätzlich erforderlich hält, um die Heilung der Patienten einzuleiten. Dass Nightingale Pflegenden einen besonderen und für sie grundsätzlich wichtigen Handlungsspielraum eröffnet, zeigt implizit, dass sie Pflegende zur aktiven Gestaltung von Pflegesituationen auffordert. Ebenso wie Nightingale will auch Virginia Henderson (1897–1996) in ihren theoretischen Konstrukten Erkenntnisse aus der Pflegepraxis generieren und lässt ihre umfangreichen Erfahrungen aus der Pflegepraxis in ihre Überlegungen mit einfließen. Geprägt beispielsweise durch ihre Erfahrungen in der Kinderkrankenpflege hebt sie hervor, dass die «Einzelfallbetreuung» im Vergleich zu einer funktionellen Aufgabenverteilung befriedigender und besser sei (Schaeffer et al. 1997, 44). Pflegende müssten dazu bereit und fähig sein, in die Haut ihrer Patienten «hineinzuschlüpfen», um herauszufinden, welche Bedürfnisse sie haben (Schaeffer et al. 1997, 42 f). Henderson hebt insbesondere die Krankenhausumgebung als eine für die Gesundheit nicht förderliche Umgebung hervor. Aufgrund der Annahme, dass diese Aussagen noch heute für deutsche Krankenhäuser eine gewisse Relevanz haben, werden diese Überlegungen im übersetzten Originalzitat wiedergegeben:

> **«In den meisten Krankenhäusern kann der Patient nicht essen, wann er will, seine Bewegungsfreiheit ist eingeschränkt, er ist Übergriffen auf sein Privatleben ausgesetzt; er wird in merkwürdigen Nachtgewändern ins Bett gesteckt, die bewirken, dass er sich wie ein bestraftes Kind vorkommt; er wird von allem, was ihm lieb ist, getrennt; er wird fast jeglicher Zerstreuung und jeder Arbeitsmöglichkeit beraubt; er wird in ein Abhängigkeitsverhältnis zu Personen versetzt, die häufig jünger und manchmal auch weniger intelligent und zuvorkommend sind als er.»**
>
> *(Schaeffer et al. 1997, 45)*

Des Weiteren betont Henderson, dass der gesunde Mensch in der Lage sei, seine Umwelt zu kontrollieren, während ein kranker Mensch in dieser Fähigkeit beeinträchtigt sein könne. Daher sollten Pflegende als Partner der Patienten diese Fähigkeiten für sie stellvertretend wahrnehmen und für eine sichere Umgebung sorgen (z. B. Schutz vor mechanischen Verletzungen), indem sie sich z. B. mit der Bauweise der Gebäude oder der Art der technischen Ausrüstung auseinander setzen (Marriner-Tomey 1992, 142). Henderson ist eine frühe Vertreterin der so genannten Bedürfnistheorien. Im Zentrum ihrer Betrachtung steht die Erfüllung der 14 Grundbedürfnisse. Neben dieser pflegerischen Aufgabe zeigt Henderson, dass Pflegende und Patienten verschiedene Beziehungsformen leben, die von einer sehr abhängigen bis zu einer völlig unabhängigen Beziehung reichen, in der Pflegende zum Partner des Patienten werden. Henderson arbeitet nicht mit einem Situationsbegriff, doch es kann angenommen werden, dass sie unter einer Pflegesituation diejenige Situation begreift, in der Pflegende die Bedürfnisse eines Patienten wahrnehmen und zur Bedürfnisbefriedigung beitragen. Es ist ebenso wie bei Nightingale hervorzuheben, dass Henderson den Umgebungsfaktoren einer Pflegesituation einen besonderen Stellenwert einräumt. Auch Faye Glenn Abdellahs theoretische Ausführungen zählen zu den so genannten Bedürfnistheorien. Ihr besonderer Verdienst liegt darin, dass sie sich nicht primär durch eigene Erfahrungen leiten ließ, sondern in umfangreichen qualitativen Studien 21 Pflegeprobleme von Patienten identifizierte, bei deren Bewältigung Pflegende unterstützende Arbeit leisten. Auch Abdellah arbeitet nicht mit einem spezifischen Situationsbegriff und es darf angenommen werden, dass sie wie auch Henderson unter einer Pflegesituation diejenigen Situationen begreift, in denen sich Pflegende den Pflegeproblemen der Patienten zuwenden. In geringerem Maße betont Abdellah die Wirkungsweise der Umwelt auf die Pflege der Patienten. Pflegesituationen werden jedoch auch durch die «Umwelt» beeinflusst. Auch wenn Abdellah ihr Konzept von der Umwelt nur unzureichend theoretisch bearbeitet hat, so schreibt sie doch, dass, falls die Reaktion einer Krankenschwester auf den Patienten feindselig oder negativ sei, die Atmosphäre im Raum feindselig und negativ ist (Marriner-Tomey 1992, 161). Ernestine Wiedenbach (*1900) gehört zu der «älteren» Generation der Pflegetheoretikerinnen und stellt die Pflegepraxis in den Mittelpunkt ihrer Analysen. Sie betont die Komplexität der Pflegepraxis und versucht ähnlich wie auch Orlando die Pflegepraxis in ihre Elemente zu zerlegen. Dabei liegt ihr Schwerpunkt weniger auf der Pflegesituation, sondern auf der Pflegepraxis und deren Elementen, die dann wiederum in der konkreten Situation wirksam werden. Daher sieht Wiedenbach ihr Werk als eine Situationen erzeugende, beschreibende Theorie (Marriner-Tomey 1992, 372). Sie schreibt:

> **«Die Realität der Pflegepraxis besteht aus sämtlichen – körperlichen, physiologischen, psychologischen, emotionalen und geistigen – Fakto-**

ren, die in einer Situation zu einem Zeitpunkt, zu dem Pflegehandeln stattfindet, wirksam sind. Diese Faktoren können in den folgenden fünf Kategorien zusammengefasst werden:
- **der *Handelnde*, das heißt die Pflegekraft oder ihr Stellvertreter, die treibende Kraft**
- **der *Empfänger*, der Patient, dem die Tätigkeit der Pflegekraft, also das Pflegehandeln, gilt**
- **der *Rahmen*, der alle äußeren, situativen Bedingungen und Einrichtungen umfaßt, die Einfluss darauf haben, wieweit es der Pflegekraft gelingt, jene Art von Ergebnissen zu erzielen, die sie mir ihrer Pflegetätigkeit erzielen möchte**
- **das *Ziel*, das durch die Pflege, die im Interesse des Patienten geplant beziehungsweise ausgeübt wird, erreicht werden soll**
- **die *Mittel*, die alle Maßnahmen und Hilfsmittel umfassen, die der Pflegekraft erlauben, das Pflegeziel zu erreichen**

Jeder dieser fünf Punkte verkörpert einen wichtigen Aspekt des Gesamtkomplexes der klinischen Praxis. Jeder ist in allen Pflegesituationen präsent und muss sorgfältig bedacht und in seiner Bedeutung erkannt werden, nicht nur während die Praxis im Detail geplant wird, sondern auch während der Durchführung.»

(Schaeffer et al. 1997, 77)

Jean Orlando (* 1926) ist eine der wenigen Pflegewissenschaftlerinnen, die explizit mit dem Begriff Pflegesituation arbeitet. Aus diesem Grunde soll ihr in dieser Darstellung ein besonderer Raum gegeben werden. Wie auch Abdellah gehört Orlando (aus der Psychiatriepflege stammend) zu den wenigen Pflegetheoretikerinnen, die ihre theoretischen Überlegungen unmittelbar auf eigene Forschungsergebnisse gründen und so eine induktive Theoriebildung vornehmen. In den Jahren 1954–1959 führte sie ein Forschungsprojekt durch, das fördernde und hemmende Faktoren einer gelungenen Pflegekraft-Patienten-Interaktion im Krankenhaus untersuchte. Sie fand heraus, dass effektives pflegerisches Handeln einer lebendigen, offenen Beziehung zwischen Pflegekraft und Patient bedarf (Schaeffer et al. 1997, 267). Diese Beziehung entwickelt sich in der Pflegesituation, in der «situationsbedingte Erfordernisse des Patienten» (die Orlando als Bedürfnisse bezeichnet) durch Pflegende befriedigt, erleichtert oder vermindert werden (Orlando 1996, 17). Eine Pflegesituation besteht für Orlando aus drei wesentlichen Elementen (Orlando 1996, 43):

1. Verhalten des Patienten

2. Reaktion der Pflegenden

3. Pflegerische Handlungen

Anhand von Fallbeispielen zeigt Orlando, dass Pflegesituationen vielfältigen Störungen unterworfen sein können. Die Störanfälligkeit resultiert insbesondere aus einer mangelnden Kommunikationsfähigkeit von Patienten und Pflegenden und aus der Schwierigkeit, die Bedeutungszuweisung von Patienten zu explorieren und zu verstehen. Daher sei es die Aufgabe der Pflegenden, eigene Wahrnehmungen in Bezug auf die Patienten zu überprüfen und dabei auch eigene Gefühle und daraus resultierende Verhaltensweisen zu reflektieren und zu erkennen (Orlando 1996, 47 f). Orlando begreift pflegerisches Handeln im Situationskontext und spricht mahnende Worte, indem sie sagt:

> **«Was eine Pflegende sagt oder tut, ist notwendigerweise eine Folge ihrer Reaktion auf etwas in dieser Situation. Spezifische Wahrnehmungen, Gedanken und Gefühle beschleunigen ihr Handeln. Gedanken und Gefühle als direkte Antwort auf eine Wahrnehmung im Verhalten des Patienten sind schon früher besprochen worden. Obwohl die Pflegende das Verhalten des Patienten wahrnimmt, wird sie manchmal unwillkürlich an die Verordnung des Arztes, Strategien, Routinearbeit, Gesundheitsprinzipien und Ähnliches denken. (...) Wenn daher eine Pflegende auf irgendeine Wahrnehmung, einen Gedanken oder ein Gefühl hin automatisch handelt, ohne es zuvor mit dem Patienten besprochen zu haben, kann die Aktivität sehr wohl wirkungslos sein und ihren Zweck, dem Patienten zu helfen, nicht erreichen.»**
>
> *(Orlando 1996, 67)*

Zusammenfassend stellt Orlando fest, dass pflegerische Handlungen in Pflegesituationen unter den folgenden fünf Voraussetzungen den Patienten helfen und daher effektiv sind, nämlich wenn :

1. die Handlungen geschehen, nachdem die Pflegende die Bedeutung des Verhaltens des Patienten kennt und ebenso die spezifische Aktivität, die nötig ist, um sein Bedürfnis zu decken
2. die Aktivität so ausgeführt wird, dass sie dem Patienten hilft, die Pflegende zu informieren, wie diese ihn beeinflusst
3. die spezifische benötige Aktivität die Bedürfnisse des Patienten deckt und dem Patienten geholfen hat
4. die Pflegende dem Patienten zur Verfügung steht, um auf sein Bedürfnis nach Hilfe zu antworten
5. die Pflegende weiß, wie ihre Aktivität den Patienten beeinflusst. (Orlando 1996, 71)

Mit ihrer so genannten «Selbstfürsorge-Defizit-Theorie» will Dorothea Orem (*1914) eine grundlegende Theorie der Pflege entwickeln, die auf alle Situationen der Pflegepraxis anwendbar ist, und erklärt, wann und warum Pflege benötigt wird und welche Resultate erzielt werden können. Weiter schreibt Orem:

> **«Bei dieser Theorie handelt es sich um eine aus der Pflegepraxis hervorgegangene Theorie, die durch Generalisierung der Situation von Menschen, die der Pflege bedürfen, die sie bereitstellen, sowie über Ergebnisse und Prozesse in der praktischen Pflege entstanden sind.»**
>
> *(Schaeffer et al. 1997, 86)*

Obgleich Orem die Begriffe «Situation» und «Pflegesituation» nicht an ein explizites Situationskonzept anlehnt, wird deutlich, dass der Begriff in zumindest zwei Dimensionen verwendet wird. Zum einen spricht Orem von der Situation der Patienten und Pflegenden und meint hier wohl die Lebens-, Gesundheits- oder Arbeitssituation, zum anderen verwendet sie den Begriff «Pflegesituation» mit dem Adjektiv «praktisch», in der sich Pflegende und Patienten in einem unmittelbaren Kontakt zueinander befinden. Auch Orems Theorie zählt zu den Bedürfnistheorien und setzt sich aus drei ineinander greifenden Theorien zusammen (Theorie der Selbstfürsorge, Theorie des Selbstfürsorge-Defizits, Theorie des Pflegesystems). Diese können im Rahmen dieser Analyse nicht gesondert dargestellt werden. Orem hebt hervor, dass neben den sich aus diesen Theorien ableitenden pflegerischen Handlungen die Beziehung zwischen Pflegenden und Patienten ein wichtiger Aspekt innerhalb einer praktischen Pflegesituation ist. Sie schreibt:

> **«Da Pflegekräfte mit Personen – und ebenso auch deren Vertrauten – in Berührung kommen, denen sie ihre Dienstleistung zur Verfügung stellen, müssen bei der Beschreibung und Erläuterung der Pflege interpersonale Merkmale der praktischen Pflegesituation berücksichtigt werden.»**
>
> *(Schaeffer et al. 1997, 86)*

Des Weiteren betont Orem, dass die Planung der regulatorischen Handlungen darin besteht, das Pflegesystem (vollständig kompensatorisches oder teilweise kompensatorisches oder unterstützend-anleitendes Pflegesystem) um praktische und materielle Gesichtspunkte zu erweitern. Dabei handelt es sich um folgende Dimensionen:

1. **Zeit** (Erstellung eines realistischen Zeitplanes)
2. **Ort**
3. **Bedingungen der Umgebung** (z. B. Lautstärke, Licht, Anwesenheit anderer Personen)

4. **Material**
5. **Umfang und Qualifikation des** zur Umsetzung, Auswertung und Modifikation des Pflegeplans erforderlichen **Personals** (Cavanagh 1995, 53 f)

Erstaunlich ist jedoch in diesem Zusammenhang, dass gerade diese Dimensionen nicht in Orems Ausführungen über die Pflegeplanung angeführt sind (Cavanagh 1995, 62 ff) und sich so alle Planungen ausschließlich auf den zu pflegenden Patienten beziehen. In den Kurzbeschreibungen der ausgewählten theoretischen Ansätze wird deutlich, dass Erfahrungen und Forschungen in der Pflegepraxis die Basis der theoretischen Auseinandersetzung bilden. Obgleich lediglich Orlando mit einem ausgewiesenen Situationsbegriff arbeitet, orientieren sich die Pflegewissenschaftlerinnen an Pflegesituationen, die zum einen gesehen werden als Momente der Begegnung zwischen Pflegenden und Patienten, in denen Pflegende Patienten in ihren alltäglichen Lebensaktivitäten und somit in ihrem Gesundungsprozess unterstützen, und zum anderen als Lebenslage eines Patienten mit ihren spezifischen Bedingungen. Die Begriffsverwendungen bei Nightingale, Henderson, Abdellah, Wiedenbach und Orem lassen sich eher den handlungsorientierten Ansätzen zuordnen, während Orlando in einem besonderen Maße die Erlebniswelt der Pflegenden und Patienten mit einbezieht und sich so deutlicher von den handlungsorientierten Ansätzen abgrenzt. Dass Pflegende und Patienten jedoch eigene Definitionen einer Situation vornehmen, bleibt wohl auch vor dem Hintergrund unberücksichtigt, dass die Pflegewissenschaftlerinnen sich nicht oder nur im geringen Maße mit dem Situationsbegriff auseinander setzen. Es ist hervorzuheben, dass diese Pflegewissenschaftlerinnen deutlich die Gestaltungsmöglichkeiten und -aufgaben von Pflegenden aufzeigen. Einen besonderen Schwerpunkt bilden hierbei die Gestaltungsspielräume bezüglich der «Umwelt», in der sich der Patient befindet und in der Pflegende und Patienten sich begegnen und eine Beziehung aufbauen. Der Komplexität der Pflegepraxis, die sich in Pflegesituationen widerspiegelt, wird Rechnung getragen, und dies wohl nicht zuletzt aus dem Grund, dass hier ein weniger hohes Abstraktionsniveau zur Darstellung der theoretischen Erkenntnisse genutzt wird.

2.2.2 Ergebnisse aus Pflegeforschungsstudien

2.2.2.1 Ausgewählte Studien mit einem situativen Ansatz

1. Der situative Ansatz von Benner: Patricia Benner stützt ihre theoretischen Aussagen und Pflegeforschungsstudien auf Husserl, Heidegger, Gadamer und Dreyfus (Benner & Wrubel 1997, Benner 1994). Sie stellt die Situation in das Zentrum ihrer Betrachtung und folgt dabei einer erlebnisorientierten Verwendung des Situationsbegriffs. Sie definiert Situationen nicht nur durch die individuelle Bedeutungszuschreibung, sondern folgt der Idee, dass Situationen konstituiert werden. Sie stellt fest:

> **«Durch die Sorge sind Menschen in einen Kontext eingebunden. Sie sind in der Welt, anstatt bloß von einer bestimmten Umwelt umgeben zu sein. Aufgrund ihrer verkörperlichten Intelligenz, ihres auf Welterkennung beruhenden Bedeutungshintergrundes und ihrer grundlegend sorgenden Haltung sind Menschen in der Lage, eine Situation im Hinblick auf ihre Bedeutung für das Selbst unmittelbar zu verstehen. Durch dieses unmittelbare Verständnis für die Bedeutung und weil Menschen in der Welt und daher unauflöslich mit ihr verwoben sind, werden sie durch ihre Welt konstituiert.»**
>
> *(Benner & Wrubel 1997, 73)*

Wiederholt weist Benner auf die Verbindung und Einbettung von Person und Situation hin und vertritt die Ansicht, dass die Person situative Freiheit und situative Möglichkeiten besitzt. Daher müssten sich pflegerische Interventionen auf diese situative Freiheit beziehen und damit also die persönlichen Bedeutungen, Gewohnheiten und Anliegen mit einbeziehen (Benner & Wrubel 1997, 78). Abgesehen von der phänomenologischen Perspektive bei der Begriffsverwendung ordnet Benner den Begriff «Situation» dem in den Pflegetheorien genutzten Begriff «Umwelt» (als einem der vier Metaparadigmen der Pflege) unter, da eine Situation eine von Menschen bevölkerte Umwelt impliziert (Benner & Wrubel 1997, 107). In diesem Zusammenhang wird der Situationsbegriff näher erläutert. Zunächst weisen Benner & Wrubel auf zeitliche Dimensionen hin, die in einer Situation wirksam sein können:

> **«(...) sich in einer Situation befinden, heißt, Vergangenheit, Gegenwart und Zukunft zu besitzen und von allen diesen Aspekten der Zeitlichkeit in der aktuellen Situation beeinflusst zu sein.»**
>
> *(Benner & Wrubel 1997, 107)*

Weiter sagen sie, dass der Begriff «Situation» einen Ort mit all seinen Bedingungen und Umgebungsfaktoren impliziert. Über diesen Ort könne eine Situation definiert werden. Dies erläutern Benner & Wrubel an einem kurzen Beispiel und erklären, dass sich beispielsweise Patienten, die nach einer schweren Operation auf der Intensivstation liegen, «de-situiert» fühlen, da ihnen die Umgebungsfaktoren nicht bekannt sind. Erst wenn die Patienten wieder über hinreichende Informationen verfügen, wären sie in der Lage, diese zu definieren (Benner & Wrubel 1997, 208).

An diesem Aspekt wird deutlich, dass Benner und Wrubel die Definition einer Situation an ein bestimmtes, sie nennen es «volles» Bewusstsein koppeln und somit die Definitionsmacht den Patienten nur eingeschränkt zubilligen.

> **«Die Patienten fühlen sich «situationslos», weil die Situation so fremd und unklar definiert ist. Dieses Gefühl hält an, bis sie ihr volles Bewusstsein und die gewohnte Kontrolle ihres geschulten Körpers wiedererlangt haben. Das De-situiert-Sein wird vom Verlust zentraler Bedeutungen begleitet.»**
>
> *(Benner & Wrubel 1997, 108)*

Der Gedanke liegt nahe, dass hier Benner und Wrubel dem phänomenologischen Ansatz nur in einer spezifischen Art und Weise folgen und «Fremdheit» in einer Situation mit dem Unvermögen einer Situationsdefinition gleichsetzen. Meines Erachtens muss die Frage aufgeworfen werden, ob Benner hier bewusst den Pflegenden eine Definitionsmacht zuweist und zugleich Patienten Bedeutungzuweisungen in solchen und ähnlichen Situationen abspricht. Gerade jedoch in derartigen fremden Situationen könnte es zwingend erforderlich sein, die Bedeutungszuweisungen der Patienten zu explorieren, um sie beim Durchleben der Situationen hilfreich zu unterstützen. Weiter betonen Benner und Wrubel, dass Menschen unterschiedlich in eine Situation involviert sein können und dass je nach dem Grad des Involviertseins verschiedene Bewältigungsmöglichkeiten vorhanden sind. Vereinfacht können diese Gedanken in folgender These zusammengefasst werden: Je involvierter ein Mensch in einer Situation ist, desto mehr Bewältigungsoptionen hat er, und je distanzierter er ist, desto weniger. Dies scheint dem vorher Gesagten in gewisser Weise nicht zu entsprechen, denn der Mensch ist stets mit einer Situation verbunden und in sie eingebettet. Später wird an den Ausführungen von Benner und Wrubel deutlich, dass sie den Begriff «Bewältigungsoptionen» eng an den Begriff «Interpretationskapazität» koppeln, indem sie betonen, dass «die persönliche Interpretation der Situation durch das Wesen der Situation und durch die Art begrenzt ist, wie das Individuum in der Situation ist» (Benner & Wrubel 1997, 112), also involviert ist. Der Gedanke von Bahrdt, dass nämlich Menschen oftmals einen erweiterten Interpretationsspielraum haben, wenn sie nicht mehr in die Situation eingebunden sind, steht diesen Ideen gegenüber. Vielleicht lässt sich Benners Argumentationsweise besser einordnen, wenn man den folgenden Gedanken von Benner und Wrubel hinzuzieht. Sie sagen nämlich, dass «(...) Gesundsein und Kranksein stets in das Leben der Person eingebunden ist. Extreme Erkrankungen werden vorübergehend selbst zur Situation, so dass die anderen Aspekte des Lebens in den Hintergrund treten und verblassen» (Benner &Wrubel 1997, 108). Da die Autorinnen Bewältigungsstrategien näher betrachten, versuchen sie herauszuarbeiten, dass Menschen, die bewusst in ihre (Lebens-)Situation involviert sind und diese nicht aus der Distanz betrachten, über mehr und effektivere Bewältigungsstrategien verfügen. Dies mag sicherlich eine sehr berechtigte Annahme sein, doch bleibt anzumerken, dass die Begriffsbildung und -verwendung teilweise undeutlich vorgenommen wird. Ein wesentliches Problem ergibt sich meines Erachtens aus der Tatsache, dass Benner und Wrubel sich nicht in hinreichendem Maße mit dem zeitlichen Horizont einer Situation und mit der Definitionsmacht auseinander gesetzt haben unter der Fragestellung: Handelt es sich um eine etablierte und damit vordefinierte Situation oder um eine fremde und neue Situation, die eine Situationsdefinition seitens des Individuums voraussetzt, damit dieses in der Situation handeln kann? Festzuhalten bleibt, dass Benner & Wrubel die phänomenologische Perspektive einer Situation herausgearbeitet haben und dadurch einen neuen, an den individuellen Bedeutungszuschreibungen orientierten theoretischen Ansatz für die Pflegepraxis nutzbar machen. Diese Neuartigkeit der Perspektive hat bereits viele Pflegende weltweit beeindruckt und mit ihrem Buch «From Novice to Expert» legt Benner eine qualitative Pflegeforschungsstudie vor, die nicht nur eine Veränderung der Curricula für die Pflegeausbildung anregt. Da meine Studie der Studie von Benner (Benner 1994) sowohl im methodologischen wie auch methodischen Ansatz ähnelt, sollen hier abschließend einige Perspektiven und Erkenntnisse aufgezeigt werden. Anzumerken ist, dass Benner in ihrer Darstellung der Studie auf vertiefte methodologische Ausführungen verzichtet, und es darf angenommen werden, dass die bereits ausgeführten Grundgedanken aus dem Werk «Pflege, Stress und Bewältigung» (Benner & Wrubel 1997) hier in ähnlicher Weise Relevanz haben.

Benner bat Pflegende, klinische Situationen und Ereignisse zu benennen und zu beschreiben, in denen

- sie glaubten, dass sie durch ihr Handeln etwas getan haben, dass es einem Patienten besser ging als vorher
- alles außergewöhnlich gut klappte
- ein Problem auftrat
- ihrer Meinung nach das Grundlegende, die Quintessenz dessen zum Ausdruck kommt, worum es bei der Pflege geht
- besondere Schwierigkeiten auftauchten
(Benner 1994, 281).

Benner wollte herausfinden, ob zwischen den Beschreibungen derselben Pflegesituation charakteristische Unterschiede zu erkennen sind, je nachdem ob die Beschreibung von unerfahrenen oder erfahrenen Pflegenden stammen, und worauf solche Unterschiede, wenn sie existieren, zurückzuführen sind (Benner 1994,

36). Auf die speziellen methodischen Instrumente zur Datenerhebung soll hier nicht näher eingegangen werden. Durch die Auswertung der Interviews (das Analyseverfahren wird nicht explizit beschrieben) und unter Zuhilfenahme des Dreyfus-Modells beschreibt Benner die Möglichkeiten des Handelns auf jeder Entwicklungsstufe, um so aufzuzeigen, welche Kompetenzen Pflegende, die sich in einer bestimmten Phase ihres Lernens befinden, benötigen, um eine effektive Pflege zu leisten. Benner überträgt das Dreyfus-Modell auf die Pflege und kristallisiert in ihrer Darstellung der Ergebnisse folgende pflegerische Aufgaben der Pflegepraxis heraus:

- Helfen
- Beraten und Betreuen
- Diagnostik und Patientenüberwachung
- Wirkungsvolles Handeln bei Notfällen
- Durchführen und Überwachen von Behandlungen
- Überwachung und Sicherstellung der Qualität der medizinischen Versorgung
- Organisation und Zusammenarbeit
  (Benner 1994, 64)

Anhand von Situationsschilderungen verdeutlicht sie, welche Bedeutungen Pflegende, die sich in verschiedenen Stufen des Lernens befinden, den Situationen beimessen. Diese vielfältigen Ergebnisse können an dieser Stelle nicht eingehend betrachtet werden. Hier sollen abschließend nur einige kritische Gedanken vorgestellt werden, um Ziele und Anliegen dieser Studie klar von Benners Studie abzugrenzen. Obgleich Benner eine phänomenologische Perspektive aufbaut und dabei einem situativen Ansatz folgt, fokussiert sie die Personen und das Handeln der Pflegenden in Situationen. Sie rekonstruiert und analysiert die Situationen nicht, um sie in ihrer Komplexität zu erfassen, sondern sie analysiert, inwieweit Pflegende in Pflegesituationen involviert sind und aus diesem «In-der-Situation-Sein» effektives pflegerisches Handeln entwickeln. Im Zentrum steht also die Person der Pflegenden und ihr Handeln. Benner vertritt in Ablehnung an Dreyfus die Annahme, dass Pflegende, die als erfahrener gelten, mehr in Situationen involviert sind und daher die Situation als Ganzes wahrnehmen und deshalb in ihr effektiver handeln können. Das Phänomen ist demnach nicht die Pflegesituation, sondern eher das Wahrnehmen, die Bedeutungszuschreibung und das sich ableitende Handeln von Pflegenden. Es sei hier unbestritten, dass weniger erfahrene Pflegende Situationen anders wahrnehmen als erfahrene Pflegende, und gleichzeitig sei hinzugefügt, dass *anders* wahrnehmen *anderes* wahrnehmen heißt. Das

Anders-Wahrnehmen wird hier ausschließlich vom Lernstadium der Pflegenden abhängig gemacht, andere Gegebenheiten wie beispielsweise Alter, Geschlecht, Familienstand, Wohnverhältnisse oder andere soziale Lebensumstände werden nicht in die Überlegungen mit einbezogen. Bedeutungszuweisungen sind jedoch ein komplexes und individuelles Geschehen. Abgesehen von diesem Aspekt bleibt grundsätzlich zu bemerken, dass die Zuschreibungen der erfahrenen Pflegenden bezüglich dessen, was in einer Situation als wichtig zu erachten ist, sich ebenso wenig mit den Bedeutungszuschreibungen der Patienten decken müssen, wie die Bedeutungszuschreibungen der so genannten «Anfänger». Hier wird meines Erachtens eine spezifische Perspektive aufgebaut, die viele wertvolle Aspekte beinhaltet und zugleich wichtige pflegerische Aufgaben deutlich hervorhebt, jedoch die Situationsschilderung lediglich als «Indikator» nutzt. Nicht die Situation wird zum Phänomen gemacht, sondern das Handeln von Pflegenden, die Situationen erleben und ihr Handeln in Bezug auf ihre individuellen Bedeutungszuweisungen reflektieren.

2. Das situative Handeln von Pflegenden aus dem Erleben von Patienten: Bachmann-Mettler stellte im Rahmen ihrer qualitativen Studie die These auf, dass Personen, die auf Pflege angewiesen sind, professionelle Erfahrungen von Pflegenden als besonders ausschlaggebend für positive Auswirkungen erleben (Bachmann-Mettler 1997, 75) Sie lehnte sich an den Ansatz von Benner an und befragte 20 hospitalisierte Patienten in der Schweiz über ihre Erlebnisse mit erfahrenen Pflegenden (mittels des narrativen Interviews). Die Aussagen der Patienten konnte sie den Kategorien «Fachkompetenz», «Sozialkompetenz» und «Methodenkompetenz» zuordnen. In **Tabelle 1** wird kurz dargestellt, wie die Patienten die Kompetenzen inhaltlich beschrieben.

In dieser Studie stand demnach das «situative Verhalten» Pflegender im Zentrum der Untersuchung und Bachmann-Mettler stellt heraus, dass erfahrene Pflegende im Erleben der Patienten aus einer Situation «das Beste herausholen

Tabelle 1: Erfahrungen aus der Sicht der Patienten (Bachmann-Mettler 1997, 76).

Fachkompetenz	Sozialkompetenz	Methodenkompetenz
• Sicher und kompetent arbeiten • Situationen und Zusammenhänge klären • Beraten und erklären	• Gespräche führen • Sich sorgen und einfühlen • Sich einsetzen und Zeit nehmen • Bestätigen und loben	• Zusammenarbeiten • Organisieren der Arbeit

wollen, Schmerzen durch eine sorgfältige Pflege vermeiden und genau wissen, was in einer Situation zu tun ist (Bachmann-Mettler 1997, 76). Die enge Anlehnung an Benner erklärt die Fokussierung auf das Handeln von Pflegenden. Wie bereits oben dargestellt, führt der Ansatz auch in dieser Studie dazu, dass die beschriebenen Situationen lediglich im Hinblick auf das Handeln von Pflegenden untersucht und so keineswegs Situationsrekonstruktionen vorgenommen wurden. Dennoch kann positiv herausgestellt werden, dass hier die verschiedenen Kompetenzen inhaltlich beschrieben wurden und so gezeigt werden konnte, welche Kompetenzen von Pflegenden für die Patienten bedeutsam waren. Dies wird insbesondere dadurch deutlich, dass die Forscherin die Bedeutungszuweisungen der Patienten explorierte, die sie treffend mit folgenden Worten beschrieb:

> **«Es bedeutet für sie *(gemeint sind die befragten Patienten, A. E.)* Entlastung, Geborgenheit, Hoffnung und Mut, Sicherheit und Vertrauen. In einer Zeit der Ungewissheit bedeutet das Verhalten der Pflegenden Entlastung. Die Angst und der Druck weichen, die Belastung, wieder ins Spital gehen zu müssen, wird genommen.»**
>
> *(Bachmann-Mettler 1997, 78)*

Diese Ergebnisse zeigen, dass das Verhalten und Handeln von Pflegenden, wie es in dieser Studie beschrieben wurde, in erheblichem Maße zum Gelingen einer Pflegesituation beitragen können. Sie zeigen aber auch – und das wird meines Erachtens von der Forscherin nicht wahrgenommen –, dass mehrere Elemente in einer Pflegesituation zusammenkommen und erst dieses gleichzeitige Zusammentreffen das Gelingen der Pflegesituation bedingt. Beispielsweise wies eine befragte Patientin darauf hin, dass sie von einer Pflegenden auf ihre Operation vorbereitet worden sei und die Pflegende dies mit «großer Sicherheit» getan habe, ihr so die Angst genommen und ihr ein Gefühl von Sicherheit und Ruhe gegeben habe (Bachmann-Mettler 1997, 79). In dieser Pflegesituation traten demnach mindestens folgende Mitgegebenheiten auf:

- Die Patientin musste sich einer Operation unterziehen.
- Die Patientin hatte vor dieser Operation Angst.
- Die Pflegende bereitete sie mit großem Wissen und Können auf die Operation vor.

Die von der Forscherin zusammengefassten Ergebnisse der Studie und die in der Darstellung wiedergegebenen Zitate von Patienten zeigen deutlich, dass es wichtig ist, Pflegesituationen aus dem Erleben zu rekonstruieren und dabei den Fokus auf die gesamte Situation zu legen und nicht etwa, wie hier und auch bei Benner geschehen, nur auf das Verhalten und Handeln von Pflegenden. Durch diese Art

Untersuchungen kann zwar beforscht werden, welches Verhalten und Handeln von Patienten als positiv und hilfreich erlebt wird, doch weiß man nicht, ob andere Elemente der Pflegesituation nicht ebenso oder gar wichtiger sind für das Gelingen oder Misslingen einer Pflegesituation.

3. «Pflegende Momente» (Caring Moments) und das «Grüne-Daumen-Phänomen»: Im Rahmen einer explorativen und beschreibenden Untersuchung verfolgten schwedische Pflegeforscher das Ziel, Charakteristika von Pflegenden, die nach Ansicht ihrer Vorgesetzten als *exzellent* galten, und Pflegesituationen, in denen diese Pflegenden eine qualitativ hochwertige Pflege leisteten, zu identifizieren und zu beschreiben (Jensen et al. 1995). 16 diplomierte Pflegende beschrieben im Rahmen von semistrukturierten Interviews die Merkmale von «Grüne-Daumen-Pflegenden» und Situationen (die Autoren bezeichnen diese als «Pflegender Moment»), in denen diese Pflegenden ihre Kompetenzen nutzen konnten. Die Forschenden identifizierten zum einen drei charakteristische Hauptkonzepte, die die Fähigkeiten der so genannten «Grüne-Daumen-Pflegenden» bündeln, und fanden zum anderen heraus, dass die «Pflegenden Momente» sich durch Gemeinsamkeiten auszeichnen. Folgende drei charakteristische Hauptkonzepte wurden identifiziert:

Kompetenz («Die Pflegenden sind fähig.»)

Diese Pflegenden verfügen über folgende Kompetenzen:

- Fachwissen in Pflege und Medizin
- Fähigkeit, sich selbst als Instrument in der Interaktion einzusetzen (Emphatie, Intuition, Kreativität, Humor und Imagination)
- Selbst- und Menschenkenntnisse
- Eigenreflektorische Kompetenzen
- Mitgefühl («Die Pflegenden wollen.»)
- Diese Pflegenden sind «tief besorgte» Menschen, die auf der Basis ethischer Werte und Haltungen pflegerisch agieren und Menschen lieben.
- Mut («Die Pflegenden riskieren.»)

Diese Pflegenden zeichnen sich durch Folgendes aus:

- Sie halten mit Menschen in Krisensituationen eine «Mensch-zu-Mensch-Beziehung» aufrecht und treten als «Fürsprecher» auf.
- Sie überschreiten, wenn nötig, die konventionellen Grenzen.

- Sie intervenieren im Pflegeteam, wenn dies erforderlich scheint, um die Fürsprache für den Patienten zu sichern.
(Jensen et al. 1995, 166 ff)

Neben diesen Charakteristika fanden die Forschenden heraus, dass die «Pflegenden Momente» gewisse Gemeinsamkeiten aufweisen:

- Die Pflegenden berichteten, dass sie genau wussten, ob ein «Pflegender Moment» möglich ist oder auch gerade stattfindet.
- Die Pflegenden waren, wenn ein solcher Moment auftrat, sofort fähig, ihre Kompetenzen, ihr Mitgefühl und ihren Mut einzusetzen.
- «Pflegende Momente» zeichneten sich durch gegenseitige Aufmerksamkeit, Harmonie, Vertrauen und die Erfahrung, dass die «Zeit stillsteht», aus.
(Jensen et al. 1995, 169 f)

Die Forscher halten in ihren Resultaten fest, dass der «Pflegende Moment» ein Schlüsselphänomen in den Pflegesituationen ist, die von den «Grünen-Daumen-Pflegenden» beschrieben werden (Jensen et al. 1995, 170). Hier macht sich deutlich, dass sich die Forschenden in ihrer Konzeptualisierung nur unzureichend mit der Definition einer Pflegesituation und einem «Pflegenden Moment» auseinander gesetzt haben, und daher bleiben die zeitlichen Horizonte unklar. Die Betrachtung einer Pflegesituation scheint vor dem Hintergrund einer handlungsorientierten Begriffsverwendung zu erfolgen, denn hier wird das Handeln der Pflegenden fokussiert, auch wenn der Erlebnishintergrund der Pflegenden zum Anlass der Situationsbeschreibung genommen wird. Das «Thema» bildet das kompetente, mitfühlende und/oder mutige Handeln der Pflegenden; andere Aspekte der in den Fallbeispielen beschriebenen Pflegesituationen werden nicht analysiert und erhalten daher keinen Stellenwert. Beinahe erscheint es hier, als ob die Forschenden bewusst die Person der Pflegenden ins Zentrum rücken und das Gelingen einer Pflegesituation primär davon abhängig machen, ob Pflegende über die beschriebenen Kompetenzen und Persönlichkeitseigenschaften verfügen. Die teilweise wertvollen Ergebnisse können nicht darüber hinwegtäuschen, dass hier die vermeintliche Situationsperspektive zugunsten einer Handlungs- und Personenfokussierung aufgegeben wurde.

4. Begleitung der Patienten in Krisensituationen: Die Forscherin Otto ging in ihrer qualitativen Studie der Frage nach, wie Pflegende aus dem eigenen Erleben heraus die Aufgabe der Begleitung von Patienten in Krisensituationen in einem Akutspital wahrnehmen (Otto 1997). Sie fand heraus, dass zur Begleitung in Krisensituationen vielfältige Aufgaben von den Pflegenden wahrgenommen werden müssen. Diese verschiedenen Aufgaben, die hier nicht im Einzelnen wiedergegeben werden können, zeigen, dass primär die Pflegenden durch ihr engagiertes und einfühlsames Handeln zur einer gelungenen Bewältigung einer Krisensituation beitragen können. Interessant ist neben diesen Ergebnissen, dass die Forscherin verschiedene Faktoren expliziert, die aus der Sicht der Pflegenden ihr Handeln beeinflussen und damit mitverantwortlich sind, ob die Interventionen der Pflegenden Erfolg haben. Folgende Faktoren wurden in diesem Zusammenhang benannt:

- Das eigene Befinden
- Der Stellenwert, der dieser Aufgabe gegeben wird
- Die Berufserfahrung
- Das Fachwissen, die eigenen Kompetenzen
- Die zur Verfügung stehende Zeit
- Das Pflegeverständnis im Team
- Das Pflegesystem
- Die Zusammenarbeit mit den Ärzten und Angehörigen
- Die Räumlichkeiten
  (Otto 1997, 154)

Bemerkenswert ist diese Studie aus meiner Sicht besonders deswegen, weil die Forscherin, ohne dass sie sich in ihrem gewählten theoretischen Rahmen auf einen Situationsansatz festgelegt hat, über die Aussagen der Pflegenden zum eigenen Handeln auf Situationsfaktoren stieß, die für die Pflegenden einen hohen Stellenwert hatten und beinahe wie Rahmenbedingungen ihr Handeln beeinflussten. Die Forscherin hatte sich ein Thema gewählt, das sich auf spezifische Situationen bezog. Es ist also nicht erstaunlich, dass gerade in dieser Studie die Pflegenden selbst die Erkenntnis hatten, dass nicht ihr Handeln alleine für das Gelingen oder Misslingen der Situation verantwortlich war. An den Faktoren ist jedoch auffällig, dass außer dem Faktor «eigenes Befinden» kein weiterer Faktor benannt wird, der sozusagen in der Situation liegt. Alle anderen Faktoren können sicherlich auch in anderen Situationen einen mehr oder weniger großen Einfluss haben und bilden so möglicherweise tatsächlich eher «Rahmenbedingungen», die in der Situation wirksam werden. Andere bedeutsame Faktoren, die sich auf das Erleben in der Situation beziehen, werden hier nicht benannt (z. B. Angst). Auffällig ist auch, dass keine bedeutsamen Elemente, die möglicherweise von den Patienten in die Situation hineingetragen werden, benannt wurden. Man könnte die Ergebnisse dahingehend interpretieren, dass im Erleben der Pflegenden die Situation «Krisenbegleitung» durch ihr Handeln gestaltet wird und eine Beeinflussung nur durch Faktoren, die auch in anderen Situationen ebenso wirksam werden, stattfindet. Der individuelle «Charakter» dieser Situation wird also durch das Handeln der Pflegenden bestimmt. Insbesondere diese Studie zeigt mir, dass es auch bei vordefinierten Pflegesituationen wichtig ist, dass eine Situationsanalyse und nicht eine Handlungsanalyse durchgeführt wird. Dass die Pflegenden, beinahe intuitiv, darauf hingewiesen haben, dass es Faktoren gab, die sie beeinflussten, sollte als ernsthafter Hinweis verstanden werden, der zeigt, dass auch die Pflegenden um die Komplexität der spezifischen Pflegesituation wissen.

5. Pflegearbeit als situatives Handeln: In der explorativen Studie «Pflegearbeit als situatives Handeln», die im Rahmen des Forschungs- und Entwicklungsprojektes «Situative und flexible Arbeitsorganisation in der stationären integrativen Altenpflege» durchgeführt wurde, fanden die Forschenden heraus, dass «erfolgreiche berufserfahrene Altenpflegerinnen und Altenpfleger» in ihrer täglichen Arbeit nicht dem zweckrationalen Handlungsmuster folgen, sondern durch ein «subjektivierendes oder situatives Handeln effizient und erfolgreich arbeiten (Böhle et al. 1997, 18). Die Forscher konzentrierten sich auf die «Grundpflege» von Heimbewohnern und gingen der Frage nach, wie effizientes und effektives Handeln in der Pflege aussieht. Dabei konzentrierten sie sich auf die folgenden vier Aspekte:

1. Vorgehensweise der Pflegenden
2. Art und Stellenwert der sinnlichen Wahrnehmung
3. Umgang mit Wissen, Denken und Gefühlen bei der Arbeit
4. Beziehung der Pflegenden zu den pflegebedürftigen Bewohnern

In der Ergebnisdarstellung zeigen die Autoren, dass die befragten Pflegenden einem «interaktiv-dialogischen» Handlungsmuster folgen, das sich dadurch auszeichnet, dass nicht nach konkreten, vorweg entworfenen Arbeitsplänen gearbeitet wird, sondern die aktuelle Situation, in der sich der zu pflegende Mensch befindet, das pflegerische Handeln maßgeblich beeinflusst. Es wird dabei hervorgehoben, dass diese Arbeitsweise nicht bedeute, dass die Pflegenden nur reaktiv handeln oder pflegerischen Notwendigkeiten gegenüber gleichgültig seien. Vielmehr werde jeweils geprüft und erspürt, welche Pflegehandlung und welche Vorgehensweise für den jeweiligen Bewohner in der aktuellen Pflegesituation richtig ist (Böhle et al. 1997, 19). Dieses situative Handeln werde durch den aktiven Gebrauch von sinnlichen Wahrnehmungen und die dadurch ausgelösten Empfindungen der Pflegenden unterstützt. Des Weiteren könnten die erfahrenen Pflegenden auf ein umfangreiches Fachwissen und Erfahrungswissen zurückgreifen, was die Einschätzung einer aktuellen Situation positiv beeinflussen könne. Die Autoren betonen ferner, dass der ihnen geschilderte Umgang mit den Pflegebedürftigen ebenso wie die Wahrnehmung ihrer Befindlichkeit und das persönliche Erfahrungswissen auf einer emphatischen Beziehung zu den pflegebedürftigen alten Menschen beruhe. Die Autoren stellen in ihrem Artikel heraus, dass das «subjektivierende oder situative» Handeln weniger zeitintensiv, emotional belastend und anstrengend für die Pflegenden ist und ziehen daraus die Schlussfolgerung, dass dieses Handeln effektiver und effizienter ist als das zweckrationale Handeln (Böhle et al. 1997, 21). So begrüßenswert die wissenschaftliche Auseinandersetzung mit dem situativen Handeln von Pflegenden auch ist (und dies besonders vor dem Hintergrund der Fragestellung meiner Arbeit), so zeigt der Artikel doch deutliche Schwächen in der Herangehensweise an das Phänomen. Die begriffliche Klärung des zugrunde gelegten Situationsbegriffs fehlt. Dies könnte eine Ursache dafür sein, dass der Begriff in unterschiedlichen Dimensionen verwendet wird. So wird beispielsweise von der «aktuellen Situation» oder auch «konkreten Situation» geschrieben, und gemeint ist hier wohl die Situation, in der Pflegende das Zimmer der alten Menschen betreten, um pflegerisch zu handeln. Im weiteren Text wird der Begriff jedoch auch zur Kennzeichnung des jeweiligen Gesamtzustandes des alten Menschen genutzt. Weiter wird der Begriff «Grundsituation» verwendet, um damit generell den Pflegealltag, der durch vielfältige Friktionen gekennzeichnet sei, zu fassen. Doch abgesehen von diesen «Schwächen», die auch mit der Kürze des Artikels zusammenhängen können, geben die Autoren einen deutlichen Eindruck von der Komplexität einer Pflegesituation. Sie stellen heraus, dass in einer konkreten Pflegesituation viele Aspekte genutzt werden, die das pflegerische Handeln beeinflussen (die «Situation» – im oben beschriebenen Sinne – des zu pflegenden alten Menschen, die sinnlichen Wahrnehmungen der Pflegenden, das Fach- und Erfahrungswissen der Pflegenden, die Beziehung zwischen den pflegebedürftigen Menschen und den Pflegenden und der Arbeitsanfall der Station). Die Befindlichkeit des zu pflegenden Menschen hat hier einen spezifischen Stellenwert. Sie wird nämlich nur dann bestimmend für die Situation, wenn sie von den Pflegenden wahrgenommen wird. Dies mag zum einen mit der Vorgehensweise der Autoren zusammenhängen, denn sie befragten ausschließlich Pflegende. Es mag aber auch sein, dass hier die These vertreten wird, dass das Mitwirken der Bewohner in der konkreten Situation nur dann für den weiteren Verlauf der Situation bestimmend ist, wenn die Pflegenden die jeweiligen Wünsche und Befindlichkeiten erspürt haben. Dass aber auch die nicht «erspürten» Befindlichkeiten eines Bewohners einen Einfluss auf die Situation haben, und möglicherweise einen sehr entscheidenden, darf angenommen werden. Abschließend ist anzumerken, dass auch die jeweilige Befindlichkeit der Pflegenden nur unzureichend in das Konzept eingebunden wurde. Die Studie wirft interessante Fragen auf und dies besonders vor dem Hintergrund der Diskussion über neue Pflegearbeitssysteme. Welche Bedeutungs- und Sinnzuschreibungen von den Pflegenden vorgenommen werden, bleibt ungeklärt. Es lässt sich lediglich festhalten, dass erfahrene Pflegende sich zufriedener und emotional unbelasteter fühlen, wenn sie in einer «aktuellen Pflegesituation» nicht nach einem vorgegebenen Plan arbeiten müssen, sondern ihr Handeln auf die jeweilige Situation abstimmen können.

2.2.2.2 Bedeutungszuweisungen von Patienten und Pflegenden

Im Folgenden sollen einige Ergebnisse aus Pflegeforschungsstudien vorgestellt werden, die einen ersten Aufschluss darüber geben, welche thematischen und unthematischen Aspekte in Pflegesituationen möglicherweise einen besonderen Stellenwert einnehmen. Da es sich bei meinen Fragestellungen um ein Querschnittsthema handelt, berühren viele pflegewissenschaftliche Erkenntnisse das Thema der Studie, und es ist nicht sinnvoll, hier jede Fragestellung und jedes Thema oder Phänomen auf seine Relevanz hin zu überprüfen. Daher wird die Vorgehensweise favorisiert, hier lediglich einige wichtige Aspekte zusammenzutragen. Diese Vorgehensweise bietet sich nicht zuletzt auch aus dem Grunde an, dass die Ergebnisse zunächst rein induktiv aus dem Datenmaterial erforscht werden sollen, um einen möglichst unvoreingenommenen und der phänomenologischen Perspektive angemessenen Zugang zu den Daten beizubehalten. Daher werden hier abschließend im theoretischen Rahmen lediglich Erkenntnisse zusammengetragen, die deutliche Hinweise auf Bedeutungszuweisungen geben.

Während in Deutschland erst in den letzten Jahren das Thema «Patientenzufriedenheit» zunehmend Beachtung findet, können die angelsächsischen Länder auf eine lange Tradition von Forschung zurückblicken, die sich sowohl quantitativ als auch qualitativ mit den Wünschen, Erwartungen und Klagen von hospitalisierten Patienten eingehend beschäftigt haben. Aufgrund der Vielzahl der Erhebungen sollen hier die wesentlichen Aussagen komprimiert dargestellt werden. Dabei liegt die Konzentration auf denjenigen Studien, die konkret «Variablen» der Patientenzufriedenheit oder Patientenunzufriedenheit benennen.

Fosbinder stellt fest, dass zwar in der Literatur der Beziehung zwischen Pflegenden und Patienten ein hoher Stellenwert zugemessen wird, jedoch die Wahrnehmung der Patienten in Bezug auf diese Beziehung nur unzureichend dargestellt wird (Fosbinder 1994, 1085). Daher setzt sich Fosbinder in ihrer qualitativen Studie das Ziel, die Perspektive der Patienten unter der Fragestellung «Was ist für die Patienten wichtig/bedeutungsvoll in Interaktion mit den Pflegenden?» zu erforschen. In die Studie wurden 40 hospitalisierte Patienten und 12 Pflegende einbezogen und 245 Beobachtungen und 61 offene und semistrukturierte Interviews durchgeführt. Fosbinder fand heraus, dass die Patienten sich in ihren

Beschreibungen auf den Interaktionsstil der Pflegenden konzentrierten und nicht etwa auf das Handeln im Sinne von «Was haben die Pflegenden für pflegerische Arbeit getan?». Die fokussierten personellen Kompetenzen der Pflegenden konnten in vier Gruppen aufgeteilt werden. Diese werden anhand von **Tabelle 2** konkretisiert und verdichtet dargestellt:

Nur einige Ergebnisse können hier im Detail vorgestellt werden.

1. **«Translating»:** Die Patienten sahen das «Übersetzen» als einen Prozess an, in dessen Verlauf ihnen das Krankenhaus und seine Räumlichkeiten sowie die spezifischen Bedingungen ihrer Pflege erklärt, Informationen über den Tagesablauf der nächsten Tage und Erklärungen über die anderen Arbeitsbereiche des Krankenhauses (z. B. die Arbeitsweise der Physiotherapie) sowie ihre medizinische Therapie gegeben wurden. Und nicht nur das Geben der Informationen, sondern auch das Abwarten und Sich-Rückversichern, dass die Patienten die Informationen und Erklärungen verstanden haben, hatten einen hohen positiven Stellenwert im Erleben der Patienten. Zugleich sahen die Patienten in dem Erklären, Instruieren und Anlernen eine wertvolle Unterstützung (z. B. bei orthopädischen Patienten wurde erklärt, wie sich die Patienten ins Bett legen können, um weitere Schmerzen zu vermeiden) (Fosbinder 1994, 1087 f).

2. **«Getting to know you»:** Der Aufbau einer Patienten-Pflegenden-Beziehung wurde nach dem Erleben der Patienten besonders dadurch erreicht, dass die Pflegenden sich freundlich und humorvoll zeigten. Viele Patienten berichteten von den freundlichen Eigenschaften der Pflegenden, die sich im Lächeln und darin zeigten, dass die Pflegenden den Patienten in die Augen schauten. Patienten sagten auch, dass der gegenseitige Austausch von persönlichen Informationen diesen Prozess positiv beeinflusst habe, da sie sich so als Person akzeptiert fühlten (Fosbinder 1994, 1088).

Tabelle 2: Die personellen Kompetenzen von Pflegenden (Fosbinder 1994, 1087)

Interpersonelle Kompetenzen			
Translating	**Getting to know you**	**Establishing trust**	**Going the extra mile**
• Informing	• Personal sharing	• Being in charge	• Being a friend
• Explaining	• Humor/kidding	• Anticipating needs	• Doing the extra
• Instruction	• Being friendly	• Being prompt	
• Teaching	• «Clicking»	• Following through	
		• Enjoying the job	

3. «Establishing trust»: Neben den oben angeführten fünf Kategorien sei hier besonders erwähnt, dass die Patienten es als sehr positiv erlebten, wenn sie den Eindruck hatten, dass die Pflegenden genau wissen, was im Moment vor sich geht. Insbesondere wenn Pflegende zum Patienten kommen, obwohl sie keine aktuellen Bedürfnisse geäußert haben, konnte dies das Vertrauen der Patienten steigern, ebenso wie ein eingehaltenes Versprechen, zu einer gewissen Zeit ins Patientenzimmer zurückzukehren (Fosbinder 1994, 1089).

4. «Going the extra mile»: Von den 40 Patienten hoben 15 Patienten die Bedeutung der «extra mile» hervor. Dabei wurden Begriffe wie «ein Freund sein, mütterlich sein oder sich sorgen und kümmern» verwandt. Die «zusätzliche» Leistung machte auf die Patienten einen starken Eindruck, so dass es bisweilen vorkommen konnte, dass die Patienten den Pflegenden ihre Visitenkarte gaben und sie zu sich nach Hause einluden (Fosbinder 1994, 1089). Fosbinder weist im Anschluss an ihre Ergebnisdarstellung darauf hin, dass es eine Vielzahl an (englischsprachiger) Literatur zu den identifizierten Hauptkategorien gibt. Der besondere Verdienst dieser umfangreichen Studie liegt darin, dass hier mit der Frage «Was ist bedeutsam für die Patienten?» gearbeitet und nicht auf Kategorien zurückgegriffen wurde, die durch Pflegende in umfangreichen Aufsätzen als bedeutungsvoll gekennzeichnet worden sind. Fosbinder weist zu Recht darauf hin, dass diese Forschungsarbeit ausgedehnt werden muss (z. B. auf andere Patientengruppen), um weitere Aspekte zu explorieren. In der qualitativen Studie von Brown (Brown 1986) finden wir die Ergebnisse von Fosbinder weitestgehend bestätigt. Hier wurden 50 Patienten gebeten, unter dem Aspekt der Zufriedenheit von ihren Erfahrungen mit der Pflege und den Pflegenden zu berichten. Folgende acht Aspekte («secrets») der Patientenzufriedenheit, die hier unkommentiert wiedergegeben werden, wurden von Braun hervorgehoben:

- Recognition of individual qualities and needs
- Reassuring presence
- Provision of information
- Demonstration of professional knowledge and skill
- Assistance with pain
- Amount of time spent
- Promotion of autonomy
- Surveillance
(Brown 1986, 58)

Die amerikanische Pflegeforscherin Riemen stellt fest, dass Patienten in Kliniken einen Mangel an Pflege erleben (Riemen 1988, 30 ff). In ihrer phänomenologischen Studie interviewte sie zehn hospitalisierte Patienten und fragte sie, ob sie *«caring interactions»* und *«noncaring interactions»* mit Pflegenden beschreiben könnten. Interessanterweise berichteten die Patienten stets zuerst von den *«noncaring interactions»*, und dies obgleich die Erlebnisse zum Teil schon Jahre zurücklagen (Riemen 1986, 33). Riemen wertet die Interviews mit der Analysemethode von Colaizzi aus. Ein Schritt dieser Analysemethode ist das Komprimieren der Patientenaussagen zu einem *«clinical setting picture»*, das hier an einem Beispiel vorgestellt wird. Aus den Aussagen eines 55-jährigen Mannes entsteht folgendes Bild:

> **«A Patient in a cold, rough environment hearing unconcerned voices and feeling as though he was being physically struck. He felt helpless, uncomfortable, and of no value.»**
>
> *(Riemen 1986, 31)*

Folgende fünf «Hauptthemen» arbeitet Riemen aus dem Erleben der Patienten heraus (Riemen 1986, 32 f):

1. «Being in a hurry and efficient»
Patienten hatten den Eindruck, dass Pflegende stets in Eile sind, keine Zeit für Gespräche haben, wie ein «Uhrwerk» arbeiten und dabei effizient, aber ohne menschliche Züge sind.

2. «Doing a Job»
Patienten glaubten, dass Pflegende ihre Arbeit erledigen und dann nach Hause gehen, und dass die Pflegenden nichts wirklich sorgt und sie handeln, als ob sie eine eintönige und langweilige Arbeit und einen Job wie jeden anderen verrichten.

3. «Being rough and belittling patients»
Patienten berichteten unter anderem, dass sie das Gefühl hatten, als ob Pflegende beispielsweise nach ihrer Hand geschlagen hätten, dass Pflegende auf sie wütend waren, dass sie wie ein Kind behandelt wurden, dass Pflegende sie rau anfassten und dass Pflegende sich nicht darum kümmerten, was ein Patient sagt.

4. «Not responding»
Patienten berichteten, dass Pflegende auf ihre Bitten nicht reagierten, dass sie nicht zurückkämen, um zu helfen, dass sie zu sehr ins Gespräch mit einer Kollegin vertieft seien, um mit dem Patienten zu reden, dass Pflegende den Bedürfnissen der Patienten keine Aufmerksamkeit widmeten, nur selten ins Patientenzimmer kamen und auch nicht nach einem Klingelruf kamen.

5. «Treating patients as objects»
Patienten berichteten, dass die Pflegenden sich mehr das Umfeld im Krankenzimmer anschauen als den Patienten selbst, dass Pflegende nicht nahe an die Patienten herankamen, um nach ihnen zu schauen, dass Pflegende nicht erzählen, was sie tun werden, dass Pflegende sie wie eine Puppe gewaschen haben, dass Pflegende die Patienten nicht als Personen behandeln und vieles mehr. Die Patienten fühlten sich als Objekte, als ein «Nobody», als Puppen oder als nicht menschlich. Riemen hebt hervor, dass in keiner der zehn Beschreibungen das «technische» Vorgehen der Pflegenden als «noncaring» erlebt wurde (Riemen 1986, 33). In diesem Zusammenhang ist auch der Artikel von Spitzer (1988) interessant, in dem in Anlehnung an verschiedene Studien Beschwerden und Klagen von Patienten aufgezeigt werden und das Bild, das Riemen zeichnet, vervollständigen:

- Nurses were uninvolved and dehumanizing.
- Nurses distanced themselves and avoided interaction.
- Staff did not involve the patients in decision making.
- Nurses focused on the equipment and procedure rather than on the patients.
- Nurses showed lack of empathy or openness to patients' feelings.
- Nurses and physicians, in the patients' presence, discussed their cases in the third person with another professional.
(Spitzer 1988, 32 f).

Es ist hervorzuheben, dass es nur wenige qualitative Pflegeforschungsstudien gibt, die sich mit dem Erleben der Pflegenden auseinander setzen und dabei deren Bedeutungszuweisungen in Bezug auf durchlebte Pflegesituationen und das eigene pflegerische Handeln explorieren. Zu diesen zählt die Untersuchung von Sowinski (1989 a, b), die die seelischen Belastungsfaktoren in der stationären Altenpflege aus der Sicht der Pflegenden beforscht und insbesondere den Stellenwert von Ekelgefühlen von Pflegenden hervorhebt. Sie fand heraus, dass:

> **«(…) im Erleben des Pflegepersonals die positiven stressüberwindenden Faktoren und die belastenden Faktoren oft sehr eng, vielleicht sogar ungewöhnlich eng beieinander liegen. Dinge, die in einer bestimmten Pflegesituation als «befriedigend» und «interessant» erlebt werden, können am nächsten Tag «stressig» und «furchtbar» sein.»**
>
> *(Sowinski 1989 a, 220)*

Dieses Phänomen lässt sich nach Sowinski am deutlichsten an der Nähe-Distanz-Problematik aufzeigen. Einerseits äußerten die Pflegenden, dass sie den Wunsch nach großer Nähe zu den Bewohnern spüren und andererseits die Nähe als bedrohlich erleben und daher nach Formen der Distanzierung suchen (Sowinski 1989 b, 182). Die Nähe zu den zu pflegenden Menschen und insbesondere der direkte körperliche Umgang stelle eine starke Belastung für die Pflegenden dar, die vor allem mit dem Gefühl des «Sich-Ekelns» in Verbindung gebracht wird (Sowinski 1989 a, 222). Sowinski weist in diesem Zusammenhang auch auf mögliche Todes- und Vernichtungsängste von Pflegenden hin, die während der täglichen Arbeit auftreten können. Diese nur schwer zu thematisierende Dimension wird indirekt durch die Sprache der Pflegenden transportiert, indem Wörter und Umschreibungen genutzt werden, die

- einen Erstickungstod durch Wasser beschreiben (z. B. «überflutet werden» oder «nicht in einen Sog hereingeraten»)
- den Tod durch den Mund beschreiben (z. B. «aufgefressen werden» oder «ausgesaugt werden»)
- andere Todesarten beschreiben (z. B. «erdrückt werden» oder «runterziehen»)
- einen Stillstand beschreiben (z. B. «nichts tun können» oder «sich in der Arbeit verlieren»)
- Überflutung beschreiben (z. B. «zu viel Arbeit») oder
- Verfall beschreiben (z. B. «Der Verfall ist unser tägliches Brot.»). (Sowinski 1989 b, 185 f)

Diese Aufzählung zeigt, dass tief gehende Emotionen bei der alltäglichen Arbeit entstehen. Sowinski betont aber auch, dass in vielen Tiefeninterviews deutlich wurde, dass sich die seelische Befindlichkeit der Pflegenden unmittelbar auf ihre pflegerische Arbeit und somit auch auf den Bewohner auswirkt (Sowinski 1989 a, 220 f). Leider werden in dieser Studie die unterschiedlichen Aspekte einer Pflegesituation nicht näher thematisiert. Obgleich Sowinski einen deutlichen Hinweis darauf gibt, dass es möglicherweise Faktoren gibt, die in unterschiedlicher Ausprägung das Gelingen oder Misslingen einer Pflegesituation beeinflussen, wird diese Idee nicht weiter verfolgt. Das Gelingen oder Misslingen einer Pflegesituation hängt so scheinbar eher von der individuellen Kompensationsfähigkeit bzw. vom Stressbewältigungsvermögen der Pflegenden ab.

Abschließend sollen hier die vielfältigen Faktoren und Bewertungsdimensionen, die die Pflegenden als belastend in ihrer täglichen Arbeit erlebten und die daher möglicherweise im Zusammenhang von als misslungen erlebten Pflegesituationen thematisiert werden können, vorgestellt werden. Pflegende berichteten, dass sie das Gefühl haben, unter Druck zu arbeiten, zu wenig Distanz wahren zu können, sich in einer Ghetto- und Chaossituation zu befinden, auf körperliche

Bedürfnisse fixiert zu sein und eine Arbeit zu verrichten, die keine Anerkennung findet und einer Sisyphusarbeit gleicht (Sowinski 1989b, 181). In einer anderen Studie setzt sich Kathan mit «psychischen und sozialen Verschmutzungserfahrungen» von Pflegenden auseinander und zeigt im Rahmen einer qualitativen Analyse, dass die Arbeit der Pflegenden (hier Pflegende einer «Aids-Station») oft mit intensiven Gefühlen wie Mitleid und Hass, Schuld und Angst, Ohnmacht, Wut, Zorn aber auch Neid hinsichtlich jener Zuwendung, die dem Patienten zuteil wird, verknüpft ist (Kathan 1997, 10). Die «Verschmutzungserfahrungen» beziehen sich jedoch weniger auf Erfahrungen mit beispielsweise dem Umgang mit Exkrementen und der damit verbundenen Ansteckungsgefahr, sondern vielmehr auf psychische und soziale Aspekte im Umgang mit den Patienten. Mittels einer Metaphernanalyse deckt Kathan auf, dass die tatsächliche Verschmutzungsbedrohung in der Interaktion mit den Patienten verankert und nur schwer thematisierbar ist, was dazu führt, dass Pflegende die Beziehung zum Patienten nicht reflektieren und verschiedenste Formen der Distanzierung vom Patienten suchen. Folgende Problembereiche werden hervorgehoben:

Die Ausweglosigkeit beim Verlauf der Krankheit von Aidspatienten
Kathan stellt heraus, dass diese Gefühle weniger durch die Tatsache entstehen, dass trotz des Fortschrittes in der Medizin bislang noch keine curative Therapieform entwickelt worden ist, sondern vielmehr Ausdruck der unmittelbaren Anwesenheit und Beziehung zum konkreten Patienten sind. Die Ohnmachtsgefühle entstehen besonders dann, wenn sich Pflegende über einen langen Zeitraum hinweg in der Nähe eines «todkranken» oder gar sterbenden Patienten aufhalten. Des Weiteren zeigt er auf, dass bei sprechenden und bewusstseinsklaren Patienten die Interaktion bedrohlicher empfunden wird als bei Patienten, die beispielsweise nicht mehr ansprechbar und sozusagen in ihrer eigenen inneren Realität zurückgezogen sind. Der «Rückzug» der Patienten komme den Rückzugswünschen der Pflegenden entgegen (Kathan 1997, 11 f).

Die Grenzziehung zwischen dem Patienten und den Pflegenden
Kathan zeigt an dem Beispiel des als «simulierend» von den Pflegenden bewerteten Patienten, dass der Verdacht auf Simulation erlebte Kränkung der Pflegenden widerspiegelt, da die Pflegenden in diesem Verhalten eine Missachtung ihres Engagements erkennen. Diese erlebte Kränkung wird erst dadurch möglich, dass die Pflegenden sich persönlich engagieren. So sei der Rückzug auf die Berufsrolle «Pflegende» und damit das In-den-Hintergrund-Rücken der eigenen Person ein Mittel zur Vorbeugung gegen Kränkungen. Die Balance zwischen persönlichem Engagement und Distanzierung stelle sich besonders vor dem Hintergrund, dass die Pflegenden die Anerkennung in ihrem Beruf stark vom Patienten abhängig machen, als schwierig dar. Weiter sagt Kathan in diesem Zusammenhang, dass der Aufbau einer nötigen Distanz zum Patienten um so eher gelinge, wenn die Begeg-

nung mit dem Patienten in Alltagshandlung und Routinen eingebettet werden kann und so den pflegerischen Maßnahmen eine gewisse Struktur geben (Kathan 1997, 12 f).

Zuhören als «Verschmutzungserfahrung»

Kathan berichtet davon, dass Pflegende Gespräche mit Patienten dann als belastend empfinden, wenn sie dem Gespräch nicht ausweichen können, wenn sie zuhören müssen. Dies sei insbesondere während des Nachtdienstes ein deutliches Problem, da in dieser Zeit weniger pflegerische Handlungen planmäßig anfallen. In der ungleichen Interaktion, in der der Patient erzählt und die Pflegenden zuhören, fühlten sich die Pflegenden überfordert und suchten nach einer Möglichkeit des Kontaktabbruchs. Kathan betont, dass sich auch in der Struktur des Gespräches zwischen Pflegenden und Patienten oftmals ein generelles Problem widerspiegele. Während sich beispielsweise Gespräche zwischen Ärzten und Patienten auf einen weitestgehend eng definierten Gegenstand, nämlich auf die Erkrankung und die Möglichkeiten der Behandlung, beziehen, zeichnen sich die Gespräche zwischen Pflegenden und Patienten oftmals durch eine gewisse «Konturlosigkeit» aus. Ihnen mangele es an Richtung und Ziel, an der Festlegung der Gesprächsdauer, und sie beziehen sich in erster Linie auf subjektive Erfahrungen der Patienten. Pflegende könnten deshalb auch «nur» das Zuhören anbieten (Kathan 1997, 13 f). Kathan stellt fest, dass Pflegende eigene Überforderungen während der Routine des Alltags nicht bewusst wahrnehmen und sie sich oft erst später, nach der Arbeit, bemerkbar machen. Oftmals entstünden dann diffuse Ängste, die sich beispielsweise darin bemerkbar machen, dass Pflegende sich trotz des Wissens und der Überzeugung, dass nur eine sehr geringe Ansteckungsgefahr besteht, einem Aidstest unterziehen und so eine «technische Lösung für ein soziales Problem» nutzen (Kathan 1997, 15). In der Studie wird deutlich, dass Pflegende in den Interviews häufig mit dem Mittel der Relativierungen und Umschreibungen arbeiten. Diese Relativierungen würden den Relativierungen im konkreten Alltagshandeln entsprechen. So würde beispielsweise der Tod an Schrecken verlieren, wenn man ihn als etwas vom Patienten Gewolltes oder aber etwas für den Patienten Erlösendes begreift und so das bedrohliche Ereignis in gewisser Weise umdeutet. Diese Relativierungen spiegeln nach Kathan die Anstrengung der Pflegenden wider, das Bedrohliche zu beherrschen und mit dem Alltag zu verknüpfen (Kathan 1997, 16). Zusammenfassend kann festgehalten werden, dass Kathan in einer bemerkenswerten Weise innere Befindlichkeiten und Motivlagen von Pflegenden herausarbeitet. Die Hinweise auf nicht gelungene Verarbeitung hoher Anforderungen im pflegerischen Alltag deuten zugleich auf potenziell als misslungen erlebte Pflegesituationen hin und zeigen, dass Problemverschiebungen möglich sind. Dies zeigt sich wohl am deutlichsten bei der Erfahrung von Sterben und Tod und den Relativierungsversuchen der Pflegenden, um durch die Umdeutung eine gewisse Distanz zum Geschehen zu bekommen. Gelingt diese Distanzierung, so verliert der Tod an Schrecken und lediglich die Zeit vor dem Tod, die letzte Zeit des Sterbens, kann bedrohlich werden. Ist der Patient jedoch zu diesem Zeitpunkt nicht mehr zu einer verbalen Interaktion fähig, so könnte das Ereignis an Bedrohung verlieren, denn es ist eine, wie oben bereits beschrieben, vorweggenommene, für die Pflegenden nötige Distanzierung erfolgt. Kathan zeigt somit deutlich, dass das innere Befinden der Pflegenden und deren Möglichkeiten, sich vom erlebten Prozess mit den Patienten zu distanzieren, entscheidend dafür sein können, ob Pflegende eine Pflegesituation als gelungen oder misslungen erleben. Insbesondere gibt er auch deutliche Hinweise darauf, dass Pflegesituationen einen anderen zeitlichen Horizont im Erleben der Pflegenden einnehmen können, und dies vor allem vor dem Hintergrund, dass diffuse Ängste erst wahrgenommen werden, wenn die Routine des Pflegealltags unterbrochen wird.

In seiner qualitativen Studie über das professionelle Handeln von Pflegenden hat Weidner (1995) umfangreiche Ergebnisse über Bedeutungs- und Sinnzuschreibungen von Pflegenden erarbeitet. Aufgrund der Vielfalt der Ergebnisse einerseits und dem gewählten Schwerpunkt in der Analyse andererseits (Weidner ging es unter anderem darum herauszufinden, welche handlungsleitenden Kognitionen, Erfahrungen und Einstellungen von Pflegenden sich im Hinblick auf die Wahrnehmung und Beurteilung von professions- und gesundheitsbezogenen Themenstellungen beschreiben lassen) können hier nur einige wenige Aspekte aufgegriffen werden. Weidner zeigt unter anderem auf, wie belastend Pflegende den Umgang mit schwer erkrankten und sterbenden Menschen erleben (Weidner 1995, 193, 271). Diese Situationen seien besonders dann sehr belastend, wenn Pflegende den jeweiligen Patienten gut kannten oder aber diesbezüglich bereits Vorerfahrungen im persönlichen Umfeld gemacht hätten. Diese starken Belastungen würden oftmals zu «Vermeidungshaltungen» führen und die Pflegenden versuchten, der Begegnung mit dem sterbenden Menschen auszuweichen (Weidner 1995, 271). In ähnlicher Weise zeigte sich auch die Nähe-Distanz-Problematik in anderen Pflegesituationen. Eine Pflegende sagte, dass für sie die Berührung von Patienten «selbstverständlich» sei. Jedoch könne sie sich einem Patienten in dieser Art eher nähern, wenn sie ihn trösten wolle oder sich mit ihm freue. Wenn ein Patient aber beispielsweise sehr «verschleimt» sei oder aber «brechen» müsse, dann würde ihr die Nähe zu diesem Menschen sehr schwer fallen (Weidner 1995, 194). Wie auch in der Studie von Sowinski zeigt sich an diesen Beispielen, dass Pflegende insbesondere beim Erleben von Gefühlen des Sich-Ekelns Schwierigkeiten haben, sich dem Patienten zu nähern. Interessant sind in diesem Zusammenhang auch die folgenden Ergebnisse, die Weidner in seinen exemplarischen Darstellungen der Interviews von zwei Pflegenden vorstellt. Er stellte heraus, dass Pflegende von Entscheidungen berichteten, die entweder grundsätzlicher Natur waren und damit situationsunabhängig oder die einem «situativen Zwang» unterlagen. Hier werden im Folgenden die «situativen» Entscheidungen aufgelistet, von denen die beiden befragten Pflegenden berichteten. Dass die Pflegenden gerade von diesen Entscheidungen berichteten, kann für meine Arbeit ein Hinweis darauf sein, dass die damit verbundenen Pflegesituationen für die Pflegenden von hoher Bedeutung waren und zugleich Hinweise auf mögliche Themen und Elemente geben. Die Pflegenden erzählten unter anderem von folgenden «situativen» Entscheidungen,

- den unruhigen, verwirrten Patienten in der Nachtwache mit einem Bettgurt zu fixieren und das Bett mit einem Bettgitter zu versehen
- zu einem sterbenden Patienten zu gehen, wenn die Angehörigen nicht da sind
- den Pflegevorgang zugunsten anderer Berufsgruppen zu unterbrechen
- Patienten spontan bei Freude oder Trauer in den Arm zu nehmen
- einige Angehörige in die Pflegearbeit einzubeziehen
- die Aufnahme einer pflegerisch aufwendigen Patientin abzulehnen, das auch den Ärzten gegenüber zu vertreten und letztendlich durchzusetzen
- zu einer als «anstrengend» bekannten Patientin zu gehen und ihren Ansprüchen gerecht zu werden
- der wiederaufgenommenen, sterbenskranken Patientin eine ungestörte Intimpflege zu gewähren
- mit der sterbenskranken Patientin noch nicht über das Sterben zu sprechen. (Weidner 1995, 203, 223)

Folgende Themen und Elemente könnten unter anderem in den zugrunde liegenden Pflegesituationen für die Pflegenden bedeutsam sein:

- Der Umgang mit schwer erkrankten und sterbenden Patienten
- Der Umgang mit dem eigenen Engagement für die Patienten
- Der Umgang mit den Angehörigen
- Der Umgang mit Friktionen

Ähnlich wie auch bei Kathan und Sowinski werden hier vor allem die Schwierigkeiten im Umgang mit schwer erkrankten und sterbenden Menschen und mit dem Ausmaß von Nähe und Distanz zum Patienten von Pflegenden thematisiert. Dies kann als deutlicher Hinweis in Bezug auf die Bedeutsamkeit der Erkrankungs- und Pflegeintensität interpretiert werden.

Abschließend werden in diesem Zusammenhang Ergebnisse von zwei explorativen Pflegeforschungsstudien vorgestellt, die Bedeutungszuschreibungen von Patienten und Pflegenden weiter erhellen sollen. An der Erarbeitung der Studien war ich selbst beteiligt, so dass mir umfangreiche Interviewtranskripte von den geführten fokussierten Interviews vorlagen. Im Sommer 1996 habe ich alle Interviews nochmals ausgewertet und die verschiedenen Bewertungsdimensionen von Pflegenden und Patienten unter der Fragestellung «Was nahm für die Pflegenden und Patienten eine bedeutsame Stellung innerhalb ihrer Schilderungen ein?» untersucht. Die Ergebnisse dieser Analysen können hier zwar nicht im Detail dargestellt werden, jedoch geben sie einen Einblick in das Erleben von Patienten und Pflegenden, die in deutschen Krankenhäusern hospitalisiert wurden bzw. gearbeitet haben, und dienen der Ergänzung der oben gegebenen Literaturübersicht.

In der ersten Studie wandten wir uns der sensitiven Frage nach Aggressionen und Gewalt in alltäglichen pflegerischen Situationen, wie diese von Pflegenden selbst identifiziert und erlebt werden, zu. Die qualitative Studie, die als Erhebungsinstrument das fokussierte Interview nutzte, konnte über einen Zeitraum von circa 12 Monaten Ergebnisse hervorbringen, die verdeutlichen, dass Pflegende eigenes aggressives Handeln gegenüber Patienten in unterschiedlicher Form und Intensität erleben (Borker et al. 1995). In einer zweiten qualitativen Studie, die sich über 10 Monate erstreckte, konnte ich zusammen mit einem Kommilitonen der Frage nachgehen, wie Patienten pflegerische Leistungen innerhalb von Pflegesituationen erleben, die sie selbst als verletzend oder gar schädigend begriffen (Elsbernd & Glane 1996). Beide Studien konzentrierten sich auf Pflegesituationen, in denen aus der Sicht der Pflegenden oder der Patienten ein Geschehen stattgefunden hat, das negativ bewertet und als nicht pflegerisch wirkungsvoll eingeordnet wurde.

Wie auch in den zuvor beschriebenen Studien konnten hier Bewertungsdimensionen erarbeitet werden, die aufzeigen, welche Elemente aus der Sicht der Patienten und Pflegenden maßgeblich zum Misslingen der jeweiligen Situationen beigetragen haben. Patienten und Pflegende konzentrierten sich in ihren Bewertungen primär auf das Verhalten und Handeln des jeweils Anderen und bezogen nur eingeschränkt andere, möglicherweise bedeutsame Elemente der jeweiligen Pflegesituation mit ein. Dies ist besonders vor dem Hintergrund verständlich, dass im Rahmen der Interviews die Probanden nach Meinungen, Einschätzungen und Deutungen befragt wurden und sie diese nur teilweise anhand von Situationsbeschreibungen verdeutlichten. Wie auch in den anderen Studien wurde auf die Rekonstruktion von Pflegesituationen verzichtet, und so ist verständlich, dass sich die Ergebnisse mit den anderen bereits vorgestellten Studien in gewisser Weise decken. An dieser Stelle können nur einige Bewertungsdimensionen tabellarisch dargestellt werden (**Tab. 3** auf S. 68, **Tab. 4** auf S. 72).

Tabelle 3: Bewertungsdimensionen von Patienten (Elsbernd & Glane, 1996)

Ergebnisse aus den Patientenbefragungen (Elsbernd & Glane, 1996)	
Bewertungsdimensionen	**Erläuterungen**
«Nicht-berufen-Sein» zum pflegerischen Tun	Pflegende waren aus dem Erleben der Patienten mitunter: • den menschlichen Anforderungen nicht gewachsen • nicht motiviert zu pflegen, insbesondere psychische Bedürfnisse zu erfüllen • nicht einfühlsam, kalt, aggressiv und unpersönlich in ihren Umgangsformen
Erscheinen der Pflegenden	Patienten beurteilten Pflegende mitunter aufgrund ihres Erscheinens und Auftretens negativ. Das Erscheinen und Auftreten wurde in bezug auf die Mimik, Gestik und Wortwahl als verletzend erlebt. Unter anderem würden Pflegende dominant, sehr selbstbewusst, aggressiv und mit einer gewissen Kühle auftreten.
Die Tagesform der Pflegenden	Patienten sagten, dass Pflegende sich mitunter nicht gleichbleibend gegenüber den Patienten verhalten würden. Die Patienten interpretierten dies als Schwankungen der Stimmung je nach persönlicher Tagesform der Pflegenden.
«Sich fremden Vorstellungen anpassen müssen» – Regeln der Station	Die Patienten erlebten es als verletzend, wenn sie eigene Lebensgewohnheiten aufgeben mussten zugunsten eines stationären Regelwerkes, das für sie nicht begründet war (z. B. Essenszeiten, Pausenregelungen der Pflegenden).
«Reduzierung der Patienten auf ihre Krankheit»	Patienten fühlten sich oftmals nicht als «ganzer» Mensch akzeptiert, sondern auf die Rolle als Kranker, alter Mensch usw. reduziert.
«Extrawünsche»	Pflegende wären oftmals nicht bereit gewesen, Wünsche zu erfüllen, die außerhalb ihres regulären Leistungsumfanges standen (z. B. zusätzliches Essen oder Trinken, Erledigen eines Telefonats, Besorgen einer Blumenvase usw.).
«Routinehaftes Arbeiten unter mangelnder Einbeziehung des Patienten»	Pflegende erledigten ihre Arbeit bisweilen in einer routinisierten Form, die das Einbeziehen von Wünschen und Bedürfnissen der Patienten ausschließe.

Ergebnisse aus den Patientenbefragungen (Elsbernd & Glane, 1996)	
Bewertungsdimensionen	**Erläuterungen**
«Hohe Arbeitsbelastung der Pflegenden»	Pflegende seien mit dem Umfang ihrer täglich zu erbringenden Leistung überfordert und daher «gehetzt, eilig und immer im Laufschritt», und daher müssten die Patienten sich in ihren Wünschen und Bedürfnissen reduzieren.

Im Rahmen der Analyse relevanter Studien zeigte sich deutlich, dass bislang die Situationsperspektive kaum verwendet wurde. Zwar arbeiteten einige Forscher mit einer erlebnisorientierten Perspektive und seltener auch mit einem spezifischen Situationsbegriff, doch bei näherer Betrachtung zeigte sich, dass diese Perspektiven nicht zur Rekonstruktion von Pflegesituationen genutzt wurden. Die Forscher versuchten Bedeutungs- und Sinnzuweisungen von Patienten und Pflegenden zu explorieren, doch richtete sich das Interesse vor allem auf Handlungen und Verhaltensweisen von Pflegenden. Die Pflegesituation mit ihren vielfältigen, potenziell bedeutsamen Elementen trat in den Hintergrund. Diese Konzentration auf einige wenige Elemente einer Pflegesituation kann darauf hindeuten, dass die erlebnisorientierte zumeist in eine handlungsorientierte Perspektive umgewandelt wurde, die nicht dazu geeignet war, die Bedeutung der verschiedenen Elemente von Pflegesituationen zu explorieren. Lediglich in den Studien von Sowinski und Kathan zeichnete sich ein anderes Bild ab. Beide Forscher stellten die Erlebniswelten der Pflegenden in den Vordergrund und leiteten die Bedeutungszuweisungen kontextualisiert aus dem Erleben und Befinden der Pflegenden ab. Dabei konzentrierten sie sich weniger auf Bewertungen zu vorgegebenen Aspekten, sondern ließen den Pflegenden breiten Raum, bedeutsame Elemente aus ihrem Erleben heraus zu beschreiben. Diese Ergebnisse können aber meines Erachtens nicht darüber hinwegtäuschen, dass ein Erkenntnismangel bezüglich Bedeutungszuweisungen von Pflegenden besteht. Die Auseinandersetzung mit potenziell verschiedenen zeitlichen Horizonten von Pflegesituationen fehlte in allen Studien, was zusätzlich verdeutlicht, dass die Gesamtbetrachtung von Pflegesituationen zugunsten der Betrachtung eines spezifischen Elements, nämlich zumeist das Handeln und Verhalten von Pflegenden, in den Hintergrund trat. Die qualitativen Studien, die sich mit dem Erleben von Patienten auseinander setzten, zeigen auf, welche Handlungs- und Verhaltensweisen bei Patienten auf Zustimmung oder Ablehnung stoßen. In diesen Studien stehen Meinungen und Bewertung von Patienten im Vordergrund, nicht aber ihr Erleben und Befinden. Zwar lassen sich aus den Bewertungen Bedeutungszuweisungen ableiten, doch zielen sie eher auf Pflegende und ihr Handeln ab und nicht auf die eigene

Person und die komplexen Umstände, die für das Entstehen der Bewertungen mitverantwortlich sind. So ist zum Teil auch erklärbar, warum in den letzten Jahren eine deutliche Hervorhebung der persönlichen Eigenschaften von Pflegenden vorgenommen wurde in neueren Pflegetheorien (z. B. Watson, Parse) und anderen pflegewissenschaftlichen Ausführungen (z. B. Ahrens & Bauer). Dies zeigt sich meines Erachtens auch sehr deutlich in der aktuellen Diskussion über den von Benner und Wrubel eingeführten Begriff «*caring*». In Anlehnung an Benner und Wrubel definiert Schmid Büchi den Begriff folgendermaßen:

> **«Caring bedeutet: sich um jemanden kümmern, besorgt sein, achtgeben, sich Mühe geben, auf sich aufpassen, jemanden ärztlich/pflegerisch versorgen, jemanden in Pflege nehmen/geben (z. B. ein Kind), an jemandem Anteil nehmen, für jemanden sorgen, Interesse am Mitmenschen haben, etwas gerne tun wollen. (...) Caring heißt, dass andere Menschen von uns Zeit, Interesse und Mittel in Anspruch nehmen können. Weiter ermöglicht Caring ein Vertrauensverhältnis zwischen Patienten und Pflegenden, in welchem Hilfe und Unterstützung gegeben, aber auch angenommen werden können. Den Pflegenden ermöglicht Caring festzuhalten, was ihre Pflegeinterventionen bewirken.»**
>
> *(Schmid Büchi 1997, 25)*

Mittels Interviews und Beobachtungen von Pflegenden ermittelte Schmid Büchi 12 Dimensionen des «*caring*», die hier nicht näher beschrieben werden können. In ihren Schlussfolgerungen stellt Schmid Büchi dann Folgendes fest:

> **«Für Caring braucht es reife Menschen, welche ihre inneren Kräfte entwickelt haben, eigenständige, selbstbewusste Menschen, welche sich ihrer Identität bewusst sind. Caring braucht Menschen, welche an sich selbst und an ihre Fähigkeiten glauben, welche den Mut haben, ein Risiko einzugehen, und fähig und bereit sind, Schmerz und Enttäuschung hinzunehmen, also belastungsfähig sind.»**
>
> *(Schmid Büchi 1997, 33)*

Die oftmals unkritische Diskussion und Verwendung des Begriffs «*caring*» zeigt meines Erachtens sehr deutlich, dass das Gelingen oder Misslingen von Pflegesituationen in direkte Abhängigkeit vom «Reifegrad» der Pflegenden gebracht wird und damit die Komplexität einer Pflegesituation auf den Grad der Persönlichkeitsentwicklung von Pflegenden reduziert wird. Dies birgt nicht nur die Gefahr, dass Elemente, die Patienten und Pflegende in Situationen als bedeutsam bewerten, nicht erkannt werden, sondern auch, dass sie generell als nicht bedeutsam eingestuft werden. Diese Orientierung und Konzentration auf Persönlichkeitseigenschaften von Pflegenden dient meines Erachtens nicht zur Klärung wichtiger pflegewissenschaftlicher Fragen, sondern zur Verklärung der Disziplin, die so ihr eigenes, originäres Anliegen verliert: Im Zentrum allen Bemühens stehen nicht mehr Menschen, die der Pflege bedürfen, sondern Pflegende und deren Persönlichkeitsentwicklung. Neben dieser spezifischen Kritik möchte ich mich auch den Ausführungen von Cash anschließen, die folgende generelle Kritik treffend ausdrückt:

> **«Dieses Konzept des Sich-Sorgens, will man damit den Kern der Pflege beschreiben, beinhaltet das folgende Problem: Wenn man versucht, das Konzept des Sich-Sorgens von seinen vielen Gebrauchsformen und Bezugspersonen in ein einziges Konzept zu abstrahieren, ist das Ergebnis so allgemein, dass es die Pflege nicht mehr partikularisiert, sondern auf eine große Breite unterschiedlicher Berufsgruppen anwendbar ist.»**
>
> *(Cash 1997, 44)*

Abschließend möchte ich hier noch einmal hervorheben, dass das Explorieren der Erlebniswelten von Patienten und Pflegenden einen wesentlichen Schlüssel zur Beantwortung der Frage nach der Gestaltung von Pflegesituationen darstellt. Dabei sollten Befindlichkeiten und Bedeutungszuweisungen in Pflegesituationen mehr Beachtung finden als Bewertungen und Meinungsäußerungen, die wohl eher als Interpretationshilfen genutzt werden können. Gestaltungsspielräume sind meines Erachtens erst dann erkennbar und nutzbar, wenn Themen von Pflegesituationen im Zusammenhang mit dem Unthematischen bekannt sind.

Tabelle 4: Bewertungsdimensionen von Pflegenden (Borker & Elsbernd 1995)

Ergebnisse aus der Befragung von Pflegenden (Borker & Elsbernd 1995)	
Bewertungsdimensionen	**Erläuterungen**
«Nicht konformes Verhalten der Patienten»	Pflegende erlebten zum Teil aggressive Gefühle, wenn Patienten sich in ihrer Lebensweise nicht an gesellschaftliche Normen und Werte orientierten. So wurde beispielsweise von verwahrlosten, sozial nicht integrierten Patienten berichtet, aber auch von Patienten, die sich nicht an die Regeln der Station oder der Ärzte hielten.
«Erscheinen der Patienten» – Schwierige Patienten	Pflegende erlebten mitunter Gefühle von Antipathie, wenn Patienten z. B. zuviel redeten, psychisch labil waren, ungepflegt aussahen, alles besser wussten, privat versichert waren usw.
«Schwere der Erkrankung der Patienten»	Pflegende entwickelten mitunter aggressive Gefühle, wenn Patienten ihre Krankheit als schwerer einschätzten als sie selbst.
«Tagesform der Pflegenden»	Pflegende berichteten, dass sie an manchen Tagen nicht in der Lage wären, die pflegerische Leistung und insbesondere die psychische Betreuung von Patienten zu übernehmen. Mit dem Begriff «Tagesform» fassten die Pflegenden ihre physische und psychische Verfassung zusammen und betonten, dass es nicht immer möglich sei, dem Patienten eine gleichbleibende Pflege zukommen zu lassen.
«Überforderung der Pflegenden»	Pflegende berichteten, dass sie sich durch die Arbeitsmenge des öfteren überfordert fühlen und so aggressive Gefühle entstehen. Einige Pflegende schützten sich vor Gefühlen wie Ohnmacht und Trauer, indem sie sich emotional «abschotteten».

3. Untersuchungsplanung und Durchführung

3.1 Vorbemerkungen

Ziel der Untersuchung ist es, das Wesen von Pflegesituationen, die als gelungen oder misslungen erlebt wurden, zu erfassen. In Anlehnung an die im theoretischen Rahmen dargestellte phänomenologische Perspektive dieser Studie bedarf es einer methodischen Vorgehensweise, die es ermöglicht, dass sich Patienten und Pflegende einer vergangenen selbst erlebten Pflegesituation zuwenden und diese rekonstruieren. Die phänomenologische Perspektive impliziert die Annahme, dass jedem Bewusstseinsakt, sei es Werten, Wünschen, Urteilen, Freuen oder Lieben, ein intentionales Korrelat zugeordnet werden kann. Situationen werden vom Subjekt als Einheit erlebt, jedoch erinnert sich das Subjekt erst in der Retrospektive an das Thema *und* die Mitgegebenheiten. Während das Subjekt in der Jetzteinheit einer Situation sich dem Thema, dem intentionalen Korrelat, zuwendet, kann es zu einem späteren Zeitpunkt auch das Unthematische als Erklärung und Deutung der erlebten Situation hinzuziehen. So kann es sein, dass das Subjekt nach der Rekonstruktion der erlebten Situation mehr über diese weiß und manches aus der Situation nun zum Gegenstand des Wissens wird, was damals zwar präsent war, jedoch nicht Wissensgegenstand (Bahrdt 1996, 53). So stellt das Rekonstruieren der Situation eine Möglichkeit dar, sie in ihrem Wesen umfassender zu verstehen.

Ziel der methodischen Vorgehensweise ist es, dass Patienten und Pflegende sich einer vergangenen Situation zuwenden und sie dem Forscher aus ihrem Erleben heraus vorstellen. Dabei soll es ihnen ermöglicht werden, sich verstehend, erklärend und deutend an Vergangenes zu erinnern und für sie bedeutsame Elemente sowie den zeitlichen Horizont der erlebten Situation darzustellen. Patienten und Pflegenden muss daher ein möglichst «freier Erzählraum» zur Verfügung stehen, der zulässt, dass die Bewusstseinsakte und die damit verbundene Festlegung des intentionalen Themas frei gewählt werden. Darüber hinaus muss aber auch die Möglichkeit gegeben werden, das rekonstruierte Thematische und Unthematische sowie seine Beziehungen zum erlebenden Ich «neu» zu deuten, das heißt, nun den Umstand auszunutzen, dass besonders die Mitgegebenheiten in einer anderen Weise miteinbezogen werden können, als es beim Erleben der

Situation möglich war. Hier wird in Anlehnung an Bahrdt auf das so genannte «Sicherheitsnetz» hingewiesen, das «neue» und alternative Deutungsmöglichkeiten bereitstellt. Um insbesondere das Unthematische, das in der Rekonstruktion an Bedeutung zunimmt, in seiner Bedeutung zu verstehen, sollten Patienten und Pflegende auch auf Wissen zurückgreifen können, das ihnen während des Erlebens der Situation möglicherweise nicht in der Form zur Verfügung stand. Dies impliziert einerseits, dass sie die Möglichkeit haben, ihren biographisch geprägten Wissensvorrat und ihre Erfahrungen und Typisierungen als Interpretationsrahmen hinzuzuziehen, und andererseits, dass die Forscherin durch gezieltes Nachfragen den Wissensvorrat, die Argumentationen und Typisierungen exploriert. So gesehen ist es Ziel der methodischen Vorgehensweise, dass beide sich verstehend der erlebten Situation zuwenden, ohne jedoch die Perspektive des Erzählenden zu verlassen. Zusammenfassend lässt sich festhalten, dass hier eine Methode gesucht wurde, die

- das Rekonstruieren selbst erlebter Situationen aus der Perspektive der Patienten und Pflegenden ermöglicht
- für das Erzählen einen freien Raum lässt, damit Patienten und Pflegende die Erzählung selbst aufbauen und strukturieren können
- den Patienten und Pflegenden freistellt, welche Situationen zum Gegenstand des Erzählens werden
- Patienten und Pflegenden ermöglicht, «neue» Deutungen vorzunehmen
- der Forscherin ermöglicht, aktiv vertiefte Informationen über die Situation sowie das Wissen, die Erfahrungen und Typisierungen des Subjektes zu erfragen.

3.2 Methodenwahl

Aussagen, die dem subjektiven Erleben entspringen, können am ehesten durch qualitative Forschungsmethoden gewonnen werden. Bei qualitativen Forschungsmethoden wird auf die Vorstrukturierung des zu untersuchenden Gegenstandes mittels einer Hypothesenbildung verzichtet, um verschiedene Meinungs- und Deutungszusammenhänge von Menschen zu beforschen. Unstrukturierte und offene Erhebungsmethoden eignen sich im besonderen Maße, fein differenzierte Aussagen von Menschen zu erfassen, da sie einen Raum bieten, eigenes Erleben und selbst erschlossene Bedeutungszusammenhänge offen zu legen. Qualitative Forschungsinstrumente lassen sich im Allgemeinen in die Methoden der Befragung und Beobachtung einteilen. Um die Ziele dieser Studie zu erreichen, muss eine mündliche Befragungsmethode gewählt werden, die Patienten und Pflegenden die Gelegenheit zur Introspektion gibt und zugleich einen nicht vorstrukturierten Erzählraum bietet. Die mündlichen Befragungsinstrumente, die einen offenen und unstrukturierten Zugang zu den Teilnehmern an einer Studie wählen, lassen sich grob zu der Gruppe der Intensivinterviews rechnen. Dabei verfolgen die Intensivinterviews, auch als Tiefeninterviews oder qualitative Interviews bezeichnet, das Ziel, genauere Informationen von den Befragten unter der besonderen Berücksichtigung ihrer Perspektive, Sprache und Bedürfnisse zu erlangen (Friedrichs 1990, 224). Die Intensivinterviews werden allgemein in zwei Formen unterteilt: die fokussierten und die narrativen Interviews. Bei der Auswahl der geeigneten Methode stieß ich zunächst auf das Problem, dass in der geplanten Befragung einerseits eine Fokussierung erfolgen und andererseits ein möglichst breiter Erzählraum für die Patienten und Pflegenden geschaffen werden sollte. Während der Auseinandersetzung mit verschiedenen Studien, in denen die Erhebungsinstrumente sich an die fokussierte oder narrative Form des Intensivinterviews anlehnten, beschäftigte mich die qualitative Studie von Flick «Psychologie des technisierten Alltags» (Flick 1996) in besonderem Maße, denn Flick entwickelte ein Erhebungsinstrument, das episodische Interview, das eine Weiterentwicklung und Modifizierung des narrativen Interviews darstellt. Die kritische Auseinandersetzung mit dem episodischen Interview zeigte, dass dieses Erhebungsverfahren jedoch nur in modifizierter Form für diese Studie zu nutzen ist. Aus den Überlegungen heraus entwickelte ich das «situations-narrative» Interview, das methodische Aspekte des narrativen und des episodischen Interviews beinhaltet. Aufgrund der engen Anlehnung an das episodische Interview soll im Folgenden der methodische Ansatz von Flick erläutert werden, um vor diesem Hintergrund das «situations-narrative» Interview darzustellen.

3.2.1 Das episodische Interview und seine methodischen Hintergründe

Das episodische Interview ist ein halbstandardisiertes Interviewverfahren, das den Raum für kontextbezogene Darstellungen in Form von Erzählungen eröffnen und einen direkten Zugang zu den Erfahrungen und ihrem Entstehungskontext ermöglichen soll (Flick 1996, 151). Es stellt eine Weiterentwicklung und Modifikation des narrativen Interviews dar und dient bei Flick der Erforschung sozialer Repräsentationen. Die kritische Auseinandersetzung mit dem narrativen Interview zeigt Flick, dass im Wesentlichen aus zwei Kritikpunkten heraus das narrative Interview als Erhebungsinstrument modifiziert werden muss, um sein Forschungsziel zu verfolgen. Im Folgenden soll die konzeptuelle Herleitung von Flick genauer betrachtet werden, denn meine gewählte methodische Vorgehensweise lehnt sich eng an Flicks kritische Überlegungen an. Daher wird im Folgenden zunächst das narrative Interview vorgestellt, um vor diesem Hintergrund die Argumentation von Flick zu verdeutlichen. Das narrative (= erzählende) Interview ist ein offenes und unstrukturiertes Datenerhebungsverfahren, das Mitte der achtziger-Jahre vor allem von amerikanischen Psychologen entwickelt und in besonderem Maße in der Biographieforschung genutzt wurde (z. B. Schütze, 1984). Die methodologischen Bezüge liegen im interpretativen Paradigma. Das Forschungsinteresse richtet sich auf handelnde Subjekte und deren Bedeutungs- und Sinnzuweisungen in erlebten Situationen im alltäglichen Lebenszusammenhang (Hron 1982, 130). Im narrativen Interview wird der Teilnehmer der Untersuchung gebeten, die Geschichte eines Gegenstandsbereiches, an dem er teilgenommen hat, in einer Stegreiferzählung darzustellen (Hermanns 1995, 183). Es zielt somit auf eine retrospektive Perspektive des Interviewten ab und fordert ihn auf, ein früher selbst erlebtes Ereignis als zusammenhängendes Geschehen (von Anfang bis Ende) unter Beschreibung des zeitlichen Ablaufes, der Beteiligten usw., das heißt unter Berücksichtigung aller für ihn relevanten Daten, zu erzählen. Als ein zentrales Kriterium der Gültigkeit der gegebenen Informationen sieht Flick in Anlehnung an Hermanns die Dominanz der Erzählung an. Zwar könnten zu einem gewissen Teil auch Beschreibungen von Zuständen und Routinen oder Argumentationen zur Erklärung von Gründen oder Zielen im Interview enthalten sein, doch sollte im narrativen Interview das Erzählen als Darstellungsform von Verläufen und Entwicklungsprozessen im Vordergrund stehen (Flick 1995 a, 117 f). Dabei wird davon ausgegangen, dass in den so genannten Haupterzählungen so berichtet wird, wie die Ereignisse vom Interviewten erlebt wurden. Er rekonstruiert das erlebte Geschehen nach seinen subjektiven Bedeutungsmustern. Daher sollte im narrativen Interview der Interviewte beim Erzählen nicht durch Fragen nach Motiven, Zuständen, Routinen, die nicht durch Erzählung, sondern durch Beschreibungen und Argumentationen darzustellen sind, beeinflusst und unterbrochen werden (Hermanns 1995, 185). Auch bei der späteren Analyse des narrativen Interviews werden zunächst alle nicht-narrativen Textpassagen eliminiert und die «bereinigten» Erzähltexte auf ihre formalen Abschnitte hin segmentiert. Daten, die die Struktur von Beschreibungen von Zuständen oder aber Argumentationen allgemeiner Natur haben, werden nur begrenzt zu einem späteren Zeitpunkt in der Analyse als Sekundärdaten zum weiteren Verstehen genutzt (Flick 1996, 138). Ziel des narrativen Interviews ist demnach die genaue Erfassung des subjektiven Wissens und der «eigenen Theorien» über vergangene Ereignisse, die dem Interviewten auf der Ebene der erzählerischen Darstellung zur Verfügung stehen (narratives Wissen). Das Ausklammern anderer Wissensformen als die des narrativen Wissens nimmt Flick zum Hauptanlass, das episodische Interview zu entwickeln, das klare Bezüge zum narrativen Interview hat, jedoch auch deutliche Unterschiede aufweist. Flick geht davon aus, dass Erfahrungen von Subjekten hinsichtlich eines bestimmten Gegenstandsbereiches in zwei Formen abgespeichert werden: das narrativ-episodische Wissen und das semantische Wissen. In Anlehnung an die neuere kognitionspsychologische Gedächtnisforschung verdeutlicht Flick, dass das narrativ-episodische Wissen sich auf eine bestimmte selbst erfahrene Situation bezieht und dass das semantische Wissen von der Situation abstrahierte, verallgemeinerte Annahmen und Zusammenhänge enthält. Beide Wissensformen verhalten sich zueinander ergänzend. In Situationen erwirbt der Mensch Wissen konkreter Bestandteile der Situation und bildet das episodische Wissen heraus. Auf diesem Wissen basiert dann eine vom Subjekt vollzogene Generalisierung, die sich im semantischen Wissen, dem abstrakt-begrifflichen Wissen um Bedeutungen und Zusammenhänge, wiederfindet. Dieses semantische Begriffs- und Regelwissen wird wiederum zum Verstehen konkreter Situationen genutzt (Flick 1995 a, 124 f, Flick 1996, 147 ff). Das episodische Interview zielt aufgrund dieser Annahmen auf beide Wissensformen ab und sieht in der Kombination von Situationserzählungen und Argumentationsdarlegungen (semantisches Wissen) eine Möglichkeit, das subjektive Wissen und die Bedeutungs- und Sinnzuschreibungen umfassend zu explorieren. Im Gegensatz zum narrativen Interview werden im episodischen Interview auch soziale Repräsentationen beforscht und damit die Mischform zwischen dem individuellen und sozialen Denken und Wissen (Flick 1996, 155). Flick bezieht sich in seiner konkreten Methodenbeschreibung leider nur in geringem Umfang auf seine zugrunde gelegten methodologischen Annahmen. Daher bleibt die Relevanz der Erfassung beider Wissensarten hier ein wenig undeutlich. Nimmt man jedoch Bezug auf seine methodologischen Annahmen, die sich unter anderem auf Schütz stützen, so wird die notwendige Wechselwirkung zwischen beiden Wissensformen deutlich und somit auch die Notwendigkeit des Explorierens beider Wissensformen, die das umfassende Verstehen vom Gesagten des Interviewpartners ermöglichen, etwa in dem Maße, wie der Mensch in konkreten Situationen auf sein semantisches Wissen zurückgreift und zugleich sein semantisches Wissen durch erlebte Situationen modifizieren kann. Hier sollte man bedenken, dass es in Flicks Studie darum geht, soziale Repräsentationen zu untersuchen. Eine soziale Repräsentation wird traditionell verstanden als

> **«(...) ein System von Werten, Ideen und Handlungsweisen mit zweifacher Funktion; erstens eine Ordnung zu schaffen, die Individuen in die Lage versetzt, sich in ihrer materiellen und sozialen Welt zu orientieren und sie zu meistern; und zweitens Kommunikation unter den Mitgliedern einer Gemeinschaft zu ermöglichen, indem es diesen einen Kode für sozialen Austausch und einen Kode zur Benennung und zur eindeutigen Klassifikation der verschiedenen Aspekte ihrer Welt und ihrer individuellen Geschichte und der ihrer Gruppe liefert.»**
>
> *(Moscovici 1973, in: Flick 1995 b, 14)*

Moscovici betont, dass soziale Repräsentationen in dreierlei Hinsicht gesellschaftlicher Natur sind:

- Sie sind interpersonal und gehören allen Menschen.
- Sie sind Repräsentationen anderer Menschen, die anderen Gruppen zugehören.
- Sie sind personal und werden als zum Ich gehörig erlebt.
  (Moscovici 1995, 311)

Soziale Repräsentationen simulieren nicht die Welt, sondern sie sind ein gestalterisches Moment, sie konstituieren die Wirklichkeit (Moscovici 1995, 313). Demnach stellen die sozialen Repräsentationen nicht nur Erklärungsmodelle der sozialen Welt, sondern zugleich Handlungsmodelle dar. Flick untersucht in Anlehnung an die traditionelle Sichtweise der sozialen Repräsentationen, wie sie Moscovici darlegt, das Verhältnis zwischen dem Alltagswissen und wissenschaftlichem Wissen und folgt der Annahme, dass wissenschaftliches Wissen in verschiedenen sozialen Kontexten in unterschiedlichen Denkkollektiven sozial repräsentiert ist, das heißt unterschiedlich auftaucht bzw. diffundiert (Flick 1996, 32). Neben der Kritik, dass das narrative Interview wichtige Wissensformen ausklammere, sieht Flick auch ein Problem darin, dass im narrativen Interview eher ein Gegenstandsbereich als «erzählbares Ganzes» und damit weniger eine konkrete Situation betrachtet wird (Flick 1996, 149ff). Da sich jedoch die subjektiven Erfahrungen und das subjektive Wissen durch konkrete Situationen bilden, sollte seiner Auffassung nach eine stärkere Orientierung an Situationen erfolgen, was impliziert, dass der Zugang zu den Erzählungen über einen Gegenstandsbereich mit einer gezielten Aufforderung zum Erzählen von Situationen einhergeht und nicht, wie im narrativen Interview, mit einer eher unspezifischen Erzählaufforderung. Die hier dargestellte kritische Auseinandersetzung mit dem narrativen Interview veranlasste Flick zur Entwicklung des episodischen Interviews, das ein halbstandardisiertes Interviewverfahren ist. Es soll im Folgenden kurz erläutert werden, um vor diesem Hintergrund das «situations-narrative» Interview zu erläutern. Im episodischen Interview liegen die Situations- bzw. Episodenerzählungen im Mittelpunkt des Interesses. In ihnen kann der Teilnehmer der Befragung von seinen Erfahrungen, die ihm für die Fragestellung der Untersuchung relevant erscheinen, erzählen. Die Darstellungsform und Auswahl der erzählbaren Situationen können vom Interviewten selbst nach den Gesichtspunkten der «subjektiven Relevanz» gestaltet werden (Flick 1995 a, 125). Die Erzählung einer erlebten Situation nimmt also im episodischen Interview eine zentrale Stellung ein. Um jedoch die Durchdringung der subjektiven Sichtweisen mit sozialen Repräsentationen zu beforschen, soll durch die Methode des episodischen Interviews auch der Zugang zu den generalisierten Formen des Erfahrungswissens (= semantisches Begriffs- und Regelwissen) ermöglicht werden. Daher wird der Interviewte durch gezielte Fragen angehalten, seine Argumentationen und subjektiven Definitionen offen zu legen.

Mittels eines halbstandardisierten Interviewleitfadens zielt das episodische Interview auf die Gewinnung des folgenden Datensorts ab (Flick 1996, 155):

1. Situationserzählung
2. Repisoden, regelmäßig wiederkehrende Situationen
3. Beispielschilderungen, Metaphern, Klischees und Stereotypen
4. Subjektive Definitionen
5. Argumentativ-theoretische Aussagen

Um dem Ziel gerecht zu werden, soziale Repräsentationen zu beforschen, ist es sinnvoll, neben der eigentlichen Situationserzählung Informationen zu erheben, die keinen räumlichen und zeitlichen Bezug mehr zu erlebten Situation haben und die zeigen, welche sozialen Werte, Ideen und Handlungsweisen von den Befragten geteilt werden. Diese methodischen Aspekte und das damit verbundene halbstandardisierte Vorgehen im episodischen Interview begründen meine kritische Auseinandersetzung und Modifizierung des Interviewverfahrens. Zwei Gründe sprechen in diesem Vorhaben für die Abwandlung des Verfahrens:

1. Die Situationsbeschreibung im episodischen Interview stellt zwar einen zentralen Bestandteil des Datensorts dar, wird aber bewusst und durch gezieltes Nachfragen von einer Vielzahl davon abstrahierter Informationen überdeckt.
2. Das halbstandardisierte Vorgehen lenkt den Erzählfluss in vorher festgelegte Kategorien.

Da in dieser Studie nicht die Beforschung sozialer Repräsentationen von Patienten und Pflegenden angestrebt wird, sondern im Zentrum der Befragung eine selbst erlebte Pflegesituation steht, die durch die Patienten und Pflegenden möglichst umfassend rekonstruiert werden soll, wurde mit dem so von mir benannten «situations-narrativen» Interview ein Befragungsverfahren entwickelt, das methodische Vorgehensweisen des narrativen und episodischen Interviews nutzt.

3.2.2 Das situations-narrative Interview

Im situations-narrativen Interview wird das Ziel verfolgt, dass sich der Interviewpartner auf eine selbst erlebte Situation bezieht und von dieser so umfassend wie möglich und nötig, bezogen auf seine Bewertung, erzählt. Darüber hinaus soll er die Möglichkeit haben, Erklärungen für die erlebte Situation hinzuzuziehen, die ihm in der Interviewsituation als relevant erscheinen, jedoch mitunter in der erlebten Situation in dieser Form nicht zur Verfügung gestanden haben. Mit dem situations-narrativen Interview sollen umfassende Beschreibungen einer Situation gewonnen werden, die auf der Rekonstruktionsleistung des Interviewpartners beruhen und zugleich ermöglichen, dass auf Argumentationen, subjektive Definitionen, Erfahrungen und Typisierungen, die sich zumeist unabhängig von der jeweils erzählten Situation gebildet haben, zur vertieften Erklärung zurückgegriffen werden kann. Dabei soll nicht wie im episodischen Interview der Versuch unternommen werden, soziale Repräsentationen zu explizieren. Argumentationen, subjektive Definitionen, Erfahrungen und Typisierungen stellen hier in Anlehnung an den theoretischen Rahmen die Möglichkeit dar, die natürlichen Einstellungen des Interviewpartners losgelöst von der spezifischen Situation zu erfassen, mittels derer dieser seiner alltäglichen Lebenswelt gegenübertritt und sie versteht. Durch die Erfassung des individuellen Wissensvorrates soll es dem Forscher ermöglicht werden, innerhalb der sich anschließenden Interpretation des Interviews die Situation unter Berücksichtigung des «Vertrauten» und «Nicht-Vertrauten» des Interviewpartners zu erfassen. Die in den individuellen Wissensvorrat eingebettete Situationserzählung wird so der Rekonstruktion der Situation durch den Forscher zugänglich gemacht. Folgendes Datensort wird hier angestrebt:

1. Situationserzählung
2. Argumentationen
3. Typisierungen
4. Subjektive Definitionen
5. Erfahrungen

Im Zentrum des Interesses des situations-narrativen Interviews liegt die Situationserzählung, die sich auf eine vom Interviewpartner selbst erlebte Situation bezieht. Ähnlich wie auch im narrativen Interview (in der so genannten Haupterzählung) wird der Interviewpartner aufgefordert, von einer nach seinen subjektiven Relevanzkriterien ausgewählten Situation zu erzählen, und dies in einer zusammenhängenden Art und Weise. Er soll die Situationserzählung selbst aufbauen und über für ihn bedeutsame Elemente sowie Einstellungen und Befindlichkeiten berichten. Dadurch, dass der Interviewte in diesem Teil des Interviews sozusagen die Regie übernimmt und der Interviewer lediglich die Rolle eines aktiven Zuhörers einnimmt, wird er unter so genannte «Zugzwänge» gesetzt, die sich auf die Art und Weise der Erzählung beziehen. Dabei finden die drei Erzählzwänge, *Gestalterschließungszwang, Kondensierungszwang* und *Detaillierungszwang*, mit denen auch das narrative Interview arbeitet, Anwendung, damit der Interviewpartner eine einmal begonnene Erzählung zu Ende erzählt und sie dabei so detailliert und konkretisiert, dass sie für den Interviewer verständlich wird (Hron 1982, 130). Wichtig ist in der Phase der Situationserzählung, dass der Aufbau der Erzählung nicht durch den Interviewer beeinflusst oder gar behindert wird. Der Interviewte selbst muss hier die Bereitschaft mitbringen, die eben beschriebene Regie im Interview zu übernehmen. Schütze beschreibt diese Anforderung, die ebenfalls vom narrativen Interview übernommen wird, wie folgt:

> **«Das Gelingen eines autobiographischen Interviews setzt voraus, dass der Informant akzeptiert, sich dem narrativen Strom des Nacherlebens seiner Erfahrungen zu überlassen, und dass er keine kalkulierte, vorbereitete bzw. zu Legitimationszwecken bereits oftmals präsentierte Geschichte zur Erzählfolie nimmt. Das Ergebnis eines gelingenden autobiographischen Interviews ist also eine Stegreiferzählung des selbsterfahrenen Lebenslaufs.»**
>
> *(Schütze 1984, 78)*

Neben der Situationsbeschreibung werden im situations-narrativen Interview gezielt Aussagen, die sich auf den individuellen Wissensvorrat des Interviewpartners beziehen, erhoben. Dies soll außerhalb der Situationsbeschreibung in der so genannten Abschlussphase erfolgen, damit diese in ihrem erzählten Zusammenhang nicht unterbrochen wird. Das situations-narrative Interview ist ein offenes und unstrukturiertes Interview, das mit einem Leitfaden arbeitet. Es lässt sich den Tiefeninterviews zuordnen, die das Ziel verfolgen, genauere Informationen von Befragten unter der besonderen Berücksichtigung ihrer Perspektive, Sprache und Bedürfnisse zu erlangen (Friedrichs 1990, 224). Des Weiteren lehnt sich das situations-narrative Interview an das fokussierte Interview an, indem es zum einen seine allgemeinen Kriterien der Nicht-Beeinflussung, der Spezifität, der Erfassung eines breiten Spektrums und der Tiefgründigkeit als grundsätzliche Anforderungen (Hron 1982, 128) an das Interview übernimmt und zum anderen die Form der Fokussierung von Gesprächsinhalten als günstig erachtet. Der Blickwinkel der Befragten soll hier zu einem frühen Zeitpunkt auf die Fragestellung konzentriert werden, ohne dabei jedoch so spezifisch vorzugehen, wie es etwa in der *«Critical Incident Technique»* nach Flanagan angestrebt wird. Hier nämlich werden in aller

Regel die Situationen, über die berichtet werden sollen, vorgegeben. Darüber hinaus wird, wie im episodischen Interview, die Kontextualisierung von Erfahrungen und Ereignissen aus der Sicht des Subjektes angestrebt und nicht eine Dekontextualisierung, die durch die Anwendung der «*Critical Incident Technique*» erzielt werden soll (Flick 1996, 157). Das situations-narrative Interview stellt demnach eine Befragungsform dar, die sich eng an das episodische Interview anlehnt, jedoch einen anderen Datensort erfassen möchte. Darüber hinaus erfolgt eine engere Anlehnung an das narrative Interview, indem die Erzählzwänge mit hinzugezogen werden. Das situations-narrative Interview arbeitet mit einem Leitfaden, der aus den beschriebenen Anforderungen dieser Befragungsform entwickelt wurde.

3.3 Entwicklung des Interviewleitfadens

Der Interviewleitfaden in einem Tiefeninterview dient der Orientierung des Forschers in der Erhebungssituation. Obwohl das Verfahren einen offenen und unstrukturierten Zugang zu den Interviewpartnern ermöglichen soll, unterliegt das Interview nicht der Zufälligkeit. Durch das Erstellen eines Leitfadens kann die Gesprächssituation insoweit vorstrukturiert werden, dass es dem Befragten möglich wird, sich seinen Erlebnissen, die er im Zusammenhang mit dem Thema der Untersuchung als relevant einstuft, zuzuwenden und sie zu erzählen. Im Anhang (Anlage 1) findet der Leser den von mir in dieser Studie entwickelten und verwendeten Interviewleitfaden, der im Folgenden kurz beschrieben wird. Die Interviewsituation wurde in vier Phasen eingeteilt.

Die Einleitungsphase: In der Einleitungsphase wurden alle Rahmenbedingungen des Gespräches mit dem Interviewpartner besprochen. Neben diesen zum überwiegenden Teil formellen Aspekten wurde der Interviewpartner hier vor allem über das Thema und die Ziele der Untersuchung informiert. Dies erfolgte in wenig detaillierter Form, um den Interviewpartner nicht übermäßig mit Inhalten zu überlasten. Hier wurde eher die Motivation des Interviewpartners positiv beeinflusst und die Wichtigkeit seines Beitrags in der Studie herausgehoben.

Die Einordnungs- und Aufwärmphase: Diese Phase diente dazu, dass der Interviewpartner sich in das Gespräch einfinden konnte. Anhand der Informationen über seine momentane Lebenssituation, seiner Angaben zum letzten Krankenhausaufenthalt und des Beschreibens der aktuellen Pflegebedürfnisse (Patienten) oder der aktuellen Arbeitssituation (Pflegende) erhielt der Interviewer einerseits wichtige Hintergrundinformationen und der Interviewpartner andererseits die Möglichkeit, sich zunehmend an die Erlebnisse im Krankenhaus zu erinnern. In dieser Phase des Gespräches wurde der Interviewpartner zudem mit der Interviewtechnik vertraut gemacht. Durch interessiertes Zuhören konnte die passive Rolle des Interviewers unterstrichen und der Interviewpartner angeregt werden, zusammenhängend zu erzählen. Diese Interviewphase diente also vor allem dem Herstellen eines positiven Erzählklimas.

Die Erzählphase: Im Hauptteil, der so genannten Erzählphase, stellte ich den Interviewteilnehmern die Schlüsselfragen (zunächst die Schlüsselfrage eins und erst nachdem der jeweilige Interviewpartner einige Situationen erzählt hatte, die Schlüsselfrage zwei). Nur in einigen Interviews konnten die Interviewteilnehmer durch die Schlüsselfragen nicht zum Erzählen angeregt werden und ich stellte ihnen die alternativen Schlüsselfragen. Durch die Schlüsselfrage und eine sich anschließende Erzählaufforderung wurde der Interviewpartner angeregt, ein für ihn wichtiges Ereignis erzählerisch aufzubauen. Ich übernahm jetzt in besonderem Maße eine passive Rolle und wirkte nur dann aktiv auf den Erzählfluss ein, wenn ich den Eindruck hatte, eine Erzählhilfe sei erforderlich. Darüber hinaus übernahm ich nur dann das «Rederecht», wenn ich wesentliche Aspekte der Erzählung nicht verstehen konnte. Nach der ersten Situationsbeschreibung erfolgte dann wiederum eine Erzählaufforderung in der Form: «Können Sie sich an eine andere Pflegesituation erinnern, die Sie ebenfalls als außerordentlich gelungen erlebt haben?». Nach weiteren Erzählungen bat ich den Interviewpartner, über eine Situation zu erzählen, die er als außerordentlich misslungen erlebt hatte. Zum Ende dieser Erzählphase wurde der Interviewpartner nochmals gefragt, ob er sich an eine weitere Situation erinnern könne, die er im Rahmen dieses Interviews für wichtig erachtet und gerne erzählen möchte.

Die Abschlussphase: In der Abschlussphase sollte nochmals eine erzählte Situation hervorgehoben werden, die als misslungen erlebt wurde. Der Interviewpartner wurde nun gebeten, einmal über folgende Fragen nachzudenken: «Was hätte anders sein sollen?» und «Was hätten Sie sich da gewünscht?». Mit diesen anschließenden Fragen sollte dem Interviewpartner die Gelegenheit gegeben werden zu reflektieren, was diese Pflegesituation hätte positiv beeinflussen können. Hier konnten in besonderem Maße Argumentationen, Typisierungen, subjektive Definitionen und andere Erfahrungen, die nicht nur in zeitlichem und räumlichem Bezug zur Situation stehen, aktiv vom Interviewpartner hinzugezogen werden. Das Ende des Interviews wurde mit den Fragen nach möglichen Anregungen zum Thema und nach dem Befinden während des Interviews eingeleitet.

3.4 Zugang zum Forschungsfeld und Auswahl der Probanden

Die Studie wurde in einem Krankenhaus (300 Betten) der Schwerpunktversorgung durchgeführt. Neben den Abteilungen für allgemeine Orthopädie und Traumatologie bilden die Abteilungen für Wirbelsäulen- und Rheumaorthopädie besondere Schwerpunkte. Das Krankenhaus war mir im Vorfeld der Studie nicht bekannt. Im Dezember 1996 sprach ich während eines Kongresses mit einer Pflegenden, die die innerbetriebliche Fort- und Weiterbildung dieses Hauses leitet. Sie hörte von meinem Vorhaben und sprach darüber mit der Pflegedienstleitung des Hauses. Beide boten mir kurze Zeit später ihre Unterstützung an und schlugen vor, die Erhebung in diesem Krankenhaus durchzuführen. Sie betonten, dass sich die Pflegenden des Hauses in einem Entwicklungsprozess befinden, und hofften, dass die Einbindung der Pflegenden in eine Pflegeforschungsstudie weitere positive Anregungen gibt. Im Rahmen dieser Darstellung ist es mir nicht möglich, die umfangreichen Vorbereitungen des Vorhabens aufzuzeigen. Daher wird hier der zeitliche Ablauf der Aktivitäten durch **Tabelle 5** grob veranschaulicht.

Neben der außerordentlichen Bereitschaft zur Mitarbeit und Unterstützung seitens der Pflegenden aller Hierarchieebenen sowie der anderen Mitarbeiter erwies es sich als überaus hilfreich, dass mir von der Krankenhausleitung für die gesamte Dauer der Erhebungsphase Räumlichkeiten zur Verfügung gestellt wurden, in denen ich nicht nur die Interviews ungestört führen, sondern auch meine anderen Arbeiten erledigen konnte. Die Möglichkeit, sich an einen bekannten Ort zurückziehen zu können, ist meines Erachtens bei einem solchen Projekt zwingend erforderlich, da die ständig neuen Eindrücke und die wechselnden Perspektiven einer regelmäßigen Reflexion bedürfen, damit sie verarbeitet und geordnet werden können.

Folgende Kriterien zur Auswahl der teilnehmenden Patienten und Pflegenden wurden im Rahmen dieser Studie zugrunde gelegt:

1. An der Untersuchung sollten nur diejenigen Patienten beteiligt werden, die

- älter als 18 Jahre sind
- sich sprachlich artikulieren können
- in einigen wenigen Tagen aus dem Krankenhaus entlassen werden sollten
- ausdrücklich, das heißt schriftlich, in die Teilnahme an der Untersuchung einwilligen.

Tabelle 5: Zeitplan zur Erhebungsphase

Termine	Kurzbeschreibung
April 1997	Eingabe einer Tischvorlage in die Direktionssitzung mit der Bitte, der Durchführung des Projektes zuzustimmen. Neben einer Kurzbeschreibung über Ziele und Gegenstand der Untersuchung wurden konkrete Vorschläge zur zeitlichen und organisatorischen Vorgehensweise eingebracht. In besonderem Maße wurden die Vorkehrungen zur Wahrung des Datenschutzes und der Anonymität der Patienten und Pflegenden thematisiert. Die Krankenhausleitung stimmte meinem Vorhaben ohne Einschränkung zu.
Mai 1997	Vorbesprechung mit der Pflegedienstleitung und Konkretisierung des Zeitplans und organisatorischer Fragen
9. Juli 1997	Vollversammlung mit den Pflegenden des Hauses, in deren Rahmen die Pflegenden über den Gegenstand und die Ziele der Untersuchung informiert wurden. Insbesondere erklärte ich die Erhebungsmethode und bat die Pflegenden, sich aktiv einzubringen, indem sie entweder einem Interview zustimmen oder aber organisatorische Unterstützung während der Erhebungsphase leisten. Die Präsentation, in dessen Verlauf sich die Pflegenden kritisch mit meinem Anliegen auseinander setzten, stieß auf hohes Interesse; zum Ende der Veranstaltung meldeten sich einige Pflegende, die an dem Projekt teilnehmen wollten.
9.–11. Juli 1997	Durchführung der Pretestinterviews mit drei Pflegenden und zwei Patienten
10.–26. Juli 1997	Auswertung der Pretestinterviews
August 1997	Haupterhebung
März 1998	Abschließende Gespräche mit den Pflegenden über den Verlauf der Untersuchung

2. An der Untersuchung sollen nur diejenigen Pflegenden beteiligt werden, die

- älter als 18 Jahre sind
- eine 3-jährige Pflegeausbildung erfolgreich absolviert haben
- ausdrücklich, das heißt schriftlich, in die Teilnahme an der Untersuchung einwilligen.

Die Gruppe der potenziellen Probanden wurde bewusst offen gestaltet, um so vielfältige Erfahrungen und Erlebnisse zu beforschen. Im Interviewleitfaden wurde darauf geachtet, den Probanden einen großen Raum zur Darstellung ihrer eigenen Lebenssituation – dies umfasst bei den Pflegenden insbesondere die Arbeitssituation – zu geben, damit die zwingend erforderliche individuelle Kontextanbindung bei der Analyse der Interviews möglich ist.

3.5 Ethische Aspekte der Studie

Forschungsarbeiten, die sich in einer derart intensiven Weise auf Erzählungen von Teilnehmern einlassen wollen, bedürfen im Vorfeld einer vertieften Auseinandersetzung mit ethischen Fragen. Da insbesondere damit zu rechnen ist, dass innerhalb der Interviews sensible und intime Themen angesprochen werden, bedarf es zum Schutz der Interviewpartner einiger Vorkehrungen, die sich besonders auf die teilnehmenden Personen und die entstehenden Daten beziehen. Wie auch in den beiden anderen Pflegeforschungsstudien, an denen ich aktiv beteiligt war, habe ich mir im Vorfeld folgende «Regeln» erarbeitet und auferlegt. Diese werden ebenso wie die praktische Umsetzung im Folgenden vorgestellt:

1. Die Teilnahme an diesem Forschungsprojekt ist freiwillig. Die Teilnehmer werden vor den Interviews über den Gegenstand und die Vorgehensweise informiert. Ihnen wird ein angemessener Zeitraum eingeräumt, um bewusst über eine Teilnahme am Interview entscheiden zu können. Die Teilnehmer erklären vor dem Interviewtermin ausdrücklich ihre Bereitschaft zur Teilnahme am Interview und geben ihre Zustimmung zur Aufzeichnung des Interviews mittels eines Tonträgers.

Pflegende und Patienten sollten mindestens 6 Stunden vor einem möglichen Interviewtermin über alle notwendigen Informationen verfügen. Mit den Pflegenden konnte ich zum einen in der Vollversammlung Gegenstand und Vorgehensweise vertieft besprechen. Des Weiteren habe ich mit jedem Pflegenden im Vorfeld ein persönliches Gespräch geführt, in dem nochmals Raum für Fragen und Unklarheiten gegeben wurde. Alle Pflegenden wurden ausdrücklich über die Notwendigkeit einer Tonbandaufnahme aufgeklärt und auf eine schriftliche Einwilligungserklärung vorbereitet. Auch die Patienten wurden im Vorfeld des Interviews eingehend mündlich und schriftlich über Gegenstand und Vorgehensweise des Interviews aufgeklärt. Auch sie wurden über die Notwendigkeit einer Tonbandaufnahme informiert und auf die schriftliche Einverständniserklärung vorbereitet. Bei allen Teilnehmern erwies es sich als überaus vorteilhaft, im Vorfeld auf die Tonbandaufnahme hinzuweisen. Die meisten Teilnehmer äußerten zunächst Bedenken, die im persönlichen Gespräch weitestgehend ausgeräumt werden konnten. Die ausführliche Information über den Nutzen einer solchen

Aufnahme, über die von mir garantierten Vorsichtsmaßnahmen zum Schutz der Aufnahmen vor Dritten und die Erläuterungen, dass die Namen der Teilnehmer mittels eines selbst gewählten Codewortes verschlüsselt werden, trugen zur Vertrauensbildung bei. Dass bei dem späteren Interviewtermin alles nach Absprache lief und keine neuen Modalitäten eingeführt wurden, trug meines Erachtens zu einer ruhigen und vertrauensvollen Atmosphäre bei.

2. Ort und Zeit des Interviews werden mit dem Teilnehmer besprochen und Änderungswünsche berücksichtigt.

Die Pflegenden wurden ausdrücklich darauf hingewiesen, dass das Interview an einem von ihnen gewählten Ort und zu einer von ihnen gewählten Zeit stattfinden kann. Die Pflegedienstleitung hatte im Vorfeld ausdrücklich bekanntgegeben, dass der Zeitaufwand für das Interview als Arbeitszeit angerechnet werden kann. Auch mit den Patienten wurden individuelle Termine vereinbart. Allen Patienten, die an der Hauptuntersuchung teilnahmen, konnte als Ort des Interviews ein Besprechungsraum angeboten werden, der sich außerhalb der jeweiligen Station befand.

3. Während des Interviews haben die Teilnehmer das ausdrückliche Recht, das Interview zu beenden, wenn sie den Eindruck haben, dass sie das Gespräch nicht weiterführen wollen. Des Weiteren haben die Teilnehmer das ausdrückliche Recht, Themen, die sie nicht besprechen möchten, auszulassen.

Mit den Teilnehmern wurde im Vorfeld thematisiert, dass es sein könnte, dass sie ein Gespräch als belastend empfinden. Sie wurden ermutigt, dies im Gespräch zu äußern und nur über die Inhalte zu sprechen, über die sie wirklich bereit sind zu reden. In meiner Gesprächstechnik habe ich mich darauf eingestellt, auf der Erlebnisebene der Teilnehmer zu bleiben und ihnen nur dann, wenn es nötig und möglich erschien, tiefergehende Fragen gestellt.

4. Zur Wahrung des Datenschutzes habe ich Tonbandaufnahmen und später das transkribierte Datenmaterial lediglich mit den Codenamen versehen und die Namen der Teilnehmer davon sorgfältig getrennt aufbewahrt. Grundsätzlich habe ich für eine sichere Verwahrung der Daten Sorge getragen.

5. Die erhobenen Daten wurden nicht manipuliert. Die Transkripte wurden durch das wiederholte Abhören der Tonbandaufnahmen auf ihre Richtigkeit hin überprüft.

3.6 Ergebnisse der Pretests und Durchführung der Hauptuntersuchung

Zur Überprüfung des entwickelten Erhebungsinstrumentes führte ich mit drei Pflegenden und drei Patienten Pretestinterviews durch und wertete sie in Anlehnung an Friedrichs nach folgenden Kriterien aus (Friedrichs 1990, 153 f):

- Legitimation des Forschungsvorhabens
- Erhebungssituation
- Rolle der Forschenden
- Wahl des Instrumentes

Die im Rahmen dieser Auswertung entstandenen Ergebnisse können hier leider aufgrund des begrenzten Rahmens der Dissertationsschrift nicht im Einzelnen vorgestellt werden. Sie zeigten, dass Patienten und Pflegende mit der gewählten Methode und den von mir geschaffenen organisatorischen Rahmenbedingungen umgehen und die Zeit des Interviews konzentriert nutzen konnten. Daher war es mir möglich, im Anschluss daran die Hauptuntersuchung in unveränderter Form zu beginnen. Die inhaltlichen Ergebnisse der Pretestinterviews flossen in die Gesamtauswertung des Datenmaterials ein.

Insgesamt habe ich 30 Interviews mit acht weiblichen und sieben männlichen Patienten (im Alter zwischen 30 und 89 Jahren) und mit zwölf weiblichen und drei männlichen Pflegenden (im Alter zwischen 22 und 58 Jahren) geführt. Sowohl die Patienten als auch die Pflegenden stellten in Bezug auf das Alter und die Lebens- und Arbeitsumstände eine heterogene Gruppe dar. Alle zeigten sich im Interview motiviert und berichteten, wie sich in der Ergebnisdarstellung zeigen wird, emotional engagiert über erlebte Pflegesituationen.

3.7 Entwicklung des Datenanalyseverfahrens

Die Forschungsfragestellung, der theoretische Rahmen der Studie sowie die Erhebungsmethode bedingen ein Datenanalyseverfahren, das eine induktive Erkenntnisgewinnung aus den Daten unter besonderer Berücksichtigung folgender Aspekte ermöglicht:

- Analyse der Bedeutungen und Sinnstrukturen in Bezug auf das erlebende Subjekt

- Analyse der individuellen Erzählfolie im Hinblick auf die Dynamik und Entwicklung erzählter Handlungs- und Sinneinheiten
- Deskription der erzählten Situationen; dies umfasst das Thema, das Unthematische, die Beziehung des erzählenden Subjektes zum Thema und zum Unthematischen und den zeitlichen Horizont der Situation.

In der Auseinandersetzung mit den qualitativen Analyseverfahren wurden folgende Verfahren genauer betrachtet:

- Datenanalyseverfahren der Grounded Theory (Strauss & Corbin 1996)
- Datenanalyseverfahren der objektiven Hermeneutik (Oevermann et al. 1979)
- Phänomenologische Analyseverfahren (Hycner 1985)
- Qualitativ-heuristische Analyseverfahren (Kleining 1995)

Keines der genannten Verfahren konnte aus meiner Sicht der Fragestellung und Zielsetzung der Studie umfassend gerecht werden. Zwar erlauben alle genannten Analyseverfahren die induktive Erkenntnisgewinnung, doch unterscheiden sie sich sowohl in der Vorgehensweise als auch in ihren zentralen Gegenstandsbetrachtungen. Daher wurde aus den genannten Analyseverfahren ein neues, für diese Studie zweckdienliches Verfahren entwickelt. Die Analyseschritte und ihre Anwendungen auf das vorliegende Datenmaterial werden hier im Einzelnen vorgestellt.

1. Transkription und Betrachtung des Ganzen
Alle 30 Interviews wurden wortgetreu unter Verwendung von Transkribierregeln und der Erfassung paralinguistischer Bestandteile der Kommunikation transkribiert. Dieses Verfahren wird regelmäßig in der qualitativen Forschung angewendet. Die entstandenen Texte stellten das Datenmaterial dar, das der Analyse unterzogen wurde. Alle im Forschungsprozess entstandenen zusätzlichen Daten, wie beispielsweise Tagebuchaufzeichnungen, Memos und Interviewaufzeichnungen flossen zwar auch in die Datenanalyse ein, dienten jedoch primär als Hintergrundinformationen, die dann genutzt wurden, wenn Bedeutungen in Texten unerschlossen blieben und nur unter Zuhilfenahme der zusätzlichen Kontextinformationen zu verstehen waren. Die entstandenen Texte wurden einige Male gelesen und die Tonbandaufnahme abgehört. Dies förderte die Sensibilität und das Verständnis für die gesamten Interviews.

2. «Verschlagworten» des Textes

Das «Verschlagworten» von Texten ist ein vor allem in der Grounded Theory und in phänomenologischen Analyseverfahren genutztes Instrument, das den ersten intensiven Zugang zum Text eröffnen soll. Trotz gewisser Unterschiede wird in den verschiedenen Verfahren angestrebt, den Text zu verdichten und Bedeutungen mittels Paraphrasierungen festzuhalten. Im Analyseschema der Grounded Theory wird dieser Schritt «offenes Kodieren» genannt, das dazu dient, erste Konzepte und Kategorien, die sich um ein Phänomen gruppieren, zu benennen. Dabei werden zur Nennung der Kategorien entweder die Begriffe der erzählenden Subjekte *(in-vivo-Kodes)* oder aber eigene durch Literatur untermauerte Begriffe gewählt (Strauss & Corbin 1996, 50). Bei den phänomenologischen Analyseverfahren wird in ähnlicher Weise vorgegangen, doch wird hier eine enge Anlehnung an die Begriffsbildung des erzählenden Subjektes favorisiert. Hycner beschreibt diesen Prozess wie folgt:

> **«The researcher is then ready to begin the very rigorous process of going over every word, phrase, sentence, paragraph and noted significant nonverbal communication in the transcript in order to elicit the participant's meanings. This is done with as much openness as possible and at this point does not yet address the research question to the data. This is a process of getting at the essence of meaning expressed in a word, phrase, sentence, paragraph or significant nonverbal communication. It is a crystallization and condensation of what the participant has said, still using as much as possible the literal words oft the participant.»**
>
> *(Hycner 1985, 282)*

Im Rahmen dieses Analyseschrittes wurde der gesamte Text eines Interviews vom ersten bis zum letzten Satz «verschlagwortet». Dabei wurden die Begriffe der erzählenden Subjekte beibehalten, um die phänomenologische Perspektive zu fördern.

Dieser Analyseschritt diente nicht nur zur besseren Orientierung über die gesamten Texte, sondern stellte die Vorbereitung der «Situationsverankerung» im Text dar, die im nächsten Analyseschritt näher beschrieben wird. Das «Verschlagworten» stellte den ersten bedeutsamen Interpretationsschritt dar und nahm einen großen Stellenwert ein, da hier auch alle bedeutsamen Kontextinformationen, die nicht in die Situationsbeschreibungen eingebunden waren, erfasst wurden.

3. Situationsverankerung im Text

Im nächsten Analyseschritt wurde der Gesamttext eines Interviews in Situationsabschnitte unterteilt. Dieser Analyseschritt ist vergleichbar dem Ermitteln der «units of meaning relevant to the research question» von Hycner (Hycner 1985, 284). Die Situationsverankerung nahm Bezug auf den vollzogenen Wechsel zwischen den etablierten Jetzteinheiten, von denen der Erzählende berichtete. Hier wurde insbesondere auf Redewendungen, wie beispielsweise

- *(...) also, da war mal eine Geschichte/eine Situation/eine Begebenheit (...)*
- *(...) oder wenn ich jetzt mal von einer anderen Situation berichten darf (...)*
- *(...) ja, so war das, ich erinnere mich gerne an die Situation zurück, als wir (...)*,

geachtet. Sie dienten als ein «Hilfsmittel» zur Identifizierung der Einleitung einer Situationserzählung oder zur Beendigung dieser. Leiteten die Interviewpartner die Erzählungen mit einigen Sätzen, wie beispielsweise allgemeinen Argumentationen, ein oder aus oder griffen sie zu einem späteren Zeitpunkt im Interview nochmals auf die Erzählung zurück, so wurden auch diese Texte mit deutlicher Kennzeichnung zur zentralen Situationsbeschreibung hinzugezogen.

Als Ergebnis dieses Analyseschrittes entstanden circa 300 textlich markierte Situationseinheiten, die nun der Interpretation unterzogen werden sollten. Aufgrund des erheblichen Umfangs musste die Entscheidung getroffen werden, welche Situationseinheiten von Patienten und Pflegenden einer vertieften Analyse unterzogen werden sollten. Die Auswahl erfolgte anhand der Kriterien «Vollständigkeit der Erzählung» und «thematische Häufigkeit in Bezug auf andere Themen von Pflegesituationen». Die ausgewählten Situationsbeschreibungen können im weitesten Sinne als typisch für das Datenmaterial gelten. Die Auswahl von 29 Situationsbeschreibungen aus dem oben genannten Datenvolumen stellt jedoch aus meiner Sicht eine Kompromisslösung dar, die vor dem Hintergrund der zeitlichen Struktur dieses Promotionsverfahrens zu bewerten ist.

4. Situationsanalyse

Die 29 Texte, die sich jeweils auf eine von Patienten oder Pflegenden als gelungen oder misslungen erlebte Pflegesituation bezogen, wurden Satz für Satz analysiert. Dabei wurden zwei Ziele verfolgt:

a) Die latenten Bedeutungen, Funktionen und Absichten des erzählenden Interviewteilnehmers sollten extensiv beforscht werden.

b) Die verschiedenen Bestandteile der Erzählung sollten gemäß der theoretischen Sicht von Situationen dem Thematischen, Unthematischen und dem zeitlichen Horizont zugeordnet werden.

a) Exploration der latenten Bedeutungs- und Sinnzuweisungen
Die Erforschung der latenten Sinnstrukturen lehnte sich an die objektive Hermeneutik von Oevermann (Oevermann et al. 1979, 353 ff) an. Dieser Teil der Analyse stellte das Kernstück meines Auswertungsverfahrens dar. Wie ich im Folgenden zeigen werde, ist dieses Verfahren in besonderem Maße dazu geeignet, Sinn in Texten zu erschließen, doch stellt es den Forschenden nicht zuletzt vor die Schwierigkeit, dass es sehr zeitaufwendig ist. Die Erschließung von beispielsweise 20 Zeilen Text kann einen Interpretationstext mit dem Umfang von circa 40 Seiten einnehmen. So ist auch zu erklären, dass allein die Erarbeitung der Interpretationstexte einen Zeitumfang von acht Monaten einnahm. Doch zeigte sich, dass gerade diese Interpretationsleistungen erforderlich waren, um Bedeutungszuweisungen zu erschließen. Die Verwendung dieses Verfahrens stellt neben der Verwendung anderer tiefenhermeneutischer Verfahren (z. B. das psychoanalytische Verfahren [Leithäuser & Volmerg 1988] und die Metaphernanalyse [Buchholz 1993]) in der Pflegewissenschaft ein *Novum* dar. Daher muss bereits an dieser Stelle darauf hingewiesen werden, dass die Ergebnisse neue Perspektiven eröffnen, die stets vor dem Hintergrund dieses Analyseverfahrens und seiner Interpretationskapazität eingeordnet werden müssen.

Die objektive Hermeneutik, die sich klar von anderen Verfahren der Hermeneutik abgrenzt, stellt ein Verfahren dar, in dessen Verlauf latente Bedeutungsstrukturen in Texten erforscht werden, und gilt als ein fundamentales, die Präzision und Objektivität der Analyse sicherndes Erkenntnisinstrument der Sozialwissenschaften (Oevermann et al. 1979, 352). Mittels einer Feinanalyse, die neun Ebenen umfasst, werden Texte auf ihre latent vorhandenen Struktureigenschaften der Interaktion hin untersucht (Oevermann et al. 1979, 394 ff). Dabei geht Oevermann von der Annahme aus, dass die Interaktion in «face-to-face»-Situationen bestimmte und bestimmbare Strukturen aufweist und diese wiederum in erneuter Interaktion rekonstruiert werden. Die objektive Hermeneutik legt die Theorie des kommunikativen Handelns von Habermas zugrunde, wurde jedoch als Verfahren induktiv entwickelt, nämlich während der langjährigen Beforschung von Familienstrukturen in den sechsziger- und siebziger-Jahren in Deutschland. Erst 1979 veröffentlichten Oevermann et al. erste Artikel über ihr Analyseverfahren. In ihrer Anwendung ist die objektive Hermeneutik am ehesten für Interaktionstranskripte geeignet, die aus so genannten «face-to-face»-Situationen entstanden sind. Bei der Analyse der Texte wird eine extensive Rekonstruktion des latenten Sinns vorgenommen, die bewusst die Interpretationskapazität der an der Interaktion teilnehmenden Subjekte übersteigt. Es geht demnach nicht darum, das «So-Gemeinte» eines Interaktionsteilnehmers, sondern die im Text vorhandenen Bedeutungsstrukturen zu beforschen. Folgende Ausführungen von Oevermann et al. können diese grundsätzliche Interpretationsrichtung verdeutlichen:

«Zu dieser allgemeinen Ausgangsüberlegung passt die anlässlich der Analyse von Interaktionsprotokollen mit Hilfe der Verfahren der objektiven Hermeneutik gewonnene empirische Feststellung, dass die sozialisatorischen Interaktionen, an denen Kinder teilnehmen, einen solchen Reichtum und Differenzierungsgrad an objektiven Bedeutungsstrukturen aufweisen, dass sie ganz offensichtlich und in Anrechnung der unproblematischen Erkenntnisse der Entwicklungspsychologie vom Kind weder antizipiert, also bewusst produziert werden, noch in ihrer handlungsstrukturellen Emergenz nachträglich vollständig dekodiert und entschlüsselt werden könnten, also die Sinninterpretationskapazität des sich bildenden Subjekts auf seinem jeweiligen Entwicklungsstand weit übersteigen. Gerade darin aber ist die spezifische Leistungsfähigkeit der sozialisatorischen Interaktion zu sehen.»

(Oevermann et al. 1979, 353)

Das Verfahren der objektiven Hermeneutik wurde für die Analyse von Interaktionstexten entwickelt. Daher ist die Analyse narrativer Texte mit diesem Verfahren nicht uneingeschränkt möglich. Auch soll hier im Rahmen dieser Studie nicht das Ziel verfolgt werden, Kommunikationsstrukturen und Interaktionseigenschaften von beispielsweise Patienten und Pflegenden zu beforschen. Jedoch eröffnet die sequenzielle Feinanalyse, die einen wesentlichen Bestandteil des Analyseverfahrens der objektiven Hermeneutik darstellt, die Möglichkeit, die Situationsbeschreibungen der Teilnehmer auf ihre latent vorhandenen Sinnstrukturen hin zu untersuchen. Die phänomenologische Perspektive soll auch bei dieser Vorgehensweise erhalten bleiben. Im Zentrum der Analyse stehen das erlebende Subjekt und seine Sinnzuschreibungen. Um diese jedoch zu beforschen, bedarf es einer Öffnung des Forschers, die über eine bloße Deskription des vermeintlichen Sinns hinausgeht. In den phänomenologischen Verfahren wird meines Erachtens kein Analyseinstrument erkennbar, das eine valide Festlegung des gemeinten Sinns der Teilnehmer ermöglicht. Hier verhält sich der Forscher wie ein Interaktionspartner, der lediglich bewusster, das heißt, gezielter die Perspektive des Anderen zu verstehen versucht. Durch die extensive Interpretation der Texte, wie es in der objektiven Hermeneutik angestrebt wird, können jedoch verschiedene Sinnmöglichkeiten erforscht werden, ohne dass letztendlich festgelegt werden muss, ob nun der jeweilige Teilnehmer das Gesagte wirklich *so* oder *anders* gemeint hat. Die Lösung vom Teilnehmer und die Konzentration auf die latenten Sinnzuschreibungen im Text erscheinen mir hier als vorteilhaft, da so vielfältige Perspektiven eröffnet werden und zugleich dem Umstand Rechnung getragen wird, dass die Teilnehmer letztendlich meist nicht in der Lage sind, eigene Bedeutungszuschreibungen in ihrer gesamten Differenziertheit zu erfassen. Dies zeigen meines Erachtens auch die umfangreichen psychoanalytischen Studien, die veranschaulichen, dass Menschen nur gemäß ihres Entwicklungsstandes eigenes Handeln, Denken und Fühlen zu interpretieren vermögen. Vorbewusstes bleibt oft über einen langen Zeitraum nicht bewusst, kann jedoch von einem Außenstehenden in seiner Bedeutung interpretiert werden. Zu Recht weist Oevermann in seinen Ausführungen darauf hin, dass eine extensive und bewusst spekulative Vermutung über die Bedeutung und Funktion eines Interakts methodisch höchst problematisch ist und die indirekt getroffenen Schlüsse nicht direkt überprüfbar sind. Der Forscher verhalte sich jedoch nicht anders als jedes Handlungssubjekt in einer normalen Alltagskommunikation, das ständig vor der Aufgabe stehe, «möglichst zutreffende» Schlüsse über die Motive, Intentionen, Wünsche, Bewusstseinslagen und Interessen seiner Partner anzustellen. Oevermann schlägt als Abgrenzungskriterium für die Interpretation vor, dass zur Sprecherintention nur das gerechnet werden darf, was ein Sprecher in der Situation, würde man ihn unmittelbar mit der Rekonstruktion seiner Intention konfrontieren, als ihn tatsächlich motivierend akzeptieren würde, wenn man ihm Wahrhaftigkeit dabei unterstellen dürfe (Oevermann et al. 1979, 397). Oevermann betont weiter, dass es sich dabei nur um ein rein technisches «Testkriterium» handelt, das eher heuristische Anhaltspunkte für die Arbeit liefere (Oevermann et al. 1979, 397).

Das Verfahren der objektiven Hermeneutik soll hier nur in modifizierter Form zur Interpretation der narrativen Texte angewandt werden. Die ersten drei Ebenen der Feinanalyse eignen sich zur Interpretation, da sie nicht auf die systemische Ebene der Interaktion abzielen, sondern die latenten Bedeutungen des Gesagten explorieren. In enger Anlehnung an diese Ebenen wird im Folgenden die sequenzielle Vorgehensweise bei der Analyse der im Rahmen dieser Forschungsarbeit entstandenen Texte vorgestellt. Folgende Schritte wurden zur Analyse der Situationseinheiten der Texte vollzogen:

Schritt 1:

Explikation des einer Situationserzählung unmittelbar vorausgehenden Kontextes

Bei diesem Schritt soll zunächst verdeutlicht werden, in welchem Zusammenhang die Situationserzählung eingeleitet wird. Oevermann et al. beginnen ihre Feinanalyse in ähnlicher Weise, nur dass sie sich auf den vorhergehenden Interakt konzentrieren und so die Sicht desjenigen, der als Nächster interagiert, offen legen, um zu explorieren, welche Handlungsmöglichkeiten derjenige haben kann. Oevermann betont, dass dieser Schritt für die gesamte weitere Analyse entscheidend ist, denn hier werden die verschiedenen Bedeutungsfacetten und -funktionen eines folgenden Interakts über einen oberflächlichen «*common sense*» hinaus freigelegt. Diese Freilegung geht über das, was ein handelndes Subjekt bewusst realisieren kann, hinaus (Oevermann et al. 1979, 395). In dieser Studie wurden keine «reinen» Interaktionstexte untersucht. Zwar standen sich Interviewer und Interviewte in einer «face-to-face»-Situation gegenüber, jedoch stellten die narrativen Textbestandteile den größten Datensort dar. Eine Satz-für-Satz-Analyse wurde zwar ebenfalls angestrebt, jedoch erschien es wenig sinnvoll zu sein, Sätze, die nicht als Interakt zu verstehen sind, aufeinander zu beziehen. Die Grundidee von Oevermann et al., dass jeder Satz sozusagen seinen Kontext beinhaltet, wurde nutzbar gemacht, indem die Idee genutzt wurde, dass jede Situationserzählung in den Kontext des gesamten Interviews eingebunden ist. Daher wurde bei diesem Analyseschritt zunächst beschrieben, mit welchen Erzählungen sich der Interviewpartner vorher beschäftigt hat. Dies war vor allem vor dem Hintergrund sinnvoll, dass Erzählungen zum einen von Interviewpartnern deduktiv eingeleitet wurden und so in unmittelbarem Bezug zu diesen Aussagen standen, und zum anderen, bedingt durch die Fragetechnik, der Interviewpartner teilweise aufgefordert wurde, eine zum Vorhergesagten im Kontrast stehende Situation zu schildern. Nach dieser «Kontexteinbindung» wurden die folgenden beiden Analyseschritte auf jeden Satz der Situationserzählung angewendet. Beide Schritte stehen in enger Verbindung und müssen hier nicht zwingend nacheinander erfolgen. Daher werden sie hier zusammenhängend dargestellt.

Schritt 2:

Paraphrase der Bedeutung eines Satzes und Explikation der möglichen Absicht des erzählenden Teilnehmers

Hier wurden zwei Schritte der Feinanalyse der objektiven Hermeneutik zusammengefasst. Zum einen schlägt Oevermann vor, dass man versucht, einen Satz zunächst in seiner möglichen Bedeutung offen zu legen. Hier wird vor allem von dem Mittel der Paraphrasierung Gebrauch gemacht, um verschiedene mögliche Bedeutungen zu explizieren. Zwar können hier auch linguistische Pragmatiken genutzt werden, doch sollen sie verstehend und intuitiv verwendet werden, eben so, wie ein «normaler, kompetenter Sprecher der deutschen Sprache sie verstehen kann» (Oevermann et al. 1979, 395 f). Nach der Paraphrasierung sollen Absichten und Bedeutungen, die ein Erzähler mit dem Gesagten verbunden haben könnte, intensiv beforscht werden. Oevermann sagt, wie bereits erwähnt, dass der Forscher sich bei diesem Analyseschritt so verhält wie jedes Handlungssubjekt, das in der Alltagskommunikation ständig vor der Aufgabe steht, «möglichst zutreffende» Schlüsse über die Motive, Intentionen, Wünsche, Bewusstseinslagen und Interessen seines Interaktionspartners zu ziehen (Oevermann et al. 1979, 397). Diese beiden Schritte wurden in der sequenziellen Analyse in unmittelbarer Verbindung angewendet. Hier sollten mögliche und latente Sinnzuschreibungen, die im Text enthalten sind, beforscht werden. Ziel der Analyse war es, eine Situationserzählung dahingehend zu beleuchten, welche Aspekte der Erzählung mit welchen Bedeutungen versehen werden. Dieser Schritt diente wiederum der Vorbereitung des nächsten Analyseschrittes, in dem versucht wurde, die erzählte Situation in eine gewisse Ordnung zu bringen und Bestandteile der Situation in Thematisches und Unthematisches sowie ihren zeitlichen Horizont einzuteilen. Bewusst wurde in diesem Analyseschritt extensiv interpretiert, um latente Bedeutungen zu explorieren. An dieser Stelle sei nochmals darauf hingewiesen, dass dieses Analyseschema nicht darauf abzielt, das Gesagte des Interviewteilnehmers als das So-Gemeinte «festzulegen», sondern das Gesagte in seiner möglichen Bedeutungsvielfalt und Differenziertheit zu erfassen. Insofern unterscheidet sich dieses Verfahren eindeutig von den phänomenologischen Analyseverfahren, die darauf abzielen, die Intention des Erzählenden zu beforschen. Daher werden bei den phänomenologischen Verfahren auch meist zu einem späteren Zeitpunkt die Teilnehmer mit den Interpretationen des Forschers konfrontiert und sollen diese selbst validieren. Meiner Ansicht nach haften den phänomenologischen Analyseverfahren Probleme an, die jedoch nicht thematisiert werden. Das bewusste Öffnen und das Aufbauen der phänomenologischen Perspektive, so wie es in den Verfahren beschrieben wird, wird nicht auf einer operationalen Ebene beschrieben und so auch nicht die Frage beantwortet, wie der Forscher die eigene Perspektive ausklammert und in die Perspektive der Interviewteilnehmer «eintaucht». Hycner beschreibt beispielsweise in seinem Analyseschritt *«bracketing and the phenomenological reduction»*, dass die Meinungen und Interpretationen des Forschers eingeklammert werden sollen, damit dieser sich auf die einzigartige Welt des Interviewpartners einstellen kann (Hycner 1985, 281). Zwar ist es Hycner bewusst, dass kein Forscher dies völlig unvoreingenommen machen kann, doch erscheint mir die Lösung dieses Problems, das darin besteht, dass der Forscher seine Vorannahmen expliziert und beispielsweise hier einem *«Komitee»* vorstellt, unzureichend. Wenn nämlich die Interviewtexte analysiert werden und hier bei Hycner die für die Teilnehmer relevanten Bedeutungen mittels der Verschlagwortung und der Explizierung von Bedeutungseinheiten ermittelt werden, so fehlt die kritische Auseinandersetzung mit der Rolle des Forschenden. Hier wird kein operationales Instrument beschrieben, mittels dessen der Forscher die Bedeutungszuweisungen vornehmen kann. Meiner Ansicht nach lassen sich Bedeutungen nicht dadurch validieren, dass dann anschließend ein Komitee feststellt, dass auch sie zu diesen Bedeutungszuweisungen nach der Analyse der Texte gekommen sind. Zudem wird hier nicht sequenziell vorgegangen und nicht dem Umstand Rechnung getragen, dass Subjekte beim Erzählen Bedeutungen aufbauen und auch rekonstruieren. Bei Hycner werden sogar Wiederholungen im Text «eliminiert», wobei nicht erwähnt wird, dass es in der Regel keine wortwörtlichen Wiederholungen gibt und somit neue Bedeutungen auftreten können und dass Wiederholungen auch dazu dienen können, die Wichtigkeit, aber auch die Differenziertheit zu verdeutlichen. Letztendlich muss auch kritisch angemerkt werden, dass die Gruppierungen relevanter Bedeutungseinheiten (ähnlich den Kodierverfahren der Grounded Theory) versuchen, bedeutungsrelevante Kategorien zu ermitteln, die sich zu einem frühen Zeitpunkt der Analyse von der Erzählfolie loslösen. Meiner Meinung nach reicht die schriftliche Zusammenfassung, wie Hycner sie dann, also nach dem Gruppieren der relevanten Bedeutungseinheiten, vorschlägt, nicht aus, um die Sinnzusammenhänge, die ein Interviewpartner aufbaut, zu verstehen. Zudem wird hier auch nicht thematisiert, dass das Schreiben einer Zusammenfassung eines Interviews einen Analyseschritt darstellt, der wohl am deutlichsten die Interpretationskapazitäten des Forschenden offen legt. Aus diesen genannten Gründen erschien es mir nicht sinnvoll, mich an die phänomenologischen Analyseverfahren (z. B. Spiegelberg 1976, van Kaam 1969, Colaizzi 1978, in: LoBiondo-Wood & Haber 1996, 296) anzulehnen, auch wenn der theoretische Rahmen und die grundsätzliche phänomenologische Perspektive der Studie dies sicher nahe gelegt haben. Meiner Meinung nach bleibt die phänomenologische Perspektive auch bei der Anlehnung an die objektive Hermeneutik erhalten, denn hier wird in besonderem Maße versucht, den vielfältigen Interpretationsmöglichkeiten Rechnung zu tragen. Nicht der Forscher bestimmt letztendlich, welche Interpretation im Sinne des Interviewteilnehmers «wahr» ist, sondern eine Facette möglicher «Wahrheiten» wird eröffnet. So gesehen übt sich der Forscher in «Bescheidenheit» und sucht lediglich einen Zugang zu der Bedeutungsvielfalt menschlicher Äußerungen.

In diesem Analyseschritt bestehen einige Parallelen zu qualitativen heuristischen Analyseverfahren, die von Kleining zusammengefasst wurden (Kleining 1995). Er begreift die heuristischen Verfahren als Such- und Findetechniken, die auch Entdeckungsverfahren erfolgreicher Wissenschaften, vor allem der Naturwissenschaften, zur Kenntnis nehmen und nutzen (Kleining 1995, 115). Besonders das Gedankenexperiment und die experimentellen Techniken der Textanalyse können hier als die Analyse unterstützende Techniken verstanden werden. Die Nutzung des Gedankenexperimentes, beispielsweise auch in den Sozialwissenschaften, begründet Kleining wie folgt:

> **«Dies sind Experimente mit der Besonderheit, dass Eingriffe in (soziale) Gegenstände nur im Denken vorgenommen werden. Sie werden in der neueren Literatur gewöhnlich abgewertet, gelten als «quasi-experimentelle» Verfahren (...). Positive Stellungnahmen oder gar die Empfehlung, die Methode in der einen oder anderen Form zu verwenden, sind kaum zu finden, am wenigsten bei naturwissenschaftlich ausgerichteten Sozialwissenschaftlern. In frappierendem Kontrast dazu wird das Verfahren von Naturwissenschaftlern selbst als überaus wichtig**

angesehen; ich nenne hier nur Ernst Mach, Niels Bohr, Albert Einstein, Werner Heisenberg, Carl Friedrich von Weizsäcker und die Bewertung von naturwissenschaftlichen Gedankenexperimenten durch Karl Popper und Thomas S. Kuhn. Der Subjektivismus-Vorwurf scheint hier keine Rolle zu spielen. Wenn dem so ist, gibt es keinen Grund, das Gedankenexperiment den Sozialwissenschaften zu entziehen.»

(Kleining 1995, 173 f)

Neben den Gedankenexperimenten sind auch die experimentellen Techniken der Textanalyse (Separation/Segmentation, Kombination, Reduktion, Adjektion, Substitution und Transformation) zur extensiven sequenziellen Analyse der Texte hilfreich. Die Analysebeispiele der objektiven Hermeneutik und der heuristischen Verfahren weisen einige gemeinsame Züge auf und es scheint, als ob beispielsweise die experimentellen Techniken der Textanalyse von Oevermann et al. genutzt, jedoch nicht explizit beschrieben werden.

b) Einordnung der bedeutsamen Elemente

Neben der Erforschung der Bedeutung des Gesagten für den jeweiligen Teilnehmer wurden insbesondere die verschiedenen Bestandteile der Situationserzählungen dem Thematischen, Unthematischen und dem zeitlichen Horizont zugeordnet. In Anlehnung an das «axiale Kodieren», wie es in der Grounded Theory verwendet wird, wurde hier ein Analyseschema entwickelt, das eine Gesamtbeschreibung der erzählten Situationen ermöglichte. Beim axialen Kodieren werden die durch das offene Kodieren aufgebrochenen Daten mittels der Anwendung des «Paradigmatischen Modells» auf eine neue Art zusammengesetzt. Im Rahmen meiner Analyse wurden jedoch die Situationserzählungen auf folgende Aspekte hin untersucht:

1. Das erlebende «Ich»
2. Das Thema der Situation
3. Das Unthematische (Begleitumstände, Details zum Thema, Aktqualitäten und zeitliche Momente)
4. Der zeitliche Horizont der Situation

Alle Informationen, die die Interviewteilnehmer in den Situationserzählungen gaben, wurden in diesem Analyseschritt zugeordnet, so dass ein dichtes Bild zur Situation entstand. Auch dieser Analyseschritt nahm einen beträchtlichen zeitlichen und textlichen Umfang ein, denn die in Schritt a) erarbeiteten Interpretationstexte mussten zusammengefasst werden. Dies bedeutete, dass Interpretationstexte von oftmals 40-seitigem Umfang auf drei bis vier Seiten verdichtet werden mussten. Diese verdichteten Darstellungen bildeten letztendlich die Grundlage für die Darstellung der Forschungsergebnisse.

4. Darstellung und Diskussion der Forschungsergebnisse

4.1 Vorbemerkungen

Die Ergebnisdarstellung einer derart umfangreichen qualitativen Studie stellte mich vor die Herausforderung, komplexe Zusammenhänge in der Art zugänglich zu machen, dass Dichte und Intensität trotz der notwendigen Reduktionsschritte erhalten bleiben und der Leser die Vielzahl der Ergebnisse, die oftmals in verschiedene Erlebnisdimensionen weisen, in ihren Zusammenhängen nachvollziehen kann. Dem Leser werden daher im Folgenden gemäß dem theoretischen Rahmen dieser Studie die Elemente «Das erlebende Ich», «Thema», «Zeitlicher Horizont» und «Mitgegebenheiten» getrennt aus der Sicht der Patienten und Pflegenden vorgestellt. Die Pflegesituationen, die ich einer Feinanalyse unterzogen habe, werden im Anhang (Anlage 2–5) als Kurzzusammenfassungen vorgestellt. Diese gleichen einer «Lagebeschreibung» und skizzieren grob die jeweilige Pflegesituation aus dem Erleben der Patienten oder Pflegenden. Sie sollen dem Leser als Orientierungshilfe dienen, denn in der Ergebnisdarstellung wird auf die Kurzbeschreibungen verwiesen werden. Deutlich muss an dieser Stelle hervorgehoben werden, dass dem Leser das jeweilige Thema, das ich nach der Feinanalyse explizieren konnte, durch die jeweiligen nebenstehenden Kurzbeschreibungen oft nicht zwingend verständlich ist und er erst durch die nun folgenden Beschreibungen die Themen in ihrer Ausrichtung nachvollziehen kann. Der Leser wird also gebeten, sich bei den entsprechenden Verweisen die jeweilige «Lagebeschreibung» zu vergegenwärtigen, um die Interpretationen besser verstehen zu können. An dieser Stelle möchte ich auch anmerken, dass jedes Thema im Verlauf der einzelnen Analyseschritte auf circa 1 bis 3 Seiten von mir eingehend beschrieben wurde und diese Beschreibungen dann wiederum in die komplexe Beschreibung der hier im Anschluss dargestellten Themen einflossen. Demnach kann der Leser nur eingeschränkt nach dem Lesen der jeweiligen «Lagebeschreibung» die Zuweisung des Themas nachvollziehen und sollte sich daher durch die hier folgenden Zusammenfassungen leiten lassen. Da Patienten und Pflegende von einer Vielzahl von Mitgegebenheiten berichteten, nehmen diese Beschreibungen einen größeren Raum ein. Den verschiedenen Mitgegebenheiten wurde in Bezug auf das «Thema» unterschiedliche Relevanz zugemessen. Die Mitgegebenheiten «Begleitumstände» konnten mitunter einen ähnlich hohen Stellenwert wie die Mitgegebenheiten, die zur Detaillierung des Themas beitrugen, einnehmen. An der Auswertung der Mitgegebenheiten zeigte sich deutlich, dass Patienten und Pflegende einige Mitgegebenheiten zwar als partiell unabhängig von der Situation einschätzen, sie versuchten jedoch in den Interviews einige dieser Mitgegebenheiten in Bezug auf das jeweilige Thema zu deuten, so dass Mitgegebenheiten oftmals als themenzentral bewertet wurden, von denen anzunehmen ist, dass sie beim Durchleben der Pflegesituation nicht diese Relevanz im Bewusstsein aufwiesen. Hier zeigt sich, dass Patienten und Pflegende das Angebot, von einer Situation umfassend zu berichten, auch dazu nutzen, die eigene Perspektive zu ändern und nun Mitgegebenheiten anders deuteten und auch einen Zusammenhang zum jeweiligen Thema herstellen konnten. Das so genannte «Sicherheitsnetz» wurde also in einem gewissen Ausmaß genutzt. Dies wirkte sich auf die Interpretation der Mitgegebenheiten sehr positiv aus, denn die Herstellung des Strukturzusammenhangs zwischen dem jeweiligen Thema und den Mitgegebenheiten wurde oftmals von den Patienten und Pflegenden selbst geleistet und bedarf hier größtenteils nur einer Zusammenfassung und Erläuterung. An dieser und der sich anschließenden Darstellung thematischer Konstellationen in Pflegesituationen wird sich zeigen, dass Patienten und Pflegende Pflegesituationen unterschiedlich definieren und als bedeutsam einstufen und daher auch unterschiedliche Elemente und Konstellationen als außerordentlich gelungen oder misslungen erleben.

4.2 Über die bedeutsamen Elemente in den Pflegesituationen aus der Sicht der Patienten

4.2.1 Das erlebende Ich und die Themen von Pflegesituationen

Die von mir interviewten Patienten stellten im Hinblick auf ihr Lebensalter, ihre Persönlichkeitsstruktur, ihre Lebensumstände und nicht zuletzt ihre Gesundheitsbeeinträchtigungen eine heterogene Gruppe dar. Bei der Themenbildung fiel jedoch auf, dass die Patienten die Pflegesituationen zumeist im Kontext ihres damaligen Befindens im Krankenhaus erlebten und dabei ihr gesundheitliches Befinden in den Vordergrund stellten. Ihr Alter, ihre selbst skizzierten Persönlichkeitsstrukturen und ihre allgemeinen Lebensumstände dienten – wenn die Patienten vereinzelt davon berichteten – nur als «Hintergrunderklärungen», die im Erleben der Pflegesituation eine untergeordnete Stellung einnahmen. Alle Patienten betonten zu Beginn des Interviews, dass sie mit den Leistungen des Krankenhauses und insbesondere der Pflegenden gut zufrieden seien. Die Patienten nahmen zumeist das eigene Befinden kurz vor den Pflegesituationen und während der Pflegesituationen zum Anlass der Themenbildung.

Bei den als außerordentlich gelungen erlebten Pflegesituationen bezogen sich die Themen zumeist auf Gefühle des Sich-aufgehoben-Fühlens, des Beruhigt-Seins, des Angenommen-Seins und des Wahrgenommen-Werdens in seinem Befinden, seinen Bedürfnissen und Wünschen. Die Patienten berichteten von einer tiefen Zufriedenheit, die sich in den Pflegesituationen einstellte und primär mit dem Handeln und Verhalten der Pflegenden in Verbindung stand. Die Intensität dieser Gefühle war noch im Interview deutlich zu spüren, auch wenn die meisten Pflegesituationen bereits einige Monate/Jahre zurücklagen. Die Patienten zeigten deutlich, dass sie in den Pflegesituationen Gefühle wahrnahmen, die sie im Krankenhausalltag und bisweilen in ihrem sonstigen Alltag nur sehr selten erlebten. In den Themen 1, 5, 6, 7 und 8 fühlten sich die Patienten trotz der bisweilen schwierigen Umstände (z. B. litten die Patienten unter Schmerzen, aber auch Ängsten) sicher und aufgehoben und konnten sich in den Pflegesituationen in die «Hände der Pflegenden begeben», «sich fallen lassen» und Gefühle von tiefer Ruhe und Geborgenheit entwickeln. Ein herausragendes Beispiel in diesem Zusammenhang bildet das Thema 5. Der 84-jährige Patient schilderte, dass die Art und Weise, wie die Pflegende ihm ein Klistier verabreichte, einer «Psychonarkose» glich. Er erlebte die Pflegende wie eine «gute Mutter», die Angst, Besorgnis und Scham nimmt (Herr B sagte: «Ich brauchte mich nicht zu schämen.» und «Sie ließ mich alles Hässliche und Schlechte vergessen.»). Hier wurde die eigene Leistung des Ichs unterstützt, vielleicht sogar für einen Moment ersetzt und so konnten die Gefühle von Scham und Peinlichkeit nicht nur von Herrn B. ausgehalten werden, sondern wandelten sich in Gefühle von Geborgenheit, Sicherheit und Würde. Darüber hinaus kristallisierten sich aber auch Themen heraus, die eng mit dem Gesundungsprozess der jeweiligen Patienten einhergingen. In den Themen 2, 3 und 4 verdeutlichten die Patienten, dass die Möglichkeit, am Leben anderer Menschen (zumeist der Pflegenden) teilhaben zu können, auch bedeutete, den eigenen Genesungsprozess deutlicher wahrzunehmen und die Hoffnung auf ein beschwerdefreieres Leben weiterzuentwickeln. Wie sich zeigen wird, bezog sich die Möglichkeit der Anteilnahme zumeist auf die Mitgegebenheit, dass Türen zum Patientenzimmer geöffnet blieben oder aber die Patienten die Möglichkeit bekamen, das Patientenzimmer zu verlassen und sich auf dem Stationsflur oder im Patientengarten aufzuhalten. Andererseits erfuhren diese Patienten auch verbale und nonverbale Anteilnahme durch die Pflegenden, die ihren Genesungsprozess nun auch offenkundig wahrnahmen und den Patienten ein Gefühl der Zuversicht vermittelten, indem sie ihre Wahrnehmungen mitteilten. Die Themen bezogen sich also entweder auf die Gefühle des Akzeptiert-Werdens und Angenommen-Seins in der momentanen Lebenslage, die zumeist durch ungewohnte Einschränkungen in der Fähigkeit der Bewältigung alltäglicher Probleme gekennzeichnet war, und/oder auf Gefühle, dass der eigene Genesungsprozess erkannt und unterstützt wird. In den meisten als gelungen erlebten Pflegesituationen wurde deutlich, dass die oben genannten Gefühle erst in den Pflegesituationen entstanden sind und nicht etwa zuvor bereits latent erlebt und in den jeweiligen Situationen weiter positiv verstärkt wurden. In einigen Situationsbeschreibungen zeigte sich sogar, dass Gefühle von Zorn, Ohnmacht und Hilflosigkeit in der Pflegesituation umgewandelt werden konnten (Thema 6). In den als außerordentlich misslungen erlebten Pflegesituationen gruppierten sich die Themen größtenteils um die Gefühle des «Alleingelassen-Seins» und des «Vernachlässigt-Werdens», die von Gefühlen, wie beispielsweise sich hilflos, ohnmächtig, ängstlich, unbeachtet, ignoriert, abgewiesen oder auch bestraft zu fühlen, begleitet waren. Anders als in den als gelungen erlebten Situationen wurden die Themen von einer größeren Vielzahl an Emotionen begleitet, die für eine deutlichere Differenzierung in der Themenbildung verantwortlich waren. Die Themenbildung korrespondierte sehr viel klarer mit dem Ergebnis des pflegerischen Handelns der Pflegenden: Während in den als gelungen erlebten Pflegesituationen die in der Situation entstandenen positiven Befindlichkeiten den Anlass zur Themenbildung gaben (und dabei pflegerische Leistungen in Bezug auf ihre Konsequenzen beinahe belanglos waren), standen in den als misslungen erlebten Pflegesituationen die negativen Konsequenzen, die die Patienten regelmäßig ursächlich mit dem Verhalten und pflegerischen Handeln der Pflegenden in Verbindung brachten, bei der Themenbildung im Vordergrund. Das Verhalten und die Handlungen der Pflegenden waren zumeist nicht den Bedürfnissen und Befindlichkeiten der Patienten angepasst. Die Patienten erlebten beispielsweise, dass sie weiterhin Schmerzen, Übelkeit, Angst und Verunsicherung aufgrund ihres körperlichen Gesundheitszustandes usw. spürten. Die Gefühle, die daraus resultierten, wurden differenzierter dargelegt als in den als gelungen erlebten Pflegesituationen, was ein Hinweis darauf sein könnte, dass die Patienten die Gefühle nachhaltiger und intensiver erlebten und/ oder sich mit diesen Erlebnissen intensiver auseinander setzten. Insbesondere der Umstand, dass einige Patienten davon überzeugt waren, dass sich die Pflegenden bewusst und willentlich von ihnen abwandten, die von ihnen benannten und gezeigten Bedürfnisse nicht erfüllten und sie in ihrer «Not» nicht nur nicht erkannten, sondern diese Not bewusst abwerteten, führte zu tiefen Enttäuschungen und Gefühlen der Hilflosigkeit, Ohnmacht und bisweilen zu existenzieller Angst (z. B. Themen 9, 10, 11, 12 und 13). Ein herausragendes Beispiel bildet hier das Thema 10. Die Patientin hatte die Pflegende wegen ihrer starken Schmerzen um die Konsultation eines Arztes gebeten. Die Patientin fühlte sich in dem Moment, als die Pflegende erschien und sie im Hintergrund einen Arzt sehen konnte, in ihrer Bitte «knallhart» abgewiesen. Für die Patientin blieb der Arzt nur sichtbar und war für sie persönlich nicht ansprechbar. Der Bericht der Patientin erinnerte an Schilderungen von Menschen, die in Seenot geraten sind und versuchten, mittels einer Leuchtkugel das vorbeifahrende Schiff auf sich aufmerksam zu machen. Die Rettung bleibt aber aus, das Schiff fährt weiter und die Not wird tiefer erlebt als zuvor.

In allen von mir analysierten Pflegesituationen, die als außerordentlich misslungen erlebt wurden, zeigte sich, dass bereits vor dem Eintreten der Pflegesituationen Gefühle von Angst, Unsicherheit, Verlassenheit und/oder Scham und körperliche Befindlichkeiten wie Schmerzen, Übelkeit, Hunger, das Bedürfnis nach Wärme usw. von den Patienten erlebt und in der Pflegesituation deutlich in ihrer Intensität gesteigert wurden. Die Patienten schienen bereits vorher deutlich verletzbarer zu sein und berichteten dann von Situationen, in denen diese latente Verletzbarkeit zwar offenkundig, jedoch nicht durch das Handeln und Verhalten der Pflegenden einbezogen oder gar missachtet wurde. In den meisten Situationsbeschreibungen wurde deutlich, dass diese Verletzbarkeit mit Befindlichkeiten wie Schmerzen, Frieren, Übelkeit usw. einherging und die Patienten der Überzeugung waren, dass die Pflegenden diese Befindlichkeiten entweder wahrnahmen, aber nicht darauf eingingen, oder aber nicht wahrnahmen, obgleich sie deutlich sichtbar, also mehr als nur latent vorhanden waren.

An dieser Stelle möchte ich hervorheben, dass nur *Patientinnen* von als misslungen erlebten Pflegesituationen berichteten. Die Durchsicht des gesamten Datenmaterials zeigte, dass die sieben männlichen Patienten keine vollständigen Pflegesituationsbeschreibungen von misslungenen Situationen gegeben haben. Dieses Ergebnis wirft meines Erachtens die grundsätzliche Frage auf, ob Männer und Frauen ihre Hospitalisierung und deren emotionale Folgen sehr unterschiedlich erleben, und es gilt zu prüfen, welche Erklärungen für dieses Phänomen plausibel sind. An den Themen der misslungenen Pflegesituationen zeigte sich deutlich, dass es den Patientinnen regelmäßig schwer fiel, sich mit der Rolle des Hilfe suchenden und bedürftigen Menschen zu identifizieren. Vor dem Hintergrund, dass Frauen außerhalb des Krankenhauses und im familiären Kontext oftmals die Aufgabe übernehmen, emotionalen Beistand und Ausgleich für die Kinder und Partner bereitzustellen, erscheint es möglich, dass es ihnen insbesondere in einer Phase der Hospitalisierung schwerer fällt, Versorgungsleistungen anzunehmen, und sie zugleich die bereitgestellten Versorgungsleistungen anders bewerten und mit den Leistungen vergleichen, die sie üblicherweise übernehmen. An dieser Stelle kann dieser Zusammenhang nicht näher geprüft werden und nur der Hinweis erfolgen, dass diese Frage einer vertieften wissenschaftlichen Auseinandersetzung unterzogen werden sollte.

4.2.2 Die zeitlichen Horizonte der Pflegesituationen

Die Bildung der zeitlichen Horizonte korrespondierte eng mit den Themenbildungen. Dies verweist auf den zentralen Stellenwert der Elemente «Pflegerische Aktivitäten und Anwesenheit der Pflegenden», «Wechsel von Räumlichkeiten» und «Befindlichkeit der Patienten». Die als gelungen erlebten Pflegesituationen wurden regelmäßig in ihrem zeitlichen Horizont durch die Dauer der pflegerischen Aktivitäten und/oder der Anwesenheit der Pflegenden (z. B. Dauer des Nachtdienstes einer Pflegenden) festgelegt. Diese Art und Weise der Situationsdefinition erscheint auch vor dem Hintergrund der Themenbildung verständlich: Die Patienten bildeten erst aufgrund der Art und Weise, wie die Pflegenden handelten, die als positiv bewerteten Befindlichkeiten heraus, und es darf angenommen werden, dass sie bei der Abwesenheit der Pflegenden in ihrer Intensität abnahmen oder zumindest nicht weiter stimuliert wurden. In den Pflegesituationen 2, 3 und 4 wurde der zeitliche Horizont durch das Verlassen des Patientenzimmers und das Zurückkehren oder aber Erreichen eines anderen Zieles (zum Beispiel des Patientengartens) festgelegt und somit räumlich bestimmt. Die als misslungen erlebten Pflegesituationen wurden regelmäßig über die Dauer der negativen Befindlichkeiten in ihrer zeitlichen Länge definiert (zum Beispiel Dauer der Übelkeit, der Angst, der Schmerzen). Auch dies ist vor dem Hintergrund der Themenbildung verständlich: Die Patienten erlebten das Verhalten und die Handlungen der Pflegenden als nicht hilfreich und unterstützend, so dass ihre Anwesenheit auch die jeweilige Pflegesituation in ihrer zeitlichen Länge nicht beeinflussen konnte. In wenigen Situationsbeschreibungen wurde der zeitliche Horizont ähnlich wie in den als gelungen erlebten Situationen am Betreten oder Verlassen der Räumlichkeit festgemacht. In diesen Beschreibungen bildete das Betreten des Zimmers den Anfang der Situation und das Verlassen eben dieses Raumes das Ende der Situation (Themen 12 und 15). Die Zeitspannen von den Pflegesituationen variierten selbstverständlich. Auffällig war, dass bei drei Pflegesituationsbeschreibungen ein Zeitraum gewählt wurde, der über 24 Stunden lag (Themen 12, 13, 15). Alle drei Pflegesituation wurden als außerordentlich misslungen bewertet und hatten folgende Zeitspannen: 3 Tage, 3 Tage, 30 Stunden. Alle anderen Pflegesituationen dauerten nicht weniger als 10 Minuten und länger als ca. 10 Stunden.

4.2.3 Die Mitgegebenheiten in den Pflegesituationen

4.2.3.1 Details zum Thema

Die größte Gruppe der Mitgegebenheiten bildeten die «Details zum Thema». Die Patienten berichteten von Mitgegebenheiten, die sich auf ihre eigene Person, auf die Pflegenden und auf die pflegerische Leistung bezogen. Je nachdem, ob über besonders gelungene oder misslungene Pflegesituationen berichtet wurde, nahmen die Aspekte einen unterschiedlich bedeutsamen Stellenwert im Erleben ein.

1. In Bezug auf die eigene Person:

a) Körperliche Befindlichkeiten/Bedürfnisse

Das körperliche Befinden und die daraus resultierenden Bedürfnisse nahmen in den als misslungen erlebten Pflegesituationen einen hohen Stellenwert ein. Schmerzen, Übelkeit, das Gefühl von Kälte oder Hunger waren Befindlichkeiten, die in den jeweiligen Pflegesituationen dominierten und zugleich nicht oder in einem nicht ausreichenden Maße durch Pflegende wahrgenommen wurden und/oder zu einer pflegerischen, hilfreichen Handlung führten. Die Patienten erlebten sich zumeist in ihrem Allgemeinbefinden nachhaltig beeinträchtigt und dies rief bei ihnen ein beträchtliches Maß an Unsicherheit hervor. In nahezu allen Pflegesituationen hatten die Patienten sich Hilfe suchend an die Pflegenden gewandt. Da es sich zumeist um Befindlichkeiten handelte, die sie nicht aus eigener Kraft bessern konnten, und sie keine adäquate Hilfe von den Pflegenden erhielten, blieben diese Befindlichkeiten bestehen. Wie oben erwähnt, wurde in diesen Situationen der zeitliche Horizont der jeweiligen Pflegesituation an der Dauer des Bestehens dieser Befindlichkeiten verankert, was den Stellenwert dieser Mitgegebenheiten deutlich unterstreicht. Auffällig war hier, dass es sich oftmals um Befindlichkeiten und Bedürfnisse handelte, die als existenziell erlebt wurden und Hilfe zwingend erforderlich war (z. B. Themen 9, 10, 11, 12).

Nur in wenigen Situationen berichteten Patienten davon, dass sie in den als misslungen erlebten Pflegesituationen Bedürfnisse hatten, die nicht *existenziell* waren (z. B. das Waschen der Hände oder Haare). In diesen Fällen bildeten die Bedürfnisse eher den Ausgangspunkt der Situationen, die Befriedigung wurde dann jedoch nicht mehr als themenzentral angesehen, sondern vielmehr die Art und Weise, wie die Pflegenden mit diesen Bedürfnissen umgingen. In ähnlicher Weise wurden die Befindlichkeiten und Bedürfnisse in den als gelungen erlebten Pflegesituationen eingeordnet. Auch in diesen Situationen lagen zumeist Bedürfnisse vor, doch sie wurden entweder nicht geäußert oder aber nur latent wahrgenommen und bekamen erst bei Erfüllung einen deutlich höheren Stellenwert, nie aber einen ähnlich hohen Stellenwert wie in den als misslungen erlebten Pflegesituationen.

b) Eingeschränkte Bewegungsfreiheit

In vielen Situationsbeschreibungen beschrieben die Patienten, dass sie in ihrer Bewegungsfreiheit erheblich eingeschränkt waren (z. B. Themen 1, 2, 3, 4, 9, 10, und 13). Sie konnten beispielsweise nicht das Bett aus eigenen Kräften oder aufgrund aufwendiger Verbände verlassen, hatten Bettruhe oder mussten flach liegen. Einige Patienten hoben auch hervor, dass sie das Patientenzimmer nicht verlassen oder nur in bestimmten Positionen stehen oder sitzen konnten. Diese eingeschränkte Bewegungsfähigkeit war oftmals ein Grund dafür, dass die Patienten die Pflegenden um Hilfe baten. Kamen die Pflegenden diesen Bitten nicht nach, erlebten die Patienten sich hilfloser als zuvor. So ist zu verstehen, dass in den als misslungen erlebten Pflegesituationen die eingeschränkte Bewegungsunfähigkeit bewusster wahrgenommen wurde und Gefühle der Ausweglosigkeit sich erheblich verstärkten. In den als positiv erlebten Pflegesituationen wurde diese Mitgegebenheit weniger häufig als themenzentral dargestellt, doch zeigte sich, dass insbesondere durch die Integration dieser Mitgegebenheit durch die Pflegenden eine Voraussetzung zum Gelingen der Situation geschaffen wurde. Stellvertretend kann die Situation 1 hier hinzugezogen werden. Die Pflegenden ermöglichten der Patientin ein Bad, obwohl die Patientin immobil war und die Sorge hatte, dass sie den Pflegenden zu viel Arbeit abverlangen würde, da sie zudem einen aufwendigen Verband am Bein hatte. Weil die Pflegenden die eingeschränkte Bewegungsfähigkeit hier beinahe unkommentiert kompensierten, trugen sie erheblich dazu bei, dass die Patientin das Bad genießen und sich auf die Hilfe der Pflegenden einlassen konnte und die Mitgegebenheit in den Hintergrund der Situation trat. So ging für die Patientin ein Wunsch in Erfüllung, den sie selbst erst realisierte, als sie wieder wohlbehalten in ihr Zimmer zurückkehrte. In den Pflegesituationen 2, 3 und 4 hoben die Patienten das Überwinden der Bewegungseinschränkung durch eigene Kräfte oder durch die Hilfe der Pflegenden als bedeutsame Mitgegebenheit hervor. Bei diesen Patienten stellte sich zumeist ein außerordentliches Wohlbehagen bis hin zu einem Gefühl des Stolzes ein, als sie erlebten, dass sie ihre Mobilität in erheblichem Maße wiedergewonnen hatten. Auffällig war, dass die Patienten keine anderen Folgen der eingeschränkten Bewegungsfähigkeit thematisierten (z. B. berichteten sie nicht über erhöhte Schmerzen bei der Mobilisation oder über Kreislaufprobleme usw.). Sie hoben nur hervor, dass sie entweder in der Befriedigung existenzieller Bedürfnisse eingeschränkt waren oder aber nicht den Raum verlassen konnten. Das Patientenzimmer verlassen zu können oder aber den Raum zu öffnen, etwa durch das Offenlassen der Tür oder Fenster, stellten Möglichkeiten dar, die eingeschränkte Bewegungsfähigkeit zu überwinden oder zu kompensieren. In den als gelungen erlebten Pflegesituationen wurde die Möglichkeit, die eingeschränkte Bewegungsfähigkeit so zu überwinden, themenzentral. Auf der anderen Seite erlebten die Patienten in misslungenen Pflegesituationen das Nichtvorhandensein dieser Möglichkeiten als sehr negativ. Sie fühlten sich in aller Regel noch isolierter und hilfloser. So konnte das Öffnen der Zimmertür zum Inbegriff der Hoffnung auf Hilfe werden.

c) Persönliche Eigenschaften und Voraussetzungen

Die Patienten sind bei ihren Situationsbeschreibungen nur selten explizit auf ihre persönlichen Voraussetzungen eingegangen. Alter, Geschlecht, Nationalität usw. waren jedenfalls persönliche Eigenschaften, die nicht als bedeutsam hervorgehoben wurden. Nur in zwei Pflegesituationsbeschreibungen wiesen die Patienten darauf hin, dass die Pflegenden nicht gleichgeschlechtlich waren. Hier handelte es sich um Pflegesituationen, in denen die Patienten ein Bedürfnis äußerten, das für sie mit Scham besetzt war (Bitte um die Unterstützung beim Waschen, beim Stuhlgang oder beim Verabreichen eines Klistiers). Auf diese Mitgegebenheit wird an anderer Stelle noch intensiver eingegangen. Die Patienten berichteten nur selten über Aspekte, wie beispielsweise die eigene Stimmungslage, vor dem Eintreten der Pflegesituation oder ihre Persönlichkeitseigenschaften. Lediglich ein Patient beschrieb im Rahmen seiner Situationsbeschreibung seine «Charaktereigenschaften», da er glaubte, dass dies zum Verständnis der Begebenheit und seiner Bewertung wesentlich beitragen würde (Thema 7). Als stiller und zurückgezogener Mensch fiel es dem Patienten schwer, sich auf neue Situationen und neue Menschen einzustellen. Daher suchte er in diesen Situationen zunächst einmal nicht das Gespräch. In dieser als positiv erlebten Pflegesituation fühlte sich der Patient, wie bereits beschrieben, in seiner Gestimmtheit und mit seinem so selbst beschriebenen Charakter gut aufgehoben.

2. In Bezug auf die Pflegenden:
Im Rahmen ihrer Situationsbeschreibungen berichteten die Patienten von einigen Mitgegebenheiten, die sich in unterschiedlicher Themenrelevanz auf die Pflegenden bezogen. Im Wesentlichen bezogen sich die Angaben der Patienten zu diesen Mitgegebenheiten auf *äußerliche* und *innerliche* Personeneigenschaften und die Arbeitsweise der Pflegenden. Dies wird im Folgenden näher erläutert:

a) «Äußerliche Personeneigenschaften»
Die äußerlichen Personeneigenschaften nahmen in den meisten Erzählungen der Patienten keine bedeutsame Stellung ein und wurden nur selten erwähnt. In jeder Pflegesituationsbeschreibung wurde erkenntlich, ob es sich um weibliche oder männliche Pflegende handelte. Doch nur selten nahm dieser Aspekt eine bedeutsame Stellung ein, nämlich nur dann, wenn die Pflegenden andersgeschlechtlich waren und zugleich eine pflegerische Leistung erbrachten, die die Patienten in ihrer Intimsphäre berührte (Themen 5, 12). In beiden Pflegesituationen berichteten die Patienten, dass es ihnen *peinlich* gewesen sei, eine derartige Leistung (in beiden Fällen handelte es sich um Unterstützungen in der Ausscheidung) von andersgeschlechtlichen Pflegenden zu erhalten. Da nur wenige Patienten im Rahmen meiner Fragestellung von Erlebnissen berichteten, die mit diesen pflegerischen Leistungen zusammenhingen, könnte es sein, dass bei gezieltem Forschen in dieser Richtung die Mitgegebenheit «Geschlecht» eine deutlich höhere Relevanz erhält. Auch der Aspekt «Alter der Pflegenden» wurde nur in wenigen Situationsbeschreibungen erwähnt (z. B. Themen 1, 5). Auffällig war in diesem Zusammenhang, dass das Alter der Pflegenden in Relation zum Alter der anderen, nicht an der Situation beteiligten Pflegenden gesetzt wurde und nicht etwa in Bezug auf das Alter der Patienten. Über die Nationalität der Pflegenden äußerten sich die

Patienten ebenfalls nur selten (z. B. Thema 14). Wenn jedoch die Nationalität erwähnt wurde, dann zumeist in Situationen, die als misslungen erlebt wurden. Die Nationalität (nicht deutsch) der Pflegenden wurde mit als negativ bewerteten Persönlichkeitseigenschaften verknüpft, und es schien so, als ob diese Patienten bestehende gesellschaftliche Vorurteile gegen bestimmte Nationalitäten in die Pflegesituationen hereintragen. Diese Vorurteile wurden dann auch themenzentral. Einige wenige männliche Patienten erwähnten, dass sie die (weiblichen) Pflegenden als attraktiv empfunden hätten. Dieses Wesensmerkmal wurde jedoch nicht isoliert dargestellt, sondern stets mit anderen als positiv bewerteten Persönlichkeitseigenschaften verknüpft. Die männlichen Patienten erwähnten jedoch in keiner Beschreibung, dass sie Pflegende als unattraktiv erlebten. Wenn sich Pflegesituationen in der Nacht ereigneten, hoben die Patienten regelmäßig hervor, dass es sich bei den Pflegenden um die so genannten «Nachtschwestern» gehandelt habe, während die Patienten sonst die Pflegenden regelmäßig als «Schwestern» oder «Pfleger» bezeichneten. Obwohl die Patienten keine anderen Qualitäten zur Unterscheidung zwischen den Pflegenden des Tag- und Nachtdienstes nannten, wurde doch deutlich, dass sie die Pflegenden genau unterscheiden. Selbst wenn Pflegende, die regelmäßig nachts gearbeitet hatten, dann im Tagdienst arbeiteten, blieben sie für die Patienten die «Nachtschwestern/Nachtpfleger», die am Tag arbeiten. In diesem Zusammenhang ist es sinnvoll zu untersuchen, ob die Patienten mit den «Nachtschwestern/Nachtpflegern» andere Qualitäten verbinden als mit den so genannten «Tagschwestern/Tagpflegern». Ein Hinweis kann aus dem Thema 8 entnommen werden. Die erzählende Patientin hatte im Rahmen dieser Situationsbeschreibung verdeutlicht, dass die Nachtschwester «aufgepasst» hatte und eben nicht nur gewacht. Sie war in einer ganz besonderen Art und Weise für die Frau da und vielleicht auch anders als die anderen Pflegenden, z. B. die des Tagdienstes.

b) «Innerliche Personeneigenschaften»

Die so genannten *innerlichen* Personeneigenschaften, die die Patienten den Pflegenden zuwiesen, hatten in allen Pflegesituationsbeschreibungen einen hohen Stellenwert. Die Patienten beschrieben in diesem Zusammenhang die Gestimmtheiten von Pflegenden und die Qualität des Umgangs mit ihnen. Gestimmtheit und die Qualität des Umgangs zeigten sich eher im Erscheinungsbild der Pflegenden als in ihren (pflegerischen) Handlungen. Patienten erkannten in Pflegesituationen, in welchen Stimmungen die Pflegenden waren, und erachteten diese Stimmungen regelmäßig als sehr bedeutsam. Um zu zeigen, dass die Patienten in hohem Maße auf die verbalen und nonverbalen Ausdrucksformen achteten, wird in diesem Zusammenhang auf den Begriff «Gestimmtheit» zurückgegriffen. So erlebten die Patienten die Pflegenden als beispielsweise «heiter», «locker», «unfreundlich» oder «gereizt». Diese Ausdrucksformen stellten sich für die Patienten als Gegebenheiten dar, die die Pflegenden beinahe wie Persönlichkeitseigenschaften in die Situation mit hereinbrachten; sie wurden jedoch als weniger beständig erlebt. So konnten sich die Patienten vorstellen, dass die Pflegenden zu anderen Zeiten nicht heiter oder doch freundlich sind. Da die Patienten diese Gestimmtheiten als situationsunabhängig erlebten, bewerteten sie dieses zugleich auch als unabhängig von ihrer eigenen Person. Die Gestimmtheit der Pflegenden stellte sich so als eine wichtige, aber nicht zu beeinflussende Mitgegebenheit in einer Pflegesituation dar. Über die Gestimmtheit der Pflegenden berichteten die Patienten, wie oben erwähnt, regelmäßig. Lediglich in Situationen, in denen Pflegende nur zufällig anwesend waren (Thema 4), berichteten die Patienten nicht von den Gestimmtheiten der Pflegenden. Zur Beschreibung der Stimmungen von Pflegenden nutzten die Patienten nur wenige Adjektive, so dass es den Erzählungen in einem gewissen Maß an Differenziertheit mangelte. In den als misslungen erlebten Pflegesituationen berichteten die Patienten, dass sie die Pflegenden als «unfreundlich», «reserviert» oder «gereizt» erlebten, während sie die Pflegenden in als gelungen erlebten Situationen als «nett», «freundlich» und «heiter» bewerteten. Die Gestimmtheiten wurden primär durch die nonverbale Kommunikation transportiert.

Diese Gegenüberstellung verdeutlicht, dass die Patienten die Pflegenden durch so genannte «Hauptadjektive» beurteilten, die sich durch folgendes Kontinuum abbilden lassen:

gereizt — unfreundlich — reserviert/distanziert — nett — freundlich — heiter

Dieses Kontinuum spiegelt zum einen die Möglichkeiten der Patienten wider, die Pflegenden wegen ihrer Befindlichkeiten und Bedürfnisse anzusprechen: Je netter, freundlicher oder heiterer die Pflegenden sich zeigten, desto eher war es den Patienten möglich, mit ihnen in Kontakt zu kommen und so ihre Belange anzusprechen. Zum anderen spiegelt es auch das Ausmaß der Möglichkeit des Teilhabens der Pflegenden an der momentanen Lebenslage der Patienten wider: Je distanzierter, unfreundlicher oder auch gereizter sich die Pflegenden zeigten, desto weniger waren die Patienten bereit, sich authentisch in ihrer Lebenslage zu zeigen und die Pflegenden um Hilfe zu bitten. Die Patienten hoben ebenso wie die Gestimmtheit die Qualitäten der Pflegenden im Umgang mit ihnen hervor. Patienten erlebten Pflegende als liebevoll, einfühlsam, sensibel, achtsam oder unachtsam, unsensibel, desinteressiert, ignorant. Diese Qualitäten wurden in besonderem Maße durch die verbale, aber auch nonverbale Kommunikation vermittelt. Auch diese Adjektive lassen sich auf einem Kontinuum darstellen. Regelmäßig fiel es den Patienten leichter, sich an die Pflegenden mit Wünschen zu wenden und sich authentisch in ihrer Lebenslage zu zeigen, wenn die Pflegenden sich ihnen in achtsamer, einfühlsamer und liebevoller Art zuwandten. So gesehen decken sich die beiden Kategorien «Gestimmtheit» und «Qualität im Umgang mit den Patienten» inhaltlich. In einigen Pflegesituationsbeschreibungen zeigt sich jedoch auch, dass eine Pflegesituation durchaus als gelungen erlebt werden konnte, wenn die Pflegenden sich zwar unaufmerksam gegenüber den Patienten verhielten, doch auf der anderen Seite sich in ihrer Gestimmtheit locker und heiter zeigten (Themen 1, 6). Auffällig ist in diesem Zusammenhang auch, dass in den als misslungen erlebten Situationen die Gestimmtheiten der Pflegenden eher als gereizt, unfreundlich oder distanziert erlebt wurden und beispielsweise Unachtsamkeit nicht mehr von den Patienten «entschuldigt» wurde (z. B. Themen 9, 11, 13).

c) Arbeitsweise der Pflegenden
In einigen wenigen Pflegesituationen berichteten die Patienten, wie sie das Arbeiten der Pflegenden erlebten. So berichteten einige Patienten, dass die Pflegenden zügig oder auch «Hand in Hand» gearbeitet haben. Diese Patienten stellten eher heraus, dass sie verwundert waren, wie «schnell» und «reibungslos» die Pflegenden ihre Arbeit erledigten (z. B. Themen 1, 5, 8). Diese Form der Leistungserbringung wurde regelmäßig positiv bewertet, jedoch nicht als themenzentral dargestellt. In den als positiv erlebten Pflegesituationen unterstützte diese Arbeitsweise lediglich den positiven Eindruck. In den als misslungen erlebten Pflegesituationen wurde das fachlich falsch bewertete Arbeitsverhalten der Pflegenden hervorgehoben und themenzentral dargestellt (Themen 9, 11, 12, 14). Die Pflegenden handelten aus der Sicht der Patienten entweder pflegerisch falsch, indem sie beispielsweise keine Medikamente gaben oder auch den Arzt nicht zu Rate zogen, oder zu routinisiert, indem sie ihre Routineaufgaben erledigten (z. B. Bettenmachen oder Waschen) und dabei für die Patienten wesentliche Bedürfnisse nicht erfüllten (z. B. Themen 12, 15), oder aber zu unengagiert und den Patienten vernachlässigend (Thema 10, 13). Wenn die Patienten Pflegende in ihrer Arbeitsweise als routinisiert oder unengagiert erlebten, dann beschrieben sie in diesem Zusammenhang auch die Gestimmtheit und die Qualität im Umgang mit ihnen. So fielen beispielsweise Unfreundlichkeit, Unaufmerksamkeit und vernachlässigendes Arbeiten zusammen und ergänzten sich zu einem Gesamteindruck. Die als misslungen erlebten Pflegesituationen zeichneten sich mehr durch dieses Zusammenfallen aus als die als gelungen erlebten Situationen, in denen die Arbeitsweise der Pflegenden nur selten hervorgehoben wurde.

Abschließend ist festzuhalten, dass die Patienten regelmäßig ein eher undeutliches *Bild* von den Pflegenden zeichneten. Kein Patient nannte zum Beispiel den Namen der Pflegenden, und durch mein Nachfragen stellte sich heraus, dass sie die Namen nicht kannten. Nur eine Patientin suchte den Namen in ihrem Gedächtnis und konnte dann zumindest sagen, aus welcher Stadt die Pflegende kam. Keiner der Patienten sagte, ob er/sie die jeweiligen Pflegenden bereits einmal in einem anderen Kontext erlebt hatte oder dann später noch einmal etwas mit ihnen erlebte. Auf die Frage, ob einige Pflegende eine «Vertrauensperson» für sie gewesen seien, antworteten alle Patienten verneinend. Viele Patienten zeigten, dass sie zwischen den individuellen Pflegepersonen keinen Unterschied sahen, wohl aber zwischen Arbeitsschichten oder aber Pflegenden aus verschiedenen Krankenhäusern. In gewisser Weise haben die Patienten die Pflegenden nicht in ihrer Gesamtpersönlichkeit wahrgenommen und sie daher auch undifferenziert und bisweilen anonymisiert dargestellt. Festzuhalten ist auch, dass die Patienten die Pflegenden zumeist nicht in ihrem Lebenskontext kannten. In ihren Erzählungen griffen die Patienten keine Informationen bezüglich der Lebenskontexte der Pflegenden (z. B. Familienstand, Hobbys, Herkunft usw.) auf. Nur in wenigen Interviews wurde deutlich, dass sich die Patienten mit den Pflegenden zumeist zufällig einmal länger unterhalten hatten und so einige wenige Lebenskontextinformationen der Pflegenden kannten. Da aber in den Pflegesituationsbeschreibungen gerade diese Pflegenden nicht die an der Situation teilnehmenden Pflegenden waren, war der Aspekt «individuelle Informationen über die Pflegenden» bedeutungslos.

3. In Bezug auf den Prozess der pflegerischen Leistungserbringung:

a) Art der Leistung:
Die Patienten berichteten im Rahmen ihrer Situationsbeschreibungen von einer Vielzahl pflegerischer Handlungen: Pflegerische Unterstützung beim Duschen, Haarewaschen, Mobilisieren, bei der Verabreichung von Medikamenten, Versorgung der Wunden mit Verbänden usw.

Allgemein kann hier festgehalten werden, dass die pflegerischen Leistungen dann themenrelevant wurden, wenn sie nicht erbracht oder aber Leistungen erbracht wurden, die nicht mit den Bedürfnissen der Patienten übereinstimmten. Dies traf für die als misslungen erlebten Pflegesituationen zu. In ihnen wurden regelmäßig die pflegerischen Leistungen nicht erbracht, die die Patienten als erforderlich einstuften (z. B. Hilfe bei Übelkeit, das Geben von Informationen zum Gesundheitszustand, Hilfe bei Schmerzen, Hilfe beim Waschen, Zähneputzen, Haarewaschen, Essen usw.). Die Patienten erlebten zwar bisweilen, dass die Pflegenden ihnen in diesen Situationen pflegerische Leistungen anboten, doch diese Leistungen deckten sich nicht mit den Befindlichkeiten und Bedürfnissen der Patienten. Auch trugen die von den Pflegenden in diesen Situationen angebotenen Leistungen nicht dazu bei, dass sich die Patienten sicher fühlten, so dass sie durch die Leistungen auch keine emotionale Unterstützung bekamen, was über die mangelnde Befriedigung ihrer Bedürfnisse hätte hinweghelfen können. So schienen die Patienten in diesen Situationen einen «doppelten» Mangel zu erleben: Ihre Bedürfnisse wurden nicht befriedigt, und es wurden ihnen keine pflegerischen Leistungen zuteil, die ihr psychisches Befinden, das zumeist durch

Sorge und Angst gekennzeichnet war, stützten. Einigen Patienten wurde dieser «doppelte» Mangel in schmerzlicher Weise im Interview bewusst (z. B. Themen 9, 12). Bei der Betrachtung der Pflegesituationen stellten sie den Mangel an emotionaler Anteilnahme der Pflegenden, die sich primär darin zeigte, dass keine oder nicht adäquate Pflegeleistungen eingeleitet wurden, in den thematischen Vordergrund. Nur in einer Situationsbeschreibung griff eine Patientin den Aspekt «Unsachgemäße Ausführung der pflegerischen Tätigkeit» auf (Thema 14). Doch blieb dieser Aspekt eine Mitgegebenheit, die nicht themenzentral wurde. Allerdings war die Schnittstelle zwischen dem Nichterbringen einer als erforderlich eingestuften Leistung und dem unsachgemäßen Durchführen einer pflegerischen Leistung bisweilen undeutlich zu erkennen, denn einige Patienten waren der Überzeugung, dass das Nichterbringen einer Leistung bereits unsachgemäße Pflege sei (z. B. Thema 9). Bei den als gelungen erlebten Situationen bildete die Art der pflegerischen Leistung eine Mitgegebenheit, die nur in einigen Situationsbeschreibungen themenrelevant wurde, nämlich dann, wenn diese pflegerische Leistung als etwas besonderes, als eine «Sonderleistung» bewertet wurde (z. B. das Waschen der Haare, das Bringen einer Decke, das Begleiten in den Operationssaal). Bei den als gelungen erlebten Pflegesituationen wurde deutlich, dass die Pflegeleistung regelmäßig mit den Bedürfnissen übereinstimmte und dann zu einer nicht themenzentralen Mitgegebenheit wurde. Vielmehr wurde dann von den Patienten die Art und Weise, wie sich die Pflegenden während dieser Leistungserbringung ihnen gegenüber zeigten und verhielten, themenzentral (Themen 1, 5, 8). Die als positiv erlebten äußerlichen und innerlichen Personeneigenschaften und die Arbeitsweise der Pflegenden sorgten in diesen Situationen dafür, dass die Patienten sich emotional unterstützt und sicher fühlten. Themenrelevant wurden aber auch die pflegerischen Leistungen, die beinahe zufällig und beiläufig erbracht wurden und nicht mit einer direkten pflegerischen Handlung in Verbindung standen (z. B. wenn Pflegende einfach nur da waren, sich untereinander unterhielten, auf dem Flur standen und zu den Patienten etwas sagten). Die Patienten identifizierten diese Leistungen eher als persönliches Engagement und Zugewandtheit und nicht als eine beispielsweise geplante pflegerische Handlung. In den Themen 2, 3, 4, und 6 zeigte sich deutlich, dass diese Leistungen nicht nur mit den Bedürfnissen der Patienten übereinstimmten, sondern in besonderer Weise Bedürfnisse der Patienten befriedigten, die ihnen im Vorfeld nicht bewusst waren. Patienten berichteten auch über pflegerische Leistungen, die bei ihnen Gefühle von Scham und Peinlichkeit auslösten (Themen 5, 12, 14). Entscheidend wurde in diesen Situationen, wie die Pflegenden die Leistung erbrachten: Unsensible Umgangsformen von Seiten der Pflegenden wurden themenzentral und verstärkten diese Gefühle bei den Patienten, während ein sensibler Umgang als angenehm und beruhigend erlebt und die Art der pflegerischen Leistung zu einer nicht themenrelevanten Mitgegebenheit wurde (Thema 5). In diesem Zusammenhang sei noch einmal erwähnt, dass die Patienten hervorhoben, wenn diese Leistungen von andersgeschlechtlichen Pflegenden erbracht wurden. Es war aber in den von mir untersuchten Pflegesituationen entscheidend, in welcher Art und Weise die Pflegenden diese Leistungen erbrachten, und nicht, dass die Leistung letztendlich von einem gleichgeschlechtlich Pflegenden erbracht wurde. Die Patienten wiesen zwar darauf hin, dass ihnen dies lieber gewesen wäre, doch blieb die Qualität im Umgang mit ihnen das zentral bedeutsame Element. Selten berichteten die Patienten von pflegerischen Leistungen, die als «aufwendiger» zu bezeichnen sind. Lediglich in den Themen 1 und 13 deuteten die Patienten an, dass ihnen bewusst war, dass die pflegerischen Leistungen hinsichtlich des zeitlichen und damit organisatorischen Umfangs über das «übliche» zeitliche Maß hinausgingen. Beide Patienten erfüllte dies mit einem gewissen Maß an Besorgnis, dass sie «zuviel» von den Pflegenden «fordern» könnten. Bei Thema 1 zeigte sich, dass die Patienten der Mitgegebenheit «aufwendiger Verband» deshalb letztendlich keinen bedeutsamen Stellenwert mehr beimaßen, weil die Pflegenden diese Mitgegebenheit trotz der Besorgnis der Patientin in ihr Handeln integrierten. Im Gegensatz dazu zeigte sich in Thema 13, dass die Mitgegebenheit «Haarewaschen im Bett» die Pflegenden davon abhielt, die Leistung überhaupt zu erbringen. So wurde diese Mitgegebenheit themenzentral.

b) Initiierung der Leistung

In den als gelungen erlebten Pflegesituationen forderten die Patienten die pflegerischen Leistungen regelmäßig *nicht* ein. Selbst in den Situationen, in denen die Patienten um eine Leistung baten (z. B. Thema 5), wurde die eigentlich erbrachte Leistung nicht themenrelevant, sondern die Art und Weise der Erbringung. Regelmäßig ging die Initiative von den Pflegenden aus, die bestimmte Leistungen entweder anboten oder aber einfach erbrachten. In diesen Fällen fühlten sich die Patienten aufgehoben und in ihren Befindlichkeiten und Bedürfnissen wahrgenommen, denn die Leistungen unterstützten sie. In den als misslungen erlebten Situationen versuchten die Patienten regelmäßig pflegerische Leistungen zu initiieren, was ihnen aber zumeist nicht gelang. Die Bitte um Hilfe wurde entweder nicht wahrgenommen oder aber bewusst ignoriert.

c) An der Leistungserbringung beteiligte Personen

In wenigen Situationsbeschreibungen traten andere Personen als Mitgegebenheiten auf. In den als gelungen erlebten Situationen unterstützten zum Beispiel Angehörige die Patienten beim Gehen oder aber wuschen ihnen die Haare, jedoch waren diese Unterstützungen nicht themenzentral. In den als negativ erlebten Pflegesituationen wurde nicht von Angehörigen berichtet. Dies könnte möglicherweise daran liegen, dass sich der überwiegende Teil dieser Situationen in den Abendstunden oder der Nacht ereignete. Die Anwesenheit von Mitpatienten wurde nur selten erwähnt, und in diesen Situationen hatten sie stets einen positiven Einfluss auf die Situation. Sie übernahmen pflegerische Leistungen (z. B. das Waschen der Haare) oder aber standen einfach als Gesprächspartner zur Verfügung. Die Abwesenheit von Mitpatienten wurde in den als negativ erlebten Situationen oftmals hervorgehoben (vgl. Begleitumstände: Mitpatienten). In den gesamten Situationsbeschreibungen wurde nur von einer Patientin ein Arzt als Mitgegebenheit erwähnt. In diesem Fall wurde der Arzt aus der Ferne gesehen und griff nicht aktiv ins Geschehen ein. Die Unerreichbarkeit des Arztes wurde in diesem Fall themenzentral (Thema 10).

4.2.3.2 Begleitumstände

a) Tageszeit: Tag oder Nacht

Der Umstand, dass sich eine Situation in der Nacht ereignete, nahm in aller Regel einen bedeutsamen Stellenwert ein. Die Patienten erzählten vor allem von Ängsten, die sie in der Nacht deutlicher wahrnahmen. In den meisten Situationsbeschreibungen stellten die Patienten einen Zusammenhang zwischen dem «Alleine-im-Zimmer-Sein» und der «Nacht» her. In den als gelungen erlebten Situationen wurde dieser Zusammenhang nicht erwähnt. Auch bestand offenbar ein enger Zusammenhang zwischen dem Definieren des zeitlichen Horizontes einer Situation und dem Zeitpunkt, zu dem sich die Situation ereignete: Die Pflegesituationen, die sich in der Nacht ereigneten, wurden zumeist auch an der Länge der Nacht festgemacht. Da sich in den Morgenstunden das eigene Befinden insbesondere in Bezug auf Ängste veränderte, endete auch die Pflegesituation.

b) Zimmergröße in Bezug auf die Anzahl der Mitpatienten

Die Anzahl der Mitpatienten wurde primär in den Situationen erwähnt, in denen keine Mitpatienten anwesend waren oder aber in denen die Mitpatienten in die Situation involviert waren, etwa indem sie den Patienten halfen. Hier bestand ein enger Zusammenhang zwischen in der Nacht erlebten Situationen und der Nicht-Anwesenheit von Mitpatienten. In keiner der Situationsbeschreibungen nahm der Aspekt der Anzahl der Mitpatienten eine bedeutsame Stellung ein, sondern lediglich, ob überhaupt ein Mitpatient anwesend war. In den als negativ erlebten Situationen waren zumeist keine Mitpatienten anwesend.

c) Wechsel der Räumlichkeiten

Die Räumlichkeiten und der Wechsel zwischen verschiedenen Räumlichkeiten nahmen in einigen Erzählungen eine bedeutsame Stellung ein. In den als misslungen erlebten Situationen fühlten sich die Patienten nahezu «gefangen» und alleine in dem Raum, und lediglich das Öffnen der Tür konnte eine Verbindung nach außen, oftmals zu den Pflegenden, herstellen. Bei Einschränkungen der Bewegungsfreiheit nahmen die Räumlichkeiten in Bezug auf die Möglichkeit des Öffnens oder sogar Verlassens des Zimmers, des Verweilens auf dem Stationsflur oder im Patientengarten eine bedeutsame Stellung ein. Das Öffnen der Türen und damit des Raumes schien hier zentral zu sein. Die Türschwelle symbolisierte bisweilen die Chance auf Hilfe: War die Tür offen, bestand die Möglichkeit, dass Pflegende oder auch Ärzte kommen oder aber die Patienten die Pflegenden leichter erreichen konnten. Diese Mitgegebenheit war bedeutsam für die Abschwächung von Ängsten und Gefühlen des Alleinseins. Auch fühlten einige Patienten, dass sie so wieder Anteil am Leben nehmen und gesund werden konnten. Die Tür symbolisiert in dieser Weise für einige Patienten die Hoffnung auf Hilfe und Genesung.

4.2.3.3 Aktqualitäten in den Pflegesituationen

Die Aktqualitäten standen in enger Verbindung zur Gesamtbewertung der Situation und stimmen mit dieser in aller Regel überein. Hervorzuheben ist zunächst, dass die Patienten oftmals Ängste in der Situation entwickelten, die sich auf ihren eigenen, nicht von ihnen einzuschätzenden Gesundheitszustand bezogen. Die Unfähigkeit, den eigenen Gesundheitszustand zu beurteilen, löste regelmäßig Gefühle wie beispielsweise Angst, Unruhe und Verzweiflung aus. Diese Aktqualitäten bezogen sich also in aller Regel auf das eigene Befinden und nicht auf das Verhalten und Handeln der Pflegenden. Sie waren sowohl in den gelungen als auch misslungen erlebten Pflegesituationen vorzufinden. In den misslungen erlebten Pflegesituationen blieben diese Gefühle jedoch bestehen oder aber verstärkten sich, während sie in den als gelungen erlebten Pflegesituationen regelmäßig abgebaut werden konnten. Maßgeblich kam es dabei auf das Verhalten und Handeln der Pflegenden an, denn die Patienten waren nicht selbst in der Lage, diese Gefühle positiv zu beeinflussen. Diese Aktqualitäten wurden vor allem durch das Alleinsein und in der Nacht negativ verstärkt. Darüber hinaus gab es auch Aktqualitäten, die sich auf das Verhalten und Handeln der Pflegenden bezogen. Deutlich wurde, dass in den als gelungen erlebten Situationen das Verhalten und Handeln der Pflegenden regelmäßig Gefühle wie beispielsweise Freude, Geborgenheit usw. bei den Patienten auslösten, während in als misslungen erlebten Situationen Gefühle von Angst, Hilflosigkeit, Schuldgefühle usw. ausgelöst wurden. Das Erleben dieser Aktqualitäten hatte bereits in den Pflegesituationen erhebliche Konsequenzen. In den als gelungen erlebten Pflegesituationen bildeten die Patienten eine Form des besonderen Vertrauens heraus, was sich daran zeigte, dass sie «die Situation geschehen ließen» und sich nicht selbst aktiv an der Gestaltung der Situation beteiligten. Sie ließen die Pflegenden ihre Arbeit tun. Das bedeutete also nicht, dass sie nun zu Pflegenden persönlich ein besonderes Vertrauensverhältnis herausbildeten, das beispielsweise dann fortan als tragend erlebt wurde. Als Konsequenz wurde nur sichtbar, dass die Patienten in anderer, passiverer Weise in der Situation agierten. Im Gegensatz dazu bildeten die Patienten in als misslungen erlebten Pflegesituationen ein tiefes Misstrauen gegen die jeweiligen Pflegenden heraus. Sie nahmen an, dass diese Pflegenden beispielsweise ihnen nicht glaubten, sie in ihrer Not abwerten wollten, sie nicht ernst nahmen und zumeist kein Interesse an ihrem Befinden hatten. Auch in diesen Pflegesituationen schienen die Patienten passiver zu werden, und doch zeigte sich deutlich, dass sie diese passive Rolle nur aufgrund ihrer gesundheitlichen, zum Teil schweren Beeinträchtigungen einnahmen und bisweilen Ärger, Wut und Zorn entwickelten, da sie erlebten, dass sie sich nicht, wie oftmals gewohnt, in die aktive Gestaltung der Situation einbringen konnten. Diese Gefühle bildeten eine weitere Form der Aktqualitäten, die ausschließlich in den als misslungen erlebten Pflegesituationen vorzufinden waren. In einer Pflegesituation zeigte sich noch eine andere Form einer Aktqualität. In Thema 13 berichtete die Frau, dass sie bei dem wiederholten Abschlagen ihrer Bitte, die Unterstützung beim Haarewaschen zu bekommen, ein Gefühl von Misstrauen entwickelte und zunehmend daran zweifelte, ob die Pflegenden, die sie noch vor wenigen Tagen in einem sehr zufrieden stellenden Maß gepflegt hatten, ihre Anteilnahme und Aufmerksamkeit damals aufrichtig und ernst meinten, und kam zunehmend zu der Überzeugung, dass sie sich in den Pflegenden bezüglich ihrer Wertschätzung und Anteilnahme getäuscht hatte. Das Gefühl des Misstrauens wandelt sich in der Pflegesituation in ein tiefes Gefühl der Enttäuschung.

4.2.3.4 Zeitliche Momente in den Pflegesituationen

Zeitliche Momente nahmen in den Erzählungen zumeist keine oder eine unbedeutende Stellung ein. Nur in sehr wenigen Situationsbeschreibungen wiesen die Patienten darauf hin, dass sie sich in der jeweiligen Pflegesituation an zurückliegende Situationen aus dem Privatbereich erinnert fühlten. Wenn dies allerdings geschah, wie beispielsweise in Thema 11 (hier erinnerte sich die Patientin an den Tod des eigenen Vaters), so wurde dieser zeitliche Moment themenzentral. Die Patienten berichteten sehr selten, ob sie mit den jeweils Pflegenden der Situation vorher bereits Erfahrungen gemacht oder aber dass sie schon einmal erlebt hatten, dass andere Pflegende in einer ähnlichen Situation anders als beschrieben gehandelt hatten (z. B. Thema 13). Dies könnte das Ergebnis stützen, dass die Patienten die Pflegenden regelmäßig anonymisiert erleben und nur in für sie außerordentlichen Situationen Erfahrungen sammeln, die sie auch wirklich in ihren Erfahrungshintergrund mit aufnehmen. In nur einer Situationsbeschreibung erwähnte eine Patientin, dass sie bereits mit dem «Pflegeteam» der Station Erfahrungen gemacht hatte. In der beschriebenen Situation fühlte sie sich bestärkt, dass diese Pflegenden sich nicht um die Patienten kümmern und ihre Unterstützung verweigern (Thema 10). Die Frau bezeichnete die Pflegenden als «Teufel» und sagte, sie habe bereits vielfältige Erfahrungen mit diesen Pflegenden gemacht. Trotz meines intensiven Nachfragens berichtete die Frau jedoch nicht von den Erlebnissen. Auffällig ist jedoch, dass die Patienten in einigen Pflegesituationsbeschreibungen erwähnten, ob es sich um ein Ereignis handelte, das ihnen erstmalig widerfuhr. Zum Beispiel schilderten sie, dass sie bereits früher auf dieser Station gelegen haben oder sich nach einer Operation schon einmal so gefühlt haben usw. Auch hoben die Patienten deutlich hervor, wenn sie eine Aktivität zum ersten Mal durchführten, z. B. das Waschen der Haare nach einer Operation oder aber das Verlassen des Zimmers nach langer Liegephase.

4.3 Über die bedeutsamen Elemente in den Pflegesituationen aus der Sicht der Pflegenden

4.3.1 Das erlebende Ich und die Themen von Pflegesituationen

Die von mir interviewten Pflegenden stellten in Bezug auf ihr Lebensalter, ihre Berufskarriere, ihre Persönlichkeitsstruktur und Lebensumstände eine heterogene Gruppe dar. Einige Pflegende wiesen darauf hin, dass sie im familiären Umfeld Pflegeerfahrungen gemacht haben und dies prägend für ihre Berufsausübung sei. Alle Pflegenden waren zum Zeitpunkt des Interviews mit ihrer Berufswahl zufrieden, auch wenn einige Pflegende sagten, dass sie unter den momentanen Arbeitsbedingungen ihre persönlichen Ziele und Ideen in Bezug auf die Pflege von Menschen nur unzureichend verwirklichen könnten. Einige Pflegende stellten die Pflegesituationen vor dem Hintergrund ihrer damaligen Arbeits- und Berufssituation dar (Themen 22, 24, 26 und 27). Diese Pflegesituationen wurden mit Ausnahme der Pflegesituation 22 – hier hatte die erzählende Pflegende einen längeren Urlaub angetreten – vor dem folgenden beruflichen Hintergrund erzählt: Die Pflegenden befanden sich in einer für sie neuen Arbeitssituation (z. B. im Rahmen ihrer Ausbildung) und waren daher mit den Gegebenheiten der Stationseinheit und den pflegerischen Aufgabenstellungen nicht umfassend vertraut. In den als außerordentlich gelungen erlebten Pflegesituationen bezogen sich die Themen überwiegend auf das Verhältnis zwischen dem Gesundheitszustand des jeweiligen Patienten und dem aktiven/reaktiven pflegerischen Handeln der Pflegenden. So erlebten die Pflegenden in den gelungenen Situationen, dass ihr pflegerisches Handeln von zentraler Bedeutung für die Patienten war und ihr Befinden positiv beeinflusste. Dies erfüllte die Pflegenden regelmäßig mit Stolz, Freude und Zuversicht. Die Sinnhaftigkeit des eigenen Handelns wurde offenbar. In den als gelungen erlebten Pflegesituationen ließen sich im Wesentlichen zwei Themenausrichtungen explizieren:

1. Die deutliche Verbesserung des Gesundheitszustandes des Patienten

Die Pflegenden erlebten sich in ihrem pflegerischen Handeln zufrieden und erfolgreich und zeigten sich stolz, wenn sie merkten, dass sie die jeweiligen Patienten dahingehend unterstützen konnten, dass sich der Gesundheitszustand deutlich verbesserte. Entscheidend war dabei, dass die Patienten sich zumeist in einer anfänglich beinahe aussichtslosen Lage, bezogen auf das Ziel, gesund zu werden, befanden und dann auch durch das Engagement der Pflegenden einen entscheidenden Schritt im Gesundungsprozess vollziehen konnten (Themen 16 und 22). Doch auch, wenn sich die Genesung nicht auf die engagierte Pflege zurückführen ließ, erfüllten die Pflegesituationen die Pflegenden mit Stolz, wenn sie bemerkten, dass sich beinahe plötzlich der Gesundheitszustand der Patienten deutlich verbesserte (Themen 19 und 20). Von zentraler Bedeutung waren in diesen Pflegesituationen demnach die *Fortschritte*, die die Patienten entweder durch das direkte Tätigwerden der Pflegenden oder in Begleitung der Pflegenden machten. Diese Pflegesituationen erstreckten sich zumeist über einen längeren Zeitraum (Wochen und Monate). Den Pflegenden waren häufig die Tage oder Stunden, in denen sich der Gesundheitszustand der Patienten plötzlich und deutlich verbesserte, in besonders guter Erinnerung. So berichteten sie zumeist nur wenig von den langen Zeiträumen vor und nach diesen entscheidenden Momenten und stellten den Moment des *Umbruchs* ins Zentrum der Pflegesituationsbeschreibung. Diese entscheidende Phase in der Pflegesituation wurde so zum Anlass der Themenbildung genommen und zeigte, dass die Pflegenden sich mit dem *Schicksal* der Patienten in intensiver Weise identifizierten. In einigen wenigen Pflegesituationen berichteten die Pflegenden, dass sie durch ihr Handeln eine aktuelle Befindlichkeit (z. B. bei Übelkeit, Durst, Angst) eines Patienten verbessern konnten (Thema 17). In diesen Situationen waren die Pflegenden ebenfalls stolz darauf, den entscheidenden Moment erkannt und das Richtige getan zu haben. Die sofortige Verbesserung der Befindlichkeit sowie der Dank der Patienten bestätigten die Pflegenden in ihrer Arbeit.

2. Die Bewältigung einer aussichtslos erscheinenden Pflegesituation

Auch diese Pflegesituationen zeichneten sich durch anfängliche Aussichtslosigkeit im Hinblick auf die Verbesserung des Gesundheitszustandes der Patienten aus. Allerdings verbesserte sich der Gesundheitszustand in diesen Pflegesituationen nicht, sondern die Patienten starben (Themen 18 und 21). Jedoch wurde die anfängliche Hoffnungslosigkeit von den Patienten, Pflegenden und Angehörigen in Bewältigungsstrategien überführt, die es ermöglichten, die Gewissheit des nahen Todes zu tragen und anzunehmen. Die Pflegenden sahen ihr Engagement hinsichtlich des Aufbaus einer nahen Beziehung zum Patienten (Thema 21) oder zu den Angehörigen (Thema 18) als zentral an. In allen als gelungen erlebten Pflegesituationen wurde die anfängliche Hoffnungslosigkeit der Patienten in Lebenszuversicht oder in eine Akzeptanz des Todes umgewandelt. Die Wandlung ging entweder von der Verbesserung des Gesundheitszustandes der Patienten, die dies wahrnahmen und den Pflegenden darüber berichteten, aus, oder von der beginnenden Akzeptanz und Annahme des Todes durch die Patienten oder deren Angehörige. In den als außerordentlich misslungen erlebten Pflegesituationen fühlten sich die Pflegenden fachlich und persönlich überfordert, hilflos und ohnmächtig oder aber in ihrem persönlichen Engagement unverstanden und abgewertet. Zum Anlass der Themenbildung wurde primär die eigene Befindlichkeit der Pflegenden in den Pflegesituationen, die sich nicht oder aber nur bedingt (Thema 28) aus dem Gesundheitszustand oder der Befindlichkeit der Patienten ableiten ließ. Folgende Themenkomplexe konnte ich hier explizieren:

a) Die unausweichliche Nähe zum Patienten und/oder zu seinen Angehörigen (Themen 26, 27, 28 und 29)

Die Pflegenden berichteten häufig von Pflegesituationen, in denen sie sich fachlich und emotional außerstande sahen, für den Patienten und/oder die Angehörigen etwas zu tun, um die entstandene Situation zu bewältigen. In nahezu allen Situationen, die sich diesem Themenkomplex zurechnen ließen, waren die Patienten zumeist unmittelbar mit der Gefahr des Todes konfrontiert und starben auch in den Pflegesituationen (Themen 26, 27 und 28). Doch bezogen sich die Themen zumeist nicht auf die Tatsache, dass die Pflegenden realisierten, dass sie den bevorstehenden Tod nicht durch eigenes Handeln abwenden konnten, sondern auf die Art und Weise, wie sie in dieses Sterben involviert waren. Zumeist gelang es den Pflegenden aus vielfältigen Gründen nicht, sich vom Geschehen, von den Patienten und Angehörigen *räumlich* zu distanzieren. Sie fühlten sich «gezwungen», sich in unmittelbarer Nähe zum Patienten aufzuhalten und die Nähe zum Geschehen aufrechtzuerhalten. Diese Nähe mobilisierte diffuse Emotionen, vor allem Ängste und das Gefühl, handlungsunfähig zu sein. Das Gefühl der Handlungsunfähigkeit wurde zumeist dadurch verstärkt, dass die Pflegenden erkannten, dass ihre üblichen Handlungsstrategien hier nicht angemessen waren und sie zugleich über keine Bewältigungsstrategien in Bezug auf die Nähe zum Patienten und seinem nahen Sterben verfügten. Da sie sich der Situation jedoch nicht entziehen konnten, versuchten einige Pflegende, neue Handlungsstrategien zu entwickeln (Thema 28) oder aber sie konzentrierten sich auf pflegerische Aufgaben, denen sie einen sehr hohen Stellenwert beimaßen, die jedoch den Gesundheitszustand des zu pflegenden Menschen kaum berührten (Thema 26). In beiden Fällen gelang es den Pflegenden jedoch nicht, ein Gefühl von Handlungssicherheit zu erreichen, wohl aber konnte in gewissem Maße eine Distanz zum Geschehen hergestellt werden. In Thema 27 fand die Pflegende keine Möglichkeit, sich vom Geschehen zu distanzieren und fühlte sich noch Jahre später nahezu traumatisiert vom Erlebnis der «unmittelbaren Nähe» zur Patientin. In den Pflegesituationen 26, 27 und 28 starben die Patienten. Auffällig ist, dass die Pflegenden nicht das Ereignis des Todes zum Anlass der Themenbildung nahmen. Das Sterben der Patienten berührte sie nur noch wenig, bisweilen wurde über das Sterben gar nicht mehr berichtet. In diesen Pflegesituationen fühlten sich die Pflegenden der Nähe zum Patienten nicht gewachsen und sahen zugleich keine Möglichkeit, sich dieser Nähe zu entziehen. In der Pflegesituation 29 starb der Patient nicht, jedoch hatte er selbst das Thema Sterben in den Mittelpunkt der Situation gestellt. Die Pflegende fühlte sich emotional überfordert, als der Patient sie unmittelbar in die Auseinandersetzung einbezog. Jedoch erlebte die Pflegende gerade diese Pflegesituation nur anfänglich als misslungen und fand sich zunehmend gut zurecht und aufgehoben in der Situation. In dieser Situation hatte der Patient selbst das Maß an Nähe und die Handlungsstrategien festgelegt und der Pflegenden so zunächst ermöglicht, sich in der Situation zurechtzufinden. Später fühlte sich die Pflegende sogar in der Lage, das Ausmaß an Anteilnahme und Nähe selbst zu bestimmen und erlebte die Situation später als gelungen, auch wenn sie selbst nicht wieder in eine solche Situation kommen wollte. In den Themen 26, 27, 28 und 29 wurde deutlich, dass die Pflegenden häufig mit dem Sterben von Patienten konfrontiert waren und das Erleben von Sterben und Tod als eine negative Seite ihres Berufes begriffen. Diese Situationen wurden jedoch anders als andere Pflegesituationen, in denen Patienten ebenfalls im Sterben lagen, erlebt. Dies und der Umstand, dass sich die Pflegenden vom Tod der Patienten in einem geringeren Ausmaß berührt fühlten, zeigten, dass nicht das Thema Tod und Sterben im Zentrum stand, sondern die mittelbare Anteilnahme und Nähe zu den Patienten und die Unmöglichkeit einer Distanzierung.

b) Themen, die sich darauf bezogen, dass Pflegende erlebten, dass ihr eigenes Befinden und pflegerisches Handeln von den Patienten, Mitpatienten oder Angehörigen missachtet, ignoriert oder abgewertet wurde (Themen 23, 24 und 25)

Ebenfalls häufig berichteten Pflegende von Pflegesituationen, in denen es zu erheblichen Konfrontationen zwischen ihnen und den Patienten, Angehörigen und/oder Mitpatienten gekommen war. Anlass zur Themenbildung waren dabei Handlungsweisen von Patienten, die als ungerechtfertigt und unangemessen bewertet wurden. Dass gerade über diese Situationen berichtet wurde, zeigte, dass die Pflegenden insbesondere diejenigen Auseinandersetzungen mit den Patienten als sehr belastend erlebten, in denen sie einerseits erlebten, dass die Patienten an ihrer fachlichen Kompetenz zweifelten oder aber sie ignorierten und nicht anerkannten, und andererseits die Pflegenden sich selbst in ihren Handlungsweisen unsicher erlebten. Bei den Themen 23 und 24 zeigte sich, dass sich die Pflegenden einer Pflegesituation gegenüber sahen, die für sie in gewisser Weise eine Ausnahmesituation darstellte, und sie Mühe hatten, in der Situation die richtige Handlungsstrategie zu finden. Die Zweifel und kritischen Bemerkungen von Patienten, Mitpatienten oder Angehörigen mobilisierten zusätzlich Ängste und Zweifel an der eigenen Kompetenz und Richtigkeit der pflegerischen Handlungen. Auch in der Pflegesituation 25 fühlte sich der Pflegende der Patientin und den Angehörigen gegenüber hilflos, denn die Dominanz ihrer Wünsche und Einstellungen engte seine Handlungsmöglichkeiten ein. Dies stellte eine ungewöhnliche Umkehrung der «Machtverhältnisse» dar, und dem Pflegenden gelang es nicht, sich mit der Situation zu arrangieren. Wie auch in den Pflegesituationen 23 und 24 fühlte sich der Pflegende nicht nur nicht in seiner fachlichen Kompetenz anerkannt, sondern auch als Person abgewertet. Die enge Verbindung zwischen dem beruflichen und persönlichen Selbstwertgefühl führte dazu, dass die Pflegenden den Patienten in den Situationen nur eingeschränkt auf der fachlichen Ebene begegnen konnten und in eine persönliche Auseinandersetzung gerieten, in der Bedürfnisse und Wünsche der Patienten nicht nur nicht erkannt, sondern vehement abgewehrt wurden.

4.3.2 Die zeitlichen Horizonte der Pflegesituationen

Die Pflegenden nahmen folgende Definitionen der zeitlichen Horizonte gelungener Pflegesituationen vor:

1. Die Pflegesituationen begannen mit der Aufnahme eines Patienten (Themen 16, 18, 21) oder Wiederaufnahme nach einer Operation oder einem Aufenthalt auf einer Intensivstation (Themen 20, 22) und endeten mit der Entlassung (Themen 16, 20, 22) oder dem Tod der Patienten (Themen 18, 21).

2. Die Pflegesituation begann mit dem erstmaligen Aufstehen eines Patienten und endete mit der Entlassung oder aber der Fähigkeit des Patienten, sich selbstständig frei zu bewegen (Thema 19).

3. Die Pflegesituation begann, als die Pflegende die Befindlichkeitsstörung der Patientin bemerkte, und endete, als sich das Befinden aus Sicht der Patientin gebessert hatte (Thema 17).

Deutlich wurde, dass zumeist die Dauer der zeitlichen Anwesenheit der Patienten auf der Station zum Anlass der Definition des zeitlichen Horizonts genommen wurde. In einigen wenigen Fällen endeten die Pflegesituationen, wenn Patienten sich wieder selbständig bewegen konnten. Zumeist war damit verbunden, dass sie auf die pflegerische Unterstützung nur noch punktuell angewiesen waren. Festzuhalten ist, dass die Definitionen der zeitlichen Horizonte sich stets auf den Patienten bezogen. Folgende Aspekte waren Anlass zu Situationsdefinition:

1. Dauer der Anwesenheit des Patienten (Themen 16, 18, 20, 21 und 22)
2. Dauer der Befindlichkeitsstörung von Patienten (Themen 17 und 19)

Die Zeitspannen der Pflegesituationen erstreckten sich regelmäßig über einen längeren Zeitraum (Wochen bis Monate). Die Pflegenden berichteten nur selten von gelungenen Pflegesituationen, die nur wenige Minuten und Stunden andauerten (z. B. Thema 17). Auch in den als misslungen erlebten Pflegesituationen bildete oftmals die Dauer der Anwesenheit der Patienten auf einer Station, also der Zeitraum vom Tag der Aufnahme bis zum Tag der Entlassung oder des Versterbens, den zeitlichen Rahmen für die Pflegesituation. Hier nahmen die Situationen eine Dauer von mehreren Tagen bis Wochen ein (Themen 25, 26, und 28). Interessant ist, dass in diesen langen Zeiträumen nur wenige Momente hervorgehoben wurden, die dann jedoch in eine ähnliche Erlebens- und Interpretationsrichtung wiesen. Diese Situationen wurden als zunehmend belastend erlebt und das Ende der Pflegesituation durch die Verlegung oder aber auch das Sterben des Patienten wurde als beinahe *erlösend* empfunden. In anderen Pflegesituationsbeschreibungen wurde jedoch deutlich, dass es sich um kürzere Zeiträume im Erleben handelte, nämlich nur um wenige Stunden. Diese Situationen begannen, wenn Pflegende und Patienten in unmittelbaren räumlichen Kontakt, also in eine «face-to-face»-Situation gelangten, und endeten, wenn die Pflegenden sich wieder vom Patienten entfernten (Themen 23, 24, 27 und 29). So begann beispielsweise die Pflegesituation 27, als die Pflegende und die Patientin in Kontakt traten, und endete, als die Pflegende die Station verließ. Hier wurde also die räumliche Anwesenheit zum Anlass der Situationsdefinition, was sich wiederum auch im Thema widerspiegelte: Die Pflegende litt in erheblichem Maße unter der unmittelbaren räumlichen Nähe zur Patientin und fühlte sich erst entlastet, als sie die Distanz räumlich wiederherstellen konnte. Auch in anderen Situationen zeigte sich deutlich, dass die Herstellung einer räumlichen Distanz die Pflegesituation beendete. Entscheidend war hier auch, dass die Pflegenden in diesen Situationen selbst die Distanz wiederherstellten: Sie gingen aus dem Zimmer oder wandten sich vom Patienten ab und einem anderen zu. Auffällig war an diesen Situationen, dass kurz vor der zumeist aktiven Beendigung der Situation die Pflegenden mit den Patienten in eine verbale Auseinandersetzung gerieten, sich durch zumeist einseitige Anrede zu entlasten suchten und dabei die Patienten zurechtwiesen oder ihre Meinung eindeutig und dabei ohne weitere Diskussionsbereitschaft mitteilten, um sich dann vom Patienten abzuwenden. Die emotionale Entlastung fand also noch in der Situation statt und endete so mit der Wiederherstellung eines gewissen Selbstwertgefühls oder auch eines emotionalen Ausgleichs auf Seiten der Pflegenden.

4.3.3 Die Mitgegebenheiten in den Pflegesituationen

4.3.3.1 Details zum Thema

1. In Bezug auf die Patienten:

a) Erkrankungsart und körperliche Folgen
In den als gelungen erlebten Pflegesituationen berichteten die Pflegenden von Patienten, die unter einer Tumorerkrankung im fortgeschrittenen Stadium litten (Themen 16, 21 und 22). Einen bedeutsamen Stellenwert nahm diese Mitgegebenheit jedoch nur in den Themen 16 und 22 ein, denn die Patienten erholten sich von ihrer Erkrankung und konnten das Krankenhaus wider Erwarten in einem guten Allgemeinzustand verlassen. In den Themen 19 und 20 berichteten die Pflegenden von Erkrankungsarten, die zwar als ernst zu bewerten sind (z. B. Lähmungen), aber nicht lebensbedrohlich waren. Auch hier war von entscheidender Bedeutung, dass sich der Gesundheitszustand der Patienten während des Krankenhausaufenthaltes deutlich verbesserte. Nahezu alle Patienten mussten sich einer Operation unterziehen. Dieser Umstand wurde jedoch nicht themenzentral dargestellt, sondern regelmäßig als Hintergrundinformation gegeben. In zwei Pflegesituationsbeschreibungen machten die Pflegenden keine Angaben zur Erkrankungsart der Patienten (Themen 17 und 18). Die Erkrankungsart *und* die Verbesserung des Gesundheitszustandes durch die Therapie und Pflege im Krankenhaus nahmen demnach einen bedeutsamen Stellenwert in den Schilderungen der Pflegenden ein. Verbesserte sich der Gesundheitszustand der jeweiligen Patienten nicht, so wurden die Verschlechterung des Gesundheitszustandes und die körperlichen Folgen bis hin zum Eintritt des Todes (Themen 18 und 21) nur beiläufig oder gar nicht erwähnt. In den als misslungen erlebten Pflegesituationen nahmen die Erkrankungsarten regelmäßig einen niedrigeren Stellenwert ein. In drei Themen machten die Pflegenden keine Angaben zu den Erkrankungsarten (Themen 23, 24 und 27). In den Themen 25, 26, 28 und 29 berichteten die Pflegenden, dass die Patienten unter einer Tumorerkrankung litten und teilweise auch in der Pflegesituation oder zu einem späteren Zeitpunkt verstarben (Themen 25, 26 und 28). Jedoch wurde die Tatsache, dass die Patienten unter diesen lebensbedrohlichen Erkrankungen litten, nur in zwei Pflegesituationen relevant (Themen 28 und 29). Bei beiden Situationen handelte es sich um Situationen, die zwar anfänglich als misslungen bewertet wurden, im Verlauf des Interviews zeigte sich jedoch, dass die Pflegenden diese Pflegesituationen eher als ein prägendes Erlebnis einstuften, in dem sie durchaus positive Erfahrungen gesammelt hatten. Zudem

zeichneten sich beide Situationen durch einen besonderen Umgang der Patienten mit ihrer jeweiligen Erkrankung aus. Auf diesen Umstand wird an anderer Stelle detaillierter eingegangen. Auch die Verschlechterung des Gesundheitszustandes wurde zumeist nur als Hintergrundinformation gegeben (Themen 25, 26, 27 und 28). Zwar hatte diese Verschlechterung Auswirkungen auf die pflegerischen Aktivitäten, doch wurden sie nicht themenzentral dargestellt. Selbst in den Themen 26 und 27, in denen von stetigen bis hin zu drastischen Verschlechterungen des Gesundheitszustandes des Patienten berichtet wurde, zeigte sich, dass die Pflegenden weniger über die Befindlichkeiten der Patienten berichteten, also beispielsweise über eine starke Zunahme von Schmerzen, sondern sich auf die Aktqualitäten, auf eigene Emotionen konzentrierten und dabei mögliche Befindlichkeiten oder auch Aktqualitäten der Patienten ausblendeten. Anders also als in den als gelungen erlebten Pflegesituationen nahmen die Pflegenden an der Veränderung des Gesundheitszustandes der Patienten weniger Anteil und fühlten sich in die Lage der Patienten weniger ein. Besonders deutlich wurde dieser Umstand in den Themen 24, 25, 26 und 27, in denen ohne emotionale Anteilnahme der schlechte und sich teilweise drastisch verschlechternde Gesundheitszustand geschildert wurde. Auch dass die Patienten in oder nach der Pflegesituation verstarben, wurde nur in Thema 28 (und hier vor allem die Art des Sterbens) hervorgehoben, sonst jedoch beinahe beiläufig erzählt.

b) Befindlichkeiten der Patienten

Über die Befindlichkeit der Patienten wurde regelmäßig in den als gelungen erlebten Situationen nur selten und zumeist undifferenziert berichtet. So wiesen die Pflegenden vor allem bei der Nennung der Grunderkrankung der Patienten darauf hin, in welcher körperlichen Verfassung sich ein Patient befand, indem sie beispielsweise sagten, dass der Patient in einem «reduzierten Allgemeinzustand» war (Themen 16 und 22) oder unter Lähmungserscheinungen litt (z. B. Thema 20). Einen besonderen Stellenwert nahmen die körperlichen Befindlichkeiten nur in folgenden Zusammenhängen ein: *Gewonnene Mobilität:* Die Pflegenden maßen dem Umstand, dass ein Patient durch die Therapie und Pflege wieder an Mobilität gewann, einen entscheidenden und themenzentralen Stellenwert bei (Themen 16, 19 und 20). In der Pflegesituation 17 waren *aktuelle Befindlichkeitsstörungen* («Übelkeit und Erbrechen») die zentralen Mitgegebenheiten, die die Aktion der Pflegenden bedingte. Festzuhalten ist auch, dass die Pflegenden darauf hinwiesen, wenn ein Patient im Laufe der Pflegesituation einen Dekubitus bekommen hatte. Jedoch wurde diese Mitgegebenheit nur im Zusammenhang mit der Darstellung der Erkrankungsart mitgeteilt, um so die Schwere der Erkrankung zu untermauern. In ähnlicher Weise berichteten die Pflegenden in den als misslungen erlebten Pflegesituationen nur selten und undifferenziert von den körperlichen Befindlichkeiten. Sie erwähnten beispielsweise, dass Patienten immobil waren (Thema 26), unter Schüttelfrost litten (Thema 23), Schmerzen hatten (Themen 26, 27 und 28) oder nicht essen konnten (Thema 26).

Die seelische Befindlichkeit der Patienten wurde nur in einigen wenigen Pflegesituationsbeschreibungen themenzentral. Als Beispiele könnten hier wiederum die Themen 28 und 29 gelten, in denen die Pflegenden das emotionale Befinden der Patienten zu beschreiben versuchten und zeigten, dass sie sich in der Pflegesituation in die Patienten einfühlten. In anderen Pflegesituationsbeschreibungen wurden bisweilen Ausdrücke verwandt, die das seelischen Befinden der Patienten grob umreißen sollten. So sagte eine Pflegende beispielsweise, dass die Patientin «psychisch kaputt» gewesen sei (Thema 26), oder eine Pflegende sagte, dass der Patient sie «aggressiv» angesprochen habe (Thema 23). In den als gelungen erlebten Pflegesituationen wiesen die Pflegenden regelmäßig darauf hin, dass die Patienten sich gefreut haben, wenn sie bemerkten, dass sich ihr Gesundheitszustand verbesserte (Themen 16, 17, 19, 20 und 22). Zusammen mit der Freude gaben sie den Pflegenden gegenüber auch ihre Dankbarkeit zum Ausdruck. Jedoch ist auch bei den als gelungen erlebten Pflegesituationen festzuhalten, dass das seelische Befinden nur in einem sehr begrenzten Umfang beschrieben und nur dann themenzentral wurde, wenn sich die Freude der Pflegenden mit der Freude der Patienten deckte.

c) Besonderheiten und Wesensart der Patienten

In einigen wenigen Pflegesituationen hoben die Pflegenden besondere Kennzeichen der Patienten hervor und verbanden diese zugleich mit der Kennzeichnung der Wesensart der jeweiligen Patienten. Diese Mitgegebenheiten wurden dann auch themenzentral dargestellt. In den als gelungen erlebten Pflegesituationen hob eine Pflegende hervor, dass die Patientin geistig behindert und die deutsche Sprache nicht ihre Muttersprache war. Aufgrund dessen habe sie Schwierigkeiten in ihrer verbalen Ausdruckskraft gehabt. Jedoch sei sie ein fröhlicher und stets gut gelaunter Mensch gewesen (Thema 19). In einer anderen Situation hatte der Patient einen «außerordentlichen» Beruf, er war Schauspieler und wurde von der Pflegenden als ein «ganz lieber Mensch» bewertet (Thema 22). Beiden Pflegenden fiel die Einfühlung in diese Patienten offenbar leichter und sie nahmen großen Anteil am Schicksal dieser Patienten. In ganz ähnlicher Weise verknüpfte auch der Pflegende in Thema 25 die Besonderheit, dass die Patientin privat versichert war, mit seiner Einschätzung ihres Wesens, das er durch eine gewisse «fordernde Anspruchshaltung» und «Hochnäsigkeit» umschrieb. Hier allerdings gelang es dem Pflegenden nicht, sich in die Lage der Patientin einzufühlen und die Motive für ihre Wünsche wenigstens gedanklich im Interview zu erkennen. So zeigte sich in der Analyse dieser Mitgegebenheiten, dass das aktuelle seelische Befinden und die Wesensart von Patienten nur selten als bedeutsam wahrgenommen wurden. Hervorzuheben ist in diesem Zusammenhang aber, dass einige Pflegende es als bedeutsam einstuften, wie der jeweilige Patient mit seiner Gesundheitsbeeinträchtigung umging. In Thema 16 verwies die Pflegende deutlich darauf, dass der Patient zunächst den Pflegenden gegenüber verschlossen, distanziert und bisweilen aggressiv aufgetreten sei. Später habe er realisiert, dass sich sein Gesundheitszustand besserte und setzte sich aktiv für seine Gesundung ein. Dies ging auch mit einer emotionalen Öffnung den Pflegenden gegenüber einher. Das Engagement für die eigene Gesundheit und die gute seelische Verfassung wurden auch in anderen Pflegesituationen hervorgehoben (Themen 19, 20, 21, 22 und 29). Im Vordergrund standen in diesem Zusammenhang jedoch nicht das seelische Befinden der Patienten, sondern ihr Engagement, ihre Tatkraft und Fähigkeit, sich mit ihrer Lage zu arrangieren.

d) Alter und Geschlecht der Patienten
Über das Alter der Patienten machten die Pflegenden nur selten genaue Angaben. Auffällig war jedoch, dass die Pflegenden hervorhoben, wenn es sich um jüngere Patienten handelte (Themen 17, 19, 20, 26 und 28). Hier zeigte sich, dass die Pflegenden bei jüngeren Patienten auf die Erkrankungsart hinwiesen und verdeutlichten, dass sie ein generelles Mitgefühl diesen Patienten, die in «jungen Jahren» unter erheblichen Gesundheitsbeeinträchtigungen litten, entgegenbrachten. In diesem Zusammenhang sollte betont werden, dass nur eine Pflegende auf den Umstand verwies, dass eine Patientin «zwei kleine Kinder» hatte (Thema 26), ein Umstand, der ebenfalls das Mitgefühl der Pflegenden auslöste. In anderen Pflegesituationen wurde teilweise erwähnt, dass die Patienten Lebenspartner hatten. Diese Mitgegebenheit war jedoch nie themenzentral. In vielen Pflegesituationen machten die Pflegenden keine Angaben zum Alter der jeweiligen Patienten, in einigen wurde lediglich darauf hingewiesen, dass es sich um ältere Patienten handelte. Ob die Patienten männlich oder weiblich waren, ließ sich in allen Pflegesituationen der verwendeten Sprache entnehmen. Allerdings wurde die Mitgegebenheit, ob ein Patient männlich oder weiblich war, nie als bedeutsam dargestellt.

2. In Bezug auf die eigene Person
In sehr wenigen Pflegesituationsbeschreibungen versuchten die Pflegenden einen Zusammenhang zwischen ihrer Person und der erlebten Situation herzustellen. So berichteten die Pflegenden regelmäßig nicht, ob sie sich beispielsweise in einer bestimmten emotionalen Stimmung befanden, als sie in die Situation eintraten, oder dass sie sich in einer speziellen, zum Beispiel belastenden Arbeits- oder auch Lebenssituation befunden haben. Lediglich in der Pflegesituation 24 berichtete der Pflegende, dass er sich zum Zeitpunkt der erlebten Pflegesituation in keinem «gefestigten sozialen Umfeld» befunden habe. Eine Pflegende berichtete, dass sie innerhalb der Pflegesituation ihren Urlaub angetreten habe (Thema 22). In beiden Fällen hatten diese Mitgegebenheiten eine zentrale Bedeutung für die Pflege-

situation. Auffällig war, dass vornehmlich jüngere Pflegende über misslungene Pflegesituationen berichteten (Themen 23, 25, 26 und 27) oder aber ältere Pflegende über lange zurückliegenden Pflegesituationen (Thema 24). Einige dieser Situationen ereigneten sich während der Ausbildung (Themen 24, 27). Ein Zusammenhang zwischen Alter und erlebter Pflegesituation lässt sich insofern herstellen, als dass diese jüngeren Pflegenden deutlich über fachliche und infolgedessen über emotionale Schwierigkeiten in der Pflegesituation berichteten (Themen 23, 24, 26 und 27). So standen einige Pflegende erstmals einer spezifischen pflegerischen Aufgabe in der beschriebenen Intensität gegenüber, die sie nur mit Mühe und dem Gefühl, fachlich nicht sicher zu sein, bewältigten (Themen 23, 26, 27). Bei den als gelungen erlebten Pflegesituationen zeichnete sich ein ähnlicher positiver Zusammenhang nicht ab.

Nur wenige Pflegende hoben hervor, dass sie in der jeweiligen Pflegesituation pflegerisch engagiert gearbeitet haben. Nur eine Pflegende wies darauf hin, dass sie die Patientin bereits längere Zeit vor der Pflegesituation täglich gewaschen habe (Thema 19). In wenigen Pflegesituationen beschrieben die Pflegenden ein Engagement, das sie als außerordentlich hoch einschätzten (Themen 16 [Die Pflegende kümmerte sich «pflegerisch intensiv» um den Patienten], 21 [Die Pflegenden achteten darauf, dass der Patient regelmäßig trank, betteten und wuschen ihn und behandelten den Dekubitus]). Auch hoben einige Pflegende hervor, dass sie den Patienten Leistungen anboten, die sie nicht regelmäßig Patienten anboten. In Thema 20 versuchten die Pflegenden tagtäglich den Patienten zum Aufstehen zu motivieren, in Thema 21 und 28 lasen die Pflegenden den Patienten vor und in Thema 17 hielt die Pflegende der Patientin die Hand. Diese Leistungen wurden zu bedeutsamen Mitgegebenheiten und waren Ausdruck einer intensiven Anteilnahme. In nahezu allen Situationsbeschreibungen, die sich auf gelungene Situationen bezogen, erwähnten die Pflegenden, dass auch die anderen Pflegenden sich in ähnlicher Weise für die Patienten engagierten (Themen 16, 18, 19, 20, 21 und 22). Eine Pflegende hob hervor, dass die Stationsschwester sie selbst und ihre KollegInnen zu einer intensiven Pflege motivierte (Thema 21).

3. In Bezug auf den pflegerischen Leistungsprozess und den allgemeinen Ablauf der Pflegesituation

Wie bereits an anderer Stelle erwähnt, wurden die meisten Patienten vor oder im Verlauf der Pflegesituation operiert und waren teilweise auch als «Notfall» eingeliefert worden. Dies lässt sich sicherlich auch vor dem Hintergrund der fachlichen Ausrichtung des Krankenhauses erklären, jedoch muss festgehalten werden, dass auf den unterschiedlichen Stationen viele Patienten konservativ behandelt wurden. Die Operation wurde jedoch nur insofern bedeutsam, als dass durch sie pflegerische Leistungen initiiert wurden, die jedoch die Pflegenden regelmäßig nicht differenziert erläuterten. Zumeist handelte es sich hier um Leistungen wie

Waschen, Betten, die Verabreichung von Schmerzmitteln, das Anlegen oder Bereitstellen von Hilfsmitteln (z. B. eines Korsetts) oder das Behandeln von Dekubiti. Wenn die Pflegenden diese Leistungen jedoch differenziert darstellten, so wurden sie zu bedeutsamen Mitgegebenheiten (z. B. Themen 17, 21, 26 und 28). In diesen Situationsbeschreibungen hoben die Pflegenden hervor, dass sie für die Patienten Leistungen erbrachten, die sich sowohl in der Art wie auch in der Intensität von anderen pflegerischen Leistungen unterschieden. Folgende Leistungen wurden beispielsweise für die Patienten bereitgestellt:

- Hilfen zur Überwindung von Übelkeit (Thema 17)
- Versorgung eines Anus Praeters (Thema 26)
- Überwachung der Trinkmenge (Thema 21)
- Vorlesen (Themen 21, 28)
- In das Zimmer der Patienten öfter hineingehen, mit den Patienten Gespräche führen oder ihnen zuhören (Themen 16, 19, 20, 21 und 28)

Diese Leistungen wurden von den Patienten dankbar angenommen und die Pflegenden zeigten einen gewissen Stolz für ihr pflegerisches Engagement. Auch ist festzuhalten, dass die Pflegenden selbst diese Leistungen initiierten und nicht von den Patienten um diese Leistungen gebeten wurden. Deutlich wurde, dass diese Leistungen als *Extraleistungen* von Seiten der Pflegenden bewertet wurden, die sie primär in gelungenen Situationen den Patienten zuteil werden ließen. Auch in den Pflegesituationen 28 und 29, die die Pflegenden zunächst als misslungen darstellten, zeigte sich, dass gerade diese Leistungen die Situation zum Positiven wandelten. In den als misslungen erlebten Situationen zeigte sich, dass das Einfordern von Leistungen durch Patienten, Angehörige oder Mitpatienten zum Auslöser von Auseinandersetzungen wurde (Themen 23, 24 und 25). Diese Leistungen bewerteten die Pflegenden als unangemessen oder gar überflüssig. In vielen Pflegesituationen ereignete sich etwas, was den Fortgang der Situation maßgeblich beeinflusste:

- Die Patienten zeigten (plötzlich) deutliche Fortschritte in ihrer Gesundung (Themen 16, 17 19, 20 und 22, also in gelungenen Pflegesituationen).
- Die Pflegenden, Angehörigen oder auch Patienten gelangten zu dem Bewusstsein, dass die Patienten sterben werden (Themen 18, 21, 26 und 28).
- Die Pflegenden wurden in ihrer Arbeit unterbrochen und mussten sich auf andere Aspekte, die für die Patienten, Angehörigen oder Mitpatienten, nicht aber (zunächst) für sie und ihre Arbeit wichtig waren, einstellen (Themen 23, 24, 25 und 29). Diese Wendungen ereigneten sich aus der Sicht der Pflegenden

unerwartet und plötzlich (bei den Patienten traten beispielsweise Schmerzen, Fieber, Puls- und Blutdruckanstieg auf oder aber sie konfrontierten Pflegende mit Wünschen, die als eher unüblich oder unangemessen bewertet wurden, z. B. das Bringen von Essen und Trinken außerhalb der üblichen Essenszeiten, das Einfordern der Unterschrift für das Testament).

Während sich in den gelungenen Pflegesituationen regelmäßig eine gewisse Normalität im Umgang mit den neuen Gegebenheiten einstellte, erlebten die Pflegenden in misslungenen Situationen, dass es ihnen nicht oder nur unter erheblicher Mühe gelang, eine gewisse Normalität und Routine wiederherzustellen.

4. In Bezug auf Angehörige, Mitpatienten und andere Pflegende
In der Hälfte der analysierten Situationsbeschreibungen wurde über die Anwesenheit naher Angehöriger (Ehepartner, Mutter, Sohn, Bruder und/oder Schwiegertochter) der Patienten berichtet (Themen 16, 18, 19, 25, 26, 28 und 29). Die jeweiligen Angehörigen wurden regelmäßig bedeutsam für die Entwicklung der Pflegesituation, denn sie übernahmen verschiedene Aufgaben der Pflegenden (z. B. Waschen, Essenreichen usw.) und sorgten für die emotionale Stabilität der Patienten. Zumeist waren die Angehörigen den ganzen Tag anwesend, bisweilen sogar in der Nacht (Themen 18 und 26). In beinahe allen Pflegesituationen erlebten die Pflegenden die Angehörigen als positive Unterstützung: In der Pflegesituation 16 unterstützte die Ehefrau die Kommunikation zwischen dem Patient und den Pflegenden, indem sie den Emotionen ihres Mannes verbalen Ausdruck verlieh und so maßgeblich an der Etablierung einer guten Beziehung mitwirkte. In der Pflegesituation 18 traten der Sohn und die Schwiegertochter stellvertretend für die Patientin, die sich nicht mehr verbal äußern konnte, in den Mittelpunkt des Erlebens. Ihre professionelle Umgangsform mit dem Leiden und Sterben der Mutter ermöglichte es der Pflegenden, den Prozess aktiv und bewusst mitzugestalten. In Thema 19 trat die Mutter der jungen Patientin nicht in den Mittelpunkt des Erlebens, denn die Pflegende hatte zu der Patientin bereits ohne die Mitwirkung der Mutter eine sehr gute Beziehung etabliert. Jedoch übernahm die Mutter zentrale Aufgaben in der Pflege und entlastete die Pflegenden so sehr, dass sie die Patientin wesentlich früher als mobil und selbständig einschätzten, als sie es tatsächlich war. In der Pflegesituation 26 unterstützte der Ehemann die Pflegenden, indem er alle pflegerischen Aufgaben übernahm, die er sich zutraute. Diese Pflegesituationen zeichneten sich dadurch aus, dass die Pflegenden mit den Angehörigen ein gemeinsames Anliegen teilten, nämlich die Gesundwerdung oder Bewältigung der oftmals sehr schwierigen Lebenssituation. Aber nur in einigen Pflegesituationen wurde beschrieben, dass die Pflegenden zu den Angehörigen ein besonderes Verhältnis etablierten (Themen 16 und 18). In zwei Pflegesituationen wurde deutlich, dass die Angehörigen für die Patienten einen großen

Stellenwert hatten, jedoch mit den Pflegenden nicht in einen ersichtlichen Kontakt getreten waren (Themen 28 und 29). In nur einer Pflegesituation berichtete ein Pflegender, dass er die Angehörigen als belastend erlebt hatte. In der Pflegesituation 25 bestärkten der Sohn und die Schwiegertochter die Patientin in ihren Wünschen und Bedürfnissen und deren Erfüllung in erheblichem Maße. Da der Pflegende diese Wünsche und Bedürfnisse als wenig relevant einschätzte, erlebte er die Angehörigen nahezu als eine Bedrohung. Diese Angehörigen waren sehr bedeutsam für die negative Entwicklung der Pflegesituation und wurden in ihrem Handeln und ihrer Lebensweise detaillierter beschrieben als die Patientin. In einer Pflegesituationsbeschreibung wies die erzählende Pflegende darauf hin, dass der Patient keine Angehörigen gehabt hätte. Diese Mitgegebenheit war insofern bedeutsam, als dass sie ein Motiv für die Bereitschaft zur Aufnahme einer intensiven emotionalen Auseinandersetzung mit dem Patienten war. Die Pflegende sah es als ihre *Pflicht* an, dieser Mitgegebenheit mit Engagement zu begegnen, denn sie empfand insbesondere deshalb ein hohes Maß an Mitleid für diesen Mann. Über Mitpatienten wurde regelmäßig nicht in den Pflegesituationen berichtet. Eine Ausnahme bildeten die Pflegesituationen 23 und 24. In diesen Situationen standen jedoch die Mitpatienten im Mittelpunkt der Pflegesituation, und die Patienten, von denen die Pflegenden anfänglich berichteten, gerieten weit in den Hintergrund der Situation. Beide Patienten mischten sich sozusagen in die Pflege der Pflegenden ein. Diese Unterbrechungen erlebten die Pflegenden als bedeutsam für den negativen Ausgang der Pflegesituation. Wie bereits oben erwähnt, erlebten die Pflegenden in den gelungenen Pflegesituationen es als sehr hilfreich, dass andere Pflegende sich in ähnlicher Weise an der Pflege der Patienten beteiligten. In einer Pflegesituation (Thema 29) berichtete die Pflegende, dass die Begleitung einer Kollegin in das Patientenzimmer für sie eine enorme Erleichterung und emotionale Stabilisierung darstellte.

4.3.3.2 Die Begleitumstände

1. Die Anzahl der Mitpatienten

In den als misslungen erlebten Pflegesituationen wiesen alle Pflegenden auf die Mitgegebenheit des Patientenzimmers und hier insbesondere auf die Anzahl der Mitpatienten hin, während in den als gelungen erlebten Pflegesituationen nur in Thema 18 die Pflegende erwähnte, dass die Patientin in einem Einzelzimmer untergebracht war, weil nur so die Möglichkeit bestand, dass die Angehörigen auch über Nacht bei der Patientin bleiben konnten. In den als misslungen erlebten Pflegesituationen wiesen die Pflegenden darauf hin, dass sowohl die Patienten als auch die Pflegenden mit der Mitgegebenheit anderer Patienten umgehen mussten und dies vor allem dann Probleme machte, wenn sich die Pflegenden intensiv um den Patienten bemühten, pflegerische Handlungen ausführten oder Zeit für ein Gespräch mit den Patienten suchten (Themen 23, 29). Rückzugsmöglichkeiten wurden hier geschaffen, indem die anderen Mitpatienten (in beiden Themen handelte es sich um vier weitere Patienten) gebeten wurden, das Zimmer zu verlassen (Thema 29), oder aber die Auseinandersetzung auf den Flur verlagert wurde (Thema 23), da die Pflegende nicht im Beisein der anderen Patienten die offene Auseinandersetzung führen wollte. So verließ sie, als sie realisierte, dass es zu einer Auseinandersetzung mit einem Patienten kommen würde, zunächst das Zimmer und sprach den Patienten später auf dem Flur an. Zwei Pflegesituationen ereigneten sich auf einer Intensivstation (Themen 24, 27). In Thema 24 wies der Pflegende darauf hin, dass zwei Patienten in einem Zimmer lagen und eigentlich die Möglichkeit gegeben war, beide Patienten durch einen Vorhang in ihrer Intimsphäre zu schützen. Der Pflegende bemängelte jedoch, dass die Patienten trotzdem sehr viel von dem anderen Patienten mitbekommen würden, da der Vorhang zum einen nicht gegen die Geräusche schützen könnte und zum anderen sehr oft geöffnet würde, wenn nämlich pflegerische oder ärztliche Handlungen durchgeführt würden, und gerade in diesen Momenten würden beide Patienten unter dem Mangel an Privatheit leiden. In Thema 27 wies die Pflegende darauf hin, dass sie selbst sich durch die Geräusche des Monitors erheblich gestört fühlte und den Eindruck hatte, dass die Monitore visuell und akustisch so sehr dominierten, dass es ihr schwer fiel, sich auf die Patientin zu konzentrieren. In den Themen 25 und 26 erwähnten die Pflegenden, dass die Patienten in Einzelzimmern lagen. Wie auch in Thema 18 lag die Patientin in Thema 26 in einem Einzelzimmer, da ihrem Mann ermöglicht werden sollte, auch in der Nacht bei seiner Frau zu verweilen. In Thema 25 erwähnte der Pflegende, dass die Patientin aufgrund ihres Versichertenstatus im Einzelzimmer gelegen habe und maß dieser Mitgegebenheit keine weitere Bedeutung zu.

2. Wechsel der Räumlichkeiten

In den als gelungen erlebten Pflegesituationen stellten einige Pflegende den Moment als bedeutsam heraus, als es den Patienten gelang, das eigene Patientenzimmer zu verlassen (Themen 16, 19, 20 und 22). Dieser Moment wurde als sichtbares Zeichen der Genesung bewertet, was die Pflegenden ebenso froh und erleichtert stimmte wie die Patienten.

4.3.3.3 Die Aktqualitäten in Pflegesituationen

Die Aktqualitäten standen stets in enger Verbindung mit dem Thema der jeweiligen Pflegesituation und wurden in dieser Zusammenfassung bereits in einigen Ausführungen angesprochen. Einige Aspekte werden hier nochmals gesondert thematisiert.

1. Aktqualitäten, die durch die Veränderung des Gesundheitszustandes der Patienten ausgelöst wurden

In den als gelungen erlebten Pflegesituationen zeigte sich deutlich, dass die Pflegenden in diesen Situationen Gefühle des Stolzes, der Zufriedenheit und Freude entwickelten, wenn sie bemerkten, dass sich der Gesundheitszustand eines Patienten sichtbar verbesserte. Oftmals drückten die Patienten in diesen Momenten ihre Dankbarkeit aus und verstärkten so die Gefühle der Pflegenden. Und auch in den Pflegesituationen, in denen keine Verbesserung des Gesundheitszustandes der Patienten mehr erreicht werden konnte, fühlten sich die Pflegenden in der Lage, die Patienten und/oder Angehörigen so weit zu unterstützen, dass die anfängliche Hoffnungslosigkeit in eine Form der Akzeptanz des nahen Todes umgewandelt wurde. Die Pflegenden zeigten in den als gelungen erlebten Pflegesituationen, dass sie Vertrauen hatten in die eigenen fachlichen und persönlichen Kompetenzen und fühlten sich daher auch nicht überfordert und in ihrer Handlungskompetenz eingeschränkt. Im Gegensatz dazu löste die Verschlechterung des Gesundheitszustandes der Patienten keine tiefen Emotionen aus. Zumeist wurde beinahe beiläufig darüber gesprochen und die Pflegenden bewerteten die Verschlechterung nicht etwa – wie in einem Umkehrschluss – als «Misserfolg» des eigenen Handelns.

2. Aktqualitäten, die durch unvorhergesehene Geschehnisse in der Pflegesituation ausgelöst wurden

In vornehmlich als misslungen erlebten Pflegesituationen ereignete sich zumeist etwas, was die Pflegenden überraschte, und sie konnten die Situation mit den üblichen Handlungsstrategien nicht bewältigen (Themen 23, 24, 26, 27, 28 und 29). Diese Begebenheiten lösten bisweilen diffuse Gefühle von Angst und Unsicherheit aus und setzten die Handlungsfähigkeit der Pflegenden in erheblichem Maße herab. Erst die Konzentration auf einige wenige Aspekte der Pflegesituation ermöglichte es den Pflegenden, die Handlungskompetenz wiederzuerlangen. Ein Beispiel soll diesen Umstand verdeutlichen: In der Pflegesituation 23 fühlte sich die Pflegende durch die plötzliche Verschlechterung des Gesundheitszustandes des Patienten erheblich verunsichert und fachlich überfordert. Als der Mitpatient sie fragte, ob sie nicht besser einen Arzt hinzuziehen sollte, begann die Pflegende mit dem Mitpatienten eine beinahe als aggressiv zu bezeichnende Auseinandersetzung, die sie selbst von dem Geschehen ablenkte und eine gewisse Distanz herstellte. In diesem Zusammenhang wird deutlich, dass es den Pflegenden gerade in bestimmten Phasen der Pflegesituation nicht gelang, eine gewisse Distanz zum Geschehen herzustellen. Sie fühlten sich so sehr involviert, dass die Nähe sie beinahe in ihren Handlungskompetenzen zu lähmen schien. Nur selten gelang es den Pflegenden in der Situation die Distanz wiederherzustellen.

3. Aktqualitäten, die sich auf die Grunderkrankung der Patienten bezogen
Im Zusammenhang mit den zeitlichen Momenten in Pflegesituationen zeigte sich, dass die Pflegenden sich oftmals bei Patienten, die unter einer Tumorerkrankung litten, an andere Patienten erinnerten, die auch unter dieser Erkrankung litten. Nur selten hoben die Pflegenden explizit hervor, um welche Tumorerkrankung es sich bei den jeweiligen Patienten handelte. Ohne den Ausführungen vorzugreifen, kann hier betont werden, dass die Pflegenden mit dieser Erkrankungsart einen gewissen Pessimismus in Bezug auf die Gesundungschancen der Patienten verbanden und insbesondere zu Beginn der Pflegesituation Gefühle der Ausweglosigkeit und Hilflosigkeit erlebten. Besserte sich der Gesundheitszustand der Patienten jedoch sichtlich, so freuten sich die Pflegenden außerordentlich und konnten optimistische Gefühle auch für andere Patienten, die unter einer Tumorerkrankung litten, entwickeln. Verschlechterte sich der Gesundheitszustand der Patienten (zum Teil drastisch), berichteten die Pflegenden nicht, dass sie sich in ihrem Pessimismus bestätigt fühlten. Sie konzentrierten sich auf andere Aspekte der Pflegesituation und klagten beispielsweise nicht, dass es für sie belastend sei, dass die Patienten mit dieser Erkrankung zunehmend leiden und mitunter sterben müssen. Die emotionale Anteilnahme an der Erkrankungsart war also zu Beginn der Pflegesituationen erheblich höher.

4.3.3.4 Zeitliche Momente in Pflegesituationen

1. Erinnerungen an andere Patienten, die unter einer ähnlichen Erkrankung litten
Einige Pflegende erwähnten besonders bei der Einleitung der Situationsbeschreibung, dass sie sich an andere Patienten, die unter einer ähnlichen Erkrankung litten, erinnerten. Hier handelte es sich im Wesentlichen um Patienten, die unter einer «Tumorerkrankung» litten. Diese Diagnose hatte eine gewisse Signalfunktion und erinnerte die Pflegenden stets daran, dass nach ihrer Erfahrung nur wenige Menschen nicht sterben, die unter einer solchen Erkrankung leiden. So gesehen wurde diese Erinnerung zu einer Aktqualität, die die Pflegenden in der Pflegesituation begleitete (Themen 16, 18, 21, 22, 26, 28 und 29). Dies hatte insbesondere in folgenden Pflegesituationen bedeutsame Auswirkungen:

- In den Themen 16 und 22 freuten sich die Pflegenden, dass ihr anfänglicher «Pessimismus» in Bezug auf das Überleben der Patienten unbegründet war.
- In den Themen 21 und 28 führten diese Erfahrungen dazu, dass die Pflegenden sich in besonders intensiver Art und Weise um die Patienten bemühten und Zeit darauf verwandten zu überlegen, was diesen Patienten das noch verbleibende Leben erleichtern und verschönern könnte.

- In den Pflegesituationen 18 und 26 begleitete die Pflegenden der «Pessimismus» und sie stellten die Sinnhaftigkeit ihrer Arbeit in Frage.

2. Erinnerung an den Namen der Patienten und die Nummer des Zimmers, in denen die Patienten lagen, und das Wiedersehen von Patienten

Einige Pflegende sagten, dass sie sich an die Namen der Patienten und/oder der Angehörigen noch immer genau erinnerten und diese Erinnerung wohl andauern würde (Themen 16, 18, 27 und 28). Zum einen drückten sie dadurch die Bedeutsamkeit dieser Erlebnisse für ihr weiteres (Berufs-)Leben aus, zum anderen zeigten sie so, dass sie sich mit diesen Patienten in einer besonders intensiven Weise verbunden fühlten und fühlen. So ist auch zu verstehen, dass einige Pflegende es als sehr bedeutsam bewerteten, wenn Patienten sie zu einem späteren Zeitpunkt auf der Station besuchten (Themen 16, 22) oder aber die Pflegenden den Patienten zu einem späteren Zeitpunkt auf einer anderen Station besuchten (Thema 29). Auch sollte hier festgehalten werden, dass viele Pflegende in den Interviews auf diese Mitgegebenheit hinwiesen und das Wiedersehen der Patienten als sichtbares Zeichen von Verbundenheit bewerteten, das für sie insbesondere eine Wertschätzung ihres pflegerischen Handelns ausdrückte.

3. Erinnerungen an persönliche Erlebnisse

Nur in einer Pflegesituationsbeschreibung berichtete die Pflegende, dass sie sich während der Pflegesituation an eine Situation erinnerte, die dem persönlichen Bereich zuzuordnen war. In Thema 27 erinnerte die Pflegende den Tod ihres Vaters und zeigte die hohe Bedeutsamkeit dieser Mitgegebenheit.

4.4 Thesen zur Bedeutsamkeit von Elementen in Pflegesituationen

Im Anschluss an die Einzeldarstellung zu den bedeutsamen Elementen werden hier Thesen aufgestellt, die zum einen Bedeutsamkeiten und zum anderen Unterschiede im Erleben von Patienten und Pflegenden herausstellen werden. Aufgrund der Vielfalt, Gegensätzlichkeit und Unvergleichbarkeit, die sich in den Erzählungen von Patienten und Pflegenden widerspiegelten, erschien eine vergleichende Analyse der Elemente nicht sinnvoll, denn die feinen Differenzierungen können nur eingeschränkt unter einheitlichen Aspekten beleuchtet werden. Zudem möchte ich an dieser Stelle nochmals darauf hinweisen, dass insbesondere qualitative Studien das Ziel haben, Bedeutungs- und Sinnzusammenhänge aufzudecken und daher deskriptiv interpretierte Zusammenhänge aufzeigen. Die erarbeiteten Thesen akzentuieren Ergebnisse, die bereits vorgestellt wurden, und ermöglichen Vergleiche zwischen als bedeutsam bewerteten Elementen von Pflegesituationen. Die Thesen sind ein weiteres Teilergebnis meiner Analysen und zeigen auf, welche Aspekte in Zukunft pflegewissenschaftlich bearbeitet werden sollten. Diese Thesen sind nur vor dem Hintergrund der Forschungsergebnisse zu sehen und beziehen sich nur auf die von mir erhobenen Daten. Aufgrund der Verschiedenheit der Situationsbeschreibungen von Patienten und Pflegenden wurde eine vergleichende Darstellung einer deskriptiven vorgezogen. Die Thesen machen jedoch einige grundsätzliche Unterschiede in der Bedeutungszuweisung von Patienten und Pflegenden deutlich. Diese Thesen müssen in weiteren qualitativen und auch quantitativen Forschungsvorhaben einer Prüfung unterzogen werden.

1. Das Befinden der Patienten ist für Pflegende und Patienten oftmals Anlass zur Themenbildung. Während die Patienten sich auf das aktuelle Befinden konzentrieren, betrachten die Pflegenden die Entwicklung des Befindens während des gesamten Krankenhausaufenthaltes. Das aktuelle Befinden hat für die Patienten einen höheren Stellenwert als für die Pflegenden, die den Genesungsprozess als bedeutsamer einstufen.

Wie bereits an den obigen Ausführungen deutlich wurde, stellten die Patienten insbesondere körperlich existenziell als bedrohlich empfundene Befindlichkeiten als bedeutsam heraus und erlebten die Pflegesituation oftmals als beendet, wenn sich ihr aktuelles Befinden gebessert hatte. Die Patienten berichteten nicht oder nur selten, wie es ihnen im weiteren Verlauf des Krankenhausaufenthaltes ergangen ist oder welche Bedeutung das aktuelle Ereignis im Hinblick auf ihren Genesungsprozess hatte. Pflegende demgegenüber konzentrierten sich auf den Prozess der Genesung oder Erkrankungszunahme und begriffen die Bedeutung einer aktuellen Verbesserung oder Verschlechterung des Befindens der Patienten vor diesem Hintergrund. In der Darstellung der Aktqualitäten von Pflegenden habe ich insbesondere dargelegt, dass sich die Pflegenden bei bestimmten Erkrankungsarten (vornehmlich bei Tumorerkrankungen) an andere Patienten mit einer ähnlichen Erkrankung erinnerten und Gefühle von Hoffnungslosigkeit und Ausweglosigkeit erlebten. Vor diesem Hintergrund beurteilten die Pflegenden das aktuelle Befinden der Patienten im Kontext ihrer angenommenen Heilungs- und Genesungschancen. Ein Austausch zwischen Patienten und Pflegenden bezüglich dieser verschiedenen Bedeutungsdimensionen fand nicht statt, so dass insbesondere in den als misslungen erlebten Pflegesituationen deutlich wurde, dass Patienten bei aktuellen Beeinträchtigungen in ihrem Gesundheitszustand die Pflegenden in ihrem Handeln nicht verstanden und zugleich die Pflegenden die Patienten in ihren Ängsten nicht erkannten und deutlich weniger Handlungsinitiative zeigten, als die Patienten in diesen Situationen erwarteten und für erforderlich hielten. Als ein herausragendes Beispiel kann hier die Mitgegebenheit der Bewegungseinschränkung hinzugezogen werden. Für Patienten und Pflegende war es bedeutsam, wenn Patienten unter einer gewissen Immobilität litten. Beide verbanden mit der Überwindung von Bewegungseinschränkungen Hoffnung und Zuversicht. Einige Patienten berichteten von Pflegesituationen, in denen sie durch eigenes Engagement und durch die Unterstützung der Pflegenden die eigene Mobilität verbessern konnten. Diese Patienten interpretierten die Pflegesituation ebenso wie die Pflegenden vor dem Hintergrund ihres Genesungsprozesses. Einige andere Patienten berichteten zwar auch von erheblichen Bewegungseinschränkungen, interpretierten diese in ihrer Bedeutung jedoch vor ihrem damaligen aktuellen Befinden in der Pflegesituation. Sie konzentrierten sich auf die vielfältigen Möglichkeiten zur Kompensation der eingeschränkten Bewegungsfähigkeit und erlebten sich hilflos, wenn es ihnen nicht gelang, die Immobilität wenigstens teilweise zu bewältigen. Ausschlaggebend war in diesen Situationen, dass bereits kleine «Hilfestellungen» der Pflegenden als bedeutsam bewertet wurden, wie beispielsweise das Offenlassen der Türen, das häufige Wiederkehren der Pflegenden, das Angebot der Pflegenden, die Patienten mit einem Rollstuhl aus dem Zimmer zu fahren, oder auch das Angebot der Pflegenden, dass der Patient jederzeit die Patientenklingel bedienen kann. Die Pflegenden dagegen sahen die Überwindung von Bewegungseinschränkungen stets vor dem Hintergrund des Genesungsprozesses. Sie berichteten nicht davon, dass Patienten in einer Pflegesituation die Bewegungseinschränkungen erfolgreich kompensiert hatten, und bewerteten die «großen Fortschritte» als bedeutsamer als Kompensationsversuche (z. B. durch das Offenlassen der Türen), von denen sie nicht berichteten.

Patienten und Pflegende erleben Pflegesituationen in unterschiedlichen zeitlichen Dimensionen. Während die Patienten zumeist zeitlich kürzere Erlebniseinheiten (von Minuten bis wenigen Stunden) als vollständige Pflegesituationen definieren, etablieren Pflegende zeitlich längere Erlebniseinheiten als geschlossene Pflegesituation (Tage bis Wochen). Patienten und Pflegende sind in kürzeren Pflegesituationen deutlich höher emotional beteiligt, engagiert und betroffen.

Wie bereits in den detaillierten Ausführungen zu den bedeutsamen Elementen beschrieben wurde, berichteten Patienten und Pflegende von sehr unterschiedlichen Erlebniseinheiten. Die Patienten konzentrierten sich in den Pflegesituationen auf einzelne Handlungen, Phasen ihres Befindens und zeichneten oftmals ein dichtes Bild zeitlich kurzer Ereignissen, in denen sie sich stark emotional engagierten. Die Pflegenden hingegen wählten zeitlich lange Erlebniseinheiten und konzentrierten sich dabei zumeist auf den Prozess der Genesung oder Erkrankungszunahme, ohne dabei die Phasen oder das Befinden der Patienten (oder auch das eigene) detailliert zu beschreiben. In einigen wenigen Situationsbeschreibungen zeigte sich, dass die Pflegenden Momente in den Pflegesituationen dichter beschrieben oder aber generell kürzere Erlebniseinheiten definierten. In diesen Momenten oder auch zeitlich kürzeren Pflegesituationen schienen die Pflegenden emotional deutlich beteiligter zu sein und einzelne Phasen der Pflegesituation bewusster wahrzunehmen. Vor diesem Hintergrund ist es sinnvoll zu überprüfen, ob bereits die Wahl des zeitlichen Horizontes Aufschluss über eine hohe emotionale Aufmerksamkeit und Betroffenheit gibt. Folgende These könnte man zugrunde legen: Wenn kurze Erlebniseinheiten (Stunden) als vollständige Pflegesituationen definiert werden, ist die emotionale Beteiligung und Betroffenheit in der Situation höher als in Pflegesituationen, die einen längeren zeitlichen Horizont haben (Wochen).

2. Patienten nehmen Pflegende in ihren Stimmungen und ihren Qualitäten im Umgang mit Patienten wahr und messen ihnen eine hohe Bedeutung zu. Pflegende nehmen die Patienten selten in ihrer Gestimmtheit und ihrem seelischen Befinden wahr und messen deren Fähigkeit, sich mit der Lage, in der sie gesundheitliche Probleme bewältigen müssen, zu arrangieren, höhere Bedeutung bei.

Die Patienten stellten die Gestimmtheit und die Qualitäten, die die Pflegenden im Umgang mit ihnen zeigten, als eine zwar von ihnen nicht zu beeinflussende, aber sehr bedeutsame Mitgegebenheit heraus. Insbesondere wenn sie bemerkten, dass die Pflegenden heiter, freundlich und nett waren, wandten sie sich mit ihren Wünschen an die Pflegenden und zeigten sich in ihrem Befinden und ihrer Lebenslage authentisch. Die Bedeutung dieser Mitgegebenheiten lag vor allem darin, dass sie bereits in einer frühen Phase der Pflegesituation zum Tragen kam und den Fortgang der Pflegesituation und die Aktivitäten der Beteiligten bestimmte. Demgegenüber berichteten die Pflegenden nur selten über Stimmungen von Patienten und beschrieben nur einige wenige Patienten in ihrer Persönlichkeitsstruktur, nämlich dann, wenn Patienten irgendeine herausragende Eigenschaft hatten (z. B. die Ausübung eines seltenen Berufes). Das seelische Befinden beschrieben die Pflegenden sehr selten, und selbst wenn sie es beschrieben, dann war diese Mitgegebenheit von geringer Bedeutung. Wenn sich die Pflegenden aktiv mit der Person und Persönlichkeit der Patienten auseinander setzten, dann wurde der Mitgegebenheit, dass sich ein Patient engagiert für seinen Genesungsprozess einsetzte oder aber sich alleine mit den schwerwiegenden Folgen seines Krankheitszustandes auseinander setzte, für die Pflegesituation sehr bedeutsam.

3. Patienten nehmen Pflegende anonymisiert wahr und bauen, selbst in und nach außerordentlich gelungenen Pflegesituationen, selten eine tiefere emotionale Beziehung zu den Pflegenden auf. Patienten messen dem Aufbau einer tieferen emotionalen Beziehung zu den Pflegenden nur geringe Bedeutung bei. Pflegende nehmen Patienten nicht anonymisiert war und erinnern sich an bestimmte Mitgegebenheiten noch über Jahre hinweg. Pflegende messen dem

Aufbau einer emotionalen Beziehung zu den Patienten einen hohen Stellenwert bei.

Die Patienten nahmen die Pflegenden zwar in ihrer Gestimmtheit und in ihren Qualitäten im Umgang mit ihnen wahr, doch wurde auch deutlich, dass sie in den Pflegesituationen diese Mitgegebenheiten dazu nutzten, ihr eigenes Verhalten in Bezug auf Wünsche und Bedürfnisse auszurichten. In gelungenen Pflegesituationen konnten die Patienten die Pflegenden ansprechen und ihre Bedürfnisse ausdrücken. Die Patienten nahmen die Pflegenden aber insofern anonymisiert wahr, als dass sie neben ihren aktuellen Bedürfnissen und Wünschen keine weiter gehenden Anliegen an die Pflegenden richteten. Selbst die Erfüllung der aktuellen Wünsche und Bedürfnisse wurde nicht dazu genutzt, weiter und persönlich engagierter eine Beziehung zu den Pflegenden aufzubauen. Ein weiteres Anzeichen kann in diesem Zusammenhang in der Mitgegebenheit liegen, dass die Patienten sich nicht an die Namen der Pflegenden erinnerten und sagten, dass sie nach der Pflegesituation keine weiteren vertieften Kontakte zu den jeweils Pflegenden hatten. Die Pflegenden traten also nur in der Pflegesituation derart in Erscheinung. Die Patienten maßen diesem Umstand keine weitere Bedeutung bei, und auf meine Fragen hin, ob sie sich eine tiefere Beziehung zu Pflegenden gewünscht hätten, reagierten die Patienten erstaunt bis ablehnend. In diesem Zusammenhang muss gefragt werden, ob die Patienten keine Vorstellung von der Gestalt und dem Nutzen einer vertieften Beziehung zu Pflegenden haben, ob sie aus ihren Erfahrungen heraus die Aufnahme einer tieferen Beziehung zu einzelnen Pflegenden als unrealisierbar einstufen oder ob sie in dieser Lebensphase nicht den Wunsch haben, neben anderen tragenden Beziehungen, beispielsweise mit Partnern, Angehörigen oder Freunden, andere Beziehungen aufzunehmen. Auch ist in diesem Zusammenhang zu prüfen, ob die Patienten bewusst eine persönliche Distanz aufbauen, um Aspekte ihrer momentanen Lebenslage abzuwehren und sich vor einer emotionalen Auseinandersetzung mit Pflegenden, die auch die professionelle Seite vertreten, zu schützen. Zudem ist zu prüfen, ob und in welchem Ausmaß die Patienten in dieser Lebenslage emotional in der Lage sind, sich an einer aktiven Beziehungsgestaltung zu beteiligen. Obgleich die Pflegenden in aller Regel ein sehr undeutliches Bild von den Patienten zeichneten, hoben sie in den Erzählungen hervor, dass sie zu bestimmten Patienten eine «besondere» Beziehung aufgebaut haben. Deutliche Anzeichen waren ihre emotionale Beteiligung am «Schicksal» der Patienten und ihre genaue Erinnerung an den Namen der Patienten oder auch an die Zimmernummer des Zimmers, in dem die jeweiligen Patienten gelegen hatten. Als deutliches Zeichen einer gelungen Beziehungsgestaltung sahen es die Pflegenden auch an, wenn die Patienten sie nach ihrer Entlassung aus dem Krankenhaus wieder besuchten. An den Erzählungen der Pflegenden wurde aber auch deutlich, dass die Pflegenden oftmals «idealisierte Vorstellungen» in

Bezug auf die Beziehung hatten und sich bei der Gestaltung der Beziehung zwischen Engagement und Distanz bewegten. Wie an den weiteren Ausführungen zu den Schwerpunktthemen deutlich werden wird, erlebten die Pflegenden nur wenige Beziehungen zu Patienten als angenehm und tragend. Dies könnte einen wesentlichen Hinweis darauf geben, warum die Pflegenden zwar in den Erzählungen hervorhoben, dass sie bemüht waren, zu den Patienten eine «gute» Beziehung aufzubauen, aber nur selten davon berichteten, welche Aktivitäten sie zur aktiven Beziehungsgestaltung unternahmen. In den als misslungen erlebten Pflegesituationen zeigte sich dann deutlich, dass die Pflegenden die Aufnahme einer Beziehung auch verweigerten, obwohl sie sie als bedeutsam und anstrebenswert erachteten.

4. Für Patienten ist die pflegerische Leistung nur dann bedeutsam, wenn sie nicht erbracht wird oder sie sich nicht mit ihren Bedürfnissen deckt. Decken sich die Leistung mit den Bedürfnissen, so ist bedeutsam, ob die Pflegenden die Leistung in einer persönlich zugewandten Art anbieten. Wenn die Patienten eine angebotene pflegerische Leistung als «Sonderleistung» einstufen, so nimmt sie einen bedeutsamen Stellenwert ein. Für die Pflegenden nehmen die pflegerischen Leistungen regelmäßig keinen hohen Stellenwert ein. Nur wenn Leistungen erbracht werden, die als «Extraleistungen» begriffen werden, nehmen sie einen hohen Stellenwert ein.

In den bisherigen Ausführungen zeigte sich deutlich, dass pflegerische Leistungen für Patienten nur dann einen bedeutsamen Stellenwert hatten, wenn sie nicht oder aber in der Form einer Sonderleistung erbracht wurden. Sonderleistungen waren pflegerische Leistungen, die als zeitintensiv eingestuft wurden (z.B. Duschen, Haarewaschen, das Wechseln aufwendiger Verbände). Für die Pflegenden nahm die Art der pflegerischen Leistung regelmäßig keinen hohen Stellenwert ein. Lediglich in wenigen Situationen wurden Leistungen hervorgehoben, die entweder für die Pflegenden fachlich und emotional überfordernd waren (z. B. Themen 23, 27 und 29), als «Anmaßung» von Seiten der Patienten bewertet (z.B. Themen 24 und 25) oder als belastend empfunden wurden (Thema 26). Zudem berichteten die Pflegenden von Leistungen, die sie selbst als «Sonderleistungen» und bedeutsam in der Pflegesituation einstuften. Anders als die Patienten stuften die Pflegenden Leistungen als Sonderleistungen ein, die sie nur selten für Patienten erbrachten und die sie nicht als originäre pflegerische Arbeit betrachteten (z. B. das Vorlesen von Büchern, das Führen intensiver Gespräche, beim Patienten am Bett sitzen, die Hand halten).

4.5 Konstellationen bedeutsamer Elemente

Im Folgenden werden hier in Form von Übersichten (**Tab. 6–9**) *idealtypische* Konstellationen gelungener und misslungener Pflegesituationen vorgestellt. Auf diese Weise möchte ich verdeutlichen, dass das Ineinandergreifen verschiedener bedeutsamer Elemente letztendlich dafür verantwortlich ist, dass Patienten und Pflegende die beschriebenen Gesamtbewertungen und Gefühle mit den durchlebten Pflegesituationen verbanden. In der linken Spalte wird der Leser mit den jeweils vorherrschenden Themen und Konsequenzen, die die Situationen für die Teilnehmer hatten, vertraut gemacht. Dabei habe ich versucht, die Themen auf einer abstrakten Ebene zu benennen. Diese Themen werden im Anschluss an diese Darstellung inhaltlich gesondert veranschaulicht. Auf der rechten Seite werden die bedeutsamen Elemente aus der Perspektive von Patienten und Pflegenden dargestellt. Hier wird auch dem Umstand Rechnung getragen, dass einige Elemente bereits vor dem Eintreffen der jeweiligen Situation vorhanden waren und somit als Voraussetzungen, im Sinne von nicht zu beeinflussenden Elementen, für die Pflegesituation gegeben waren. An dieser Stelle möchte ich anmerken, dass es sich um eine «idealtypische» Darstellung handelt, in der nicht jedes der benannten Themen oder Elemente in einer konkreten erzählten Situation wiederzufinden ist.

Tabelle 6: Konstellation von als gelungen erlebten Situationen aus der Sicht der Patienten

Themen als Konsequenzen der Pflegesituation	Bedeutsame Elemente
Zeitlicher Horizont: Bestimmt durch die Dauer der zeitlichen Anwesenheit der Pflegenden im Patientenzimmer ❑ **Sicherheit und Geborgenheit** ❑ **Zugewinn an Mobilität** ❑ **Bedürfnisbefriedigung** ❑ **Soziale Teilhabe** ❑ **Passivität** ❑ **Vertrauen in den Genesungsprozess**	***Voraussetzungen:*** ❑ Die Patienten befinden sich in der Phase der Genesung. ❑ Die Patienten sind in ihrer Bewegungsfähigkeit eingeschränkt. ❑ Die Patienten haben Bedürfnisse, die aufschiebbar sind, die sie aber nicht ohne Unterstützung der Pflegenden befriedigen können. ***Elemente, die im Verlauf der Pflegesituation auftreten:*** ❑ Die pflegerischen Leistungen decken sich mit den Bedürfnissen der Patienten

Themen als Konsequenzen der Pflegesituation	Bedeutsame Elemente
	und erfüllen zudem emotionale Bedürfnisse, die den Patienten im Vorfeld der Situation nur latent bewusst sind. ❏ Die bestehende Bewegungseinschränkung der Patienten wird in das pflegerische Handeln integriert und kompensiert. ❏ Die Pflegenden zeigen sich in ihrer Stimmung heiter und freundlich und pflegen einen achtsamen und zugewandten Umgang mit den Patienten, dies gilt insbesondere für Bedürfnisse, die bei den Patienten möglicherweise Schamgefühle auslösen. ❏ Die Pflegenden bleiben so lange bei den Patienten, bis sie das Gefühl äußern, nun alleine zurechtzukommen, oder aber kehren des Öfteren zu den Patienten zurück oder lassen die Türen offen stehen oder weisen auf die Klingel hin, damit die Patienten das Gefühl entwickeln, dass die Pflegenden für sie erreichbar bleiben. ❏ Die Pflegenden fordern von den Patienten nur das Aktivitätspotenzial, das für sie erreichbar ist, und räumen ihnen ein, sich in eine Situation passiv einzulassen und sie selbst emotional zu nutzen. ❏ Die Pflegenden erbringen pflegerische Leistungen, die zeitintensiv sind. ❏ Den Patienten wird die Möglichkeit gegeben, das Patientenzimmer zu verlassen.

Tabelle 7: Konstellation von als misslungen erlebten Situationen aus der Sicht der Patienten

Themen als Konsequenzen der Pflegesituation	Bedeutsame Elemente
Zeitlicher Horizont: Bestimmt durch die Dauer der Befindlichkeit der Patienten ❑ **Existenzielle Ängste und Unsicherheit** ❑ **Eingeschränkte Bedürfnisbefriedigung** ❑ **Isolation** ❑ **Passivität**	*Voraussetzungen:* ❑ Die Patienten befinden sich in einer schweren Phase ihrer Erkrankung. ❑ Die Patienten haben ein nicht aufschiebbares Bedürfnis, das sie als existenziell bewerten. ❑ Die Patienten befinden sich alleine in ihrem Zimmer. ❑ Die Patienten befinden sich auf einer ihnen unbekannten Station (z. B. Intensivstation). ❑ Die Pflegesituation ereignet sich in der Nacht. ❑ Die Patienten haben mit dem Pflegeteam bereits negative Vorerfahrungen gemacht. *Elemente, die im Verlauf der Pflegesituation auftreten:* ❑ Die Patienten fordern von den Pflegenden Leistungen ein. ❑ Die pflegerischen Leistungen decken nicht die Bedürfnisse der Patienten. ❑ Die bestehende Bewegungseinschränkung der Patienten wird nicht in das pflegerische Handeln integriert und kompensiert. ❑ Die Pflegenden zeigen sich in ihrer Stimmung unfreundlich und reserviert und pflegen einen unachtsamen und nicht zugewandten Umgang mit den mit den Patienten. ❑ Die Pflegenden halten sich nicht in der Nähe der Patienten auf und sind für sie nicht oder nur eingeschränkt erreichbar.

Themen als Konsequenzen der Pflegesituation	Bedeutsame Elemente
	❑ Die Pflegenden fordern von den Patienten ein Aktivitätspotenzial, das sie in der Situation nicht erreichen können. ❑ Die Patienten haben Zweifel, ob sie wieder genesen werden. ❑ Die Patienten können ihren Gesundheitszustand nicht einschätzen und entwickeln Sorgen und Ängste, insbesondere dann, wenn sie sich an zurückliegende persönliche Ereignisse erinnern, mit denen sie eine hohe emotionale Betroffenheit verbinden.

Tabelle 8: Konstellation von als gelungen erlebten Situationen aus der Sicht der Pflegenden

Themen als Konsequenzen der Pflegesituation	Bedeutsame Elemente
Zeitlicher Horizont:	***Voraussetzungen:***
Bestimmt durch die zeitliche Anwesenheit der Patienten auf der Station	❑ Die Patienten leiden unter einer schweren, lebensbedrohlichen Erkrankung. ❑ Die Pflegenden haben die Erfahrung, dass Patienten mit diesen Erkrankungen oftmals sterben.
❑ **Handlungssicherheit** ❑ **Engagement und Mitgefühl** ❑ **Zufriedenheit** mit der eigenen Leistung ❑ **Emotionale Ausgeglichenheit** ❑ **Hoffnung** in Bezug auf die Genesungsmöglichkeiten schwer erkrankter Patienten	❑ Die Patienten sind jung. ❑ Die Patienten unterscheiden sich von anderen Patienten in Bezug auf besondere persönliche Umstände (z. B. Sprachprobleme, besonderer Beruf).
	Elemente, die im Verlauf der Pflegesituation auftreten:
	❑ Der Gesundheitszustand der Patienten verbessert sich wider allen Erfahrungen oder die Patienten nehmen den bevorstehenden Tod an. ❑ Die Pflegenden können für die Patienten Pflegeleistungen bereitstellen, die sie nutzen können. ❑ Die Patienten zeigen Engagement, den Genesungsprozess aus eigenen Kräften voranzutreiben. ❑ Die Pflegenden stellen für die Patienten «Sonderleistungen» bereit. ❑ Die Patienten äußern, dass sie sich besser fühlen oder aber besser bewegen können, und zeigen den Pflegenden gegenüber ihre Dankbarkeit. ❑ Die Patienten zeigen sich den Pflegenden gegenüber emotional beteiligt und zugewandt.

Themen als Konsequenzen der Pflegesituation	Bedeutsame Elemente
	❑ Den Patienten gelingt es, das Patientenzimmer zu verlassen. ❑ Die Patienten haben Angehörige, die sich um ihr Befinden kümmern.

Tabelle 9: Konstellation von als misslungen erlebten Situationen aus der Sicht der Pflegenden

Themen als Konsequenzen der Pflegesituation	Bedeutsame Elemente
Zeitlicher Horizont: Bestimmt durch die zeitliche Anwesenheit der Patienten auf der Station	*Voraussetzungen:* ❑ Die Patienten sind lebensbedrohlich erkrankt und befinden sich in einem Allgemeinzustand, der sich stetig verschlechtert. Die Patienten haben Schmerzen, Angst oder sind nicht bei Bewusstsein.
❑ **Handlungsunsicherheit** ❑ **Distanzierung** ❑ **Emotionale Belastung** ❑ **Unzufriedenheit mit persönlicher Leistung**	❑ Die Patienten befinden auf einer Intensivstation oder kommen gerade von einer Intensivstation oder aus dem Operationssaal auf die Station. ❑ Die Pflegenden sind jung und verfügen über eine geringe Berufserfahrung. *Elemente, die im Verlauf der Pflegesituation auftreten:* ❑ Die Patienten müssen pflegerisch intensiv betreut werden. ❑ Die Pflegenden erinnern sich an andere Patienten, die unter einer ähnlichen Erkrankung gelitten haben, oder an Ereignisse aus dem privaten Kontext und verbinden damit Ängste. ❑ Die jeweils Pflegende kümmert sich alleine um die Patienten.

Themen als Konsequenzen der Pflegesituation	Bedeutsame Elemente
	❑ Die Pflegenden haben keine Möglichkeit, sich vom Geschehen räumlich zu distanzieren. ❑ Die Pflegenden werden durch unvorhergesehene Ereignisse in ihrer Arbeit unterbrochen. ❑ Die Pflegenden können ihre pflegerischen Routinearbeiten nur eingeschränkt durchführen. ❑ Patienten, Mitpatienten und/oder Angehörige kritisieren die Pflegenden in ihrer Arbeit oder stellen die Fachkenntnisse der Pflegenden in Frage. ❑ Die Patienten fordern von den Pflegenden Leistungen, die die Pflegenden als nicht wichtig einstufen, oder Leistungen, die die Pflegenden nicht als pflegerische Aufgaben begreifen.

4.6 Ausgewählte Themen und Konstellationen bedeutsamer Elemente: Exemplarische Aufarbeitung von Gestaltungsspielräumen in der Pflege

4.6.1 Vorbemerkungen

Ziel dieser Studie war es, bedeutsame Elemente und ihre Konstellationen in Pflegesituationen zu explorieren. Die hier dargestellten Ergebnisse sind insbesondere vor dem Hintergrund ihrer Konstellationen interessant. An dieser Stelle wird bewusst darauf verzichtet, die jeweiligen Einzelelemente mit den bereits vorhandenen Erkenntnissen aus anderen, hier teilweise vorgestellten Studien detailliert zu vergleichen und zu diskutieren. Dieser Arbeitsschritt ist aus meiner Sicht nicht nur vor dem Hintergrund des erheblichen Arbeitsumfangs im Rahmen dieser Arbeit unmöglich, sondern vor allem deswegen problematisch, weil die theoretischen Hintergründe der vorgestellten Studien derart unterschiedlich sind. Eine vergleichende Diskussion könnte hier Gefahr laufen, Ergebnisse in einen anderen Kontext zu transferieren. Damit würde ich dem Stellenwert der Ergebnisse der Studien nicht gerecht werden und die verschiedenen Erkenntnisebenen zugunsten eines unwissenschaftlichen Vergleichs vermischen. Dieses Problem zeigt sich sehr deutlich, wenn man den Versuch unternimmt, die verschiedenen Ergebnisse bezüglich der Bedeutungs- und Sinnzuweisungen von Patienten zu vergleichen. In den im theoretischen Rahmen vorgestellten Studien konzentrierten sich die Patienten auf das Handeln und Verhalten von Pflegenden und den von ihnen gewünschten Umgang mit ihnen. In meiner Studie konnte ich zeigen, dass für die Patienten andere Elemente erheblich an Bedeutung gewinnen, wenn den Patienten die Möglichkeit gegeben wird, offen, und das heißt ohne Festlegung auf ein spezifisches Thema, über erlebte Pflegesituationen zu berichten. Damit konnten sich die Patienten auf die eigene Perspektive konzentrieren und waren nicht dazu angehalten, das Handeln und Verhalten von Pflegenden zu bewerten. Jedoch ist es mir ein besonderes Anliegen, zum Abschluss der Darstellung der Ergebnisse anhand exemplarischer Themenaufarbeitungen aufzuzeigen, dass sich Gestaltungsspielräume für die Pflege gerade dann ergeben, wenn Themen von Pflegesituationen vor dem Hintergrund weiterer bedeutsamer Elemente (den Mitgegebenheiten) und deren Konstellationen dargestellt werden. Meines Erachtens können Gestaltungsspielräume in der Pflege nur dann genutzt werden, wenn Themen *und* Mitgegebenheiten in Pflegesituationen bekannt sind. In beiden Bereichen befindet sich die pflegewissenschaftliche Auseinandersetzung noch in den Anfängen, und auch diese Forschungsstudie kann nur einen ersten Einblick geben. Die nun folgende Darstellung soll jedoch verdeutlichen, in welcher Art und Weise die Auseinandersetzung vorangebracht werden kann. An dieser Stelle möchte ich die Notwendigkeit betonen, in der pflegewissenschaftlichen Auseinandersetzung die bereits gewonnenen Erkenntnisse aufzuarbeiten und, wenn möglich, zu konzeptualisieren. Es bedarf aber aus meiner Sicht noch umfangreicher qualitativer Forschung, die Themen *und* Elemente aus dem Erleben zu erforschen. Die Einnahme der Situationsperspektive und damit die bewusste Abkehr von der Fokussierung spezifischer Elemente ermöglicht, die spezifischen Elemente in ihrer Bedeutung und ihrem Kontext in der Situation zu erkennen. In der folgenden Darstellung werde ich vier Themen im Zusammenhang mit den bedeutsamen Elementen und ihren Konstellationen in Pflegesituationen, die sich im Datenmaterial deutlich hervorhoben, dem Leser zugänglich machen. Die Art der Darstellung zeigt meines Erachtens mögliche Gestaltungsspielräume auf. Abschließend möchte ich darauf hinweisen, dass ich im Verlauf der Arbeit erkannt habe, dass beide Schritte, nämlich die Erforschung von Pflegesituationen und das anschließende Aufzeigen von Gestaltungsspielräumen, nicht in einer Studie in vollem Umfang zu leisten sind. Es ist aus meiner Sicht auch nicht sinnvoll, die hier gewonnenen Ergebnisse als Grundlage für die Explikation von Gestaltungsspielräumen zu nutzen. Erst eine wesentlich breitere Datengrundlage würde diesen Schritt erlauben. Daher kann diese abschließende Darstellung auch nur als ein erster Versuch angesehen werden, die Ergebnisse nutzbar zu machen. Bei jedem der vier Themendarstellungen wird zudem ein Hinweis darauf gegeben werden, welche Aspekte aus meiner Sicht einer erneuten und vertieften pflegewissenschaftlichen Auseinandersetzung unterzogen werden müssen. Auch hier habe ich nur die Aspekte herausgegriffen, die sich deutlich im Datenmaterial verdichteten.

4.6.2 Schwerpunktthemen in Bezug auf die Patienten

1. Isolation und soziale Teilhabe

Patienten berichteten häufig davon, dass sie sich als «alleine», «einsam» und «isoliert» erlebten. Sie verbrachten mitunter den überwiegenden Teil des Tages in ihrem Zimmer, das sie häufig, bei hoher Pflegebedürftigkeit, nicht mit anderen Patienten teilten. Dies traf insbesondere für die Patienten zu, die sich in den ersten Stunden/Tagen ihrer postoperativen Phase befanden. Des Weiteren berichteten einige Patienten, dass sie Bettruhe einhalten mussten oder aber nicht in der Lage waren, ohne die Hilfe anderer Menschen das Bett/Zimmer zu verlassen. Die Isolation im Zimmer wurde dann besonders intensiv wahrgenommen, wenn die Patienten Schmerzen, Übelkeit und sonstige deutlich wahrnehmbare körperlichen Einschränkungen und/oder ein gewisses Maß an Sorge bezüglich ihres eigenen gesundheitlichen Zustandes (vgl. Aktqualitäten) hatten. Zudem verstärkte sich das Gefühl der Isolation in den Nachtstunden deutlich. Der Aspekt «Isolation» kam sowohl in den misslungenen als auch gelungenen Situationen zum Tragen. In den als misslungen erlebten Situationen verstärkte sich das Gefühl von Isolation mit zunehmender zeitlicher Dauer und die Patienten realisierten beispielsweise, dass

- die Pflegenden nur kurze Zeit im Zimmer verweilten und es verließen, sobald sie ihren pflegerischen Aufgaben nachgegangen waren
- die Pflegenden beim Verlassen des Zimmers die Türen wieder verschlossen
- die Patientenklingel die einzige Möglichkeit zur aktiven Kontaktaufnahme mit der «Außenwelt» darstellte
- keine Mitpatienten als Ansprechpartner im Zimmer waren.

Die Patienten hatten in diesen Situationen kaum eine Möglichkeit, selbst, aus eigenen Kräften die Isolation zu überwinden, und dies nicht zuletzt auch deswegen, weil ihnen das Ausmaß und die steigende Intensität ihrer damit in Verbindung stehenden Gefühle nicht bewusst waren. Es schien, dass sie oftmals so sehr mit ihren eigenen Befindlichkeiten und den Aktqualitäten beschäftigt waren, dass sie den Stellenwert dieses Aspektes weder in der Pflegesituation, noch später, als sie mir davon berichteten, in seiner Bedeutung erkannten. In den als gelungen erlebten Situationen maßen die Patienten dem Aufheben oder Abmildern ihrer Isolation große Bedeutung bei. Es mag sein, dass auch sie vor dem Beginn der Pflegesituation latent und nicht bewusst Isolationsgefühle hatten, deutlicher bemerkten sie dann aber, wenn ihre Isolation durch beispielsweise folgende Mitgegebenheiten gemildert oder aufgehoben wurden:

- Die Tür zum Patientenzimmer stand offen
- Die Pflegenden kehrten häufig in das Zimmer zurück und verweilten im Zimmer
- Die Pflegenden boten ihre Unterstützung zum Verlassen des Zimmers an
- Die Patienten hatten die Möglichkeit, auf dem Flur zu verweilen
- Die Patienten konnten sich mit Mitpatienten unterhalten und/oder von ihren Hilfestellungen profitieren

Auffällig war, dass besonders in der Nacht das Öffnen der Zimmertür und das häufige Zurückkehren der Pflegenden in das Zimmer Isolationsgefühle in Gefühle von sozialer Teilhabe, Sicherheit und Geborgenheit umwandeln konnten. Die Patienten, die dies in der Nacht, aber bisweilen auch am Tag nicht erlebten, entwickelten Ängste, dass die Pflegenden sie vergessen haben könnten und dass ihnen so gar keine Hilfe mehr zuteil werden könnte. Im Zusammenhang mit den stark beeinträchtigten Befindlichkeiten stellten sich so bisweilen existenzielle Ängste ein, die das Durchleben der Pflegesituationen weiter erschwerten. Hervorzuheben ist auch, dass in den gelungenen Situationen das Wechseln der Räumlichkeiten (z. B. der Gang über den Flur, die Fahrt zu einem anderen Betriebsbereich) stets als angenehm und wohl tuend erlebt wurde. Die Möglichkeit, Anteilnahme an dem Leben der Anderen zu haben und zugleich Anteilnahme an der eigenen Person zu erfahren, wirkte den Isolationsgefühlen entgegen und milderte sie. In den misslungenen Situationen wurde von keinem Wechseln der Räumlichkeiten berichtet. Auffällig ist, dass sich in drei Situationen (Thema 9, 13, 15) die Patienten dahingehend äußerten, dass sie glaubten, dass erst durch das Verlassen des jeweiligen Raumes die Situation beendet werden könnte. In Thema 13 zeigte sich dann auch, dass die Pflegesituation, die über drei Tage andauerte, erst in dem Moment beendet war, als die Patientin in der Lage war, das Zimmer erstmalig zu verlassen. Aufgrund dieser Zusammenhänge sollten insbesondere folgende bedeutsame Elemente in Pflegesituationen einer vertieften pflegewissenschaftlichen Diskussion unterzogen werden:

- ❑ **Die Bedeutung von Mitpatienten**
- ❑ **Die Bedeutung von Mobilität**
- ❑ **Die Bedeutung der Tageszeit**

2. Aktivitäts- und Passivitätsgrad der Patienten
In allen erzählten Pflegesituationen wurde deutlich, dass die Patienten sich nur in geringem Umfang an der aktiven Gestaltung der Pflegesituation beteiligten. Folgende Gestaltungsaspekte wurden implizit angesprochen:

- Die Möglichkeit, das eigene Befinden positiv zu beeinflussen und Bedürfnisse selbst zu befriedigen
- Die Möglichkeit, eine pflegerische Leistung zu initiieren
- Die Möglichkeit, die Gestaltung der Pflegesituation durch die Pflegenden zu beeinflussen und sich etwa an dem Entscheidungsprozess zu beteiligen

Zunächst ist festzuhalten, dass die Patienten in den misslungenen Pflegesituationen einen höheren Aktivitätsgrad einnahmen als in den gelungenen Situationen. Sie versuchten vornehmlich pflegerische Leistungen zu initiieren und das Handeln der Pflegenden zu beeinflussen. Doch verdienen auch diese Situationen den Begriff «Passivitätsgrad», denn die Patienten wurden mit zunehmender zeitlicher Dauer der Pflegesituation passiver, und dies primär vor dem Hintergrund, dass sie erkannten, dass sie weder die Gestaltung der Pflegesituation durch die Pflegenden noch ihr Befinden und ihre Bedürfnisse positiv beeinflussen konnten. Diese «Einsicht» stellte sich regelmäßig bereits in der Anfangsphase der Pflegesituation ein und die Patienten schienen sich in eine Art «Warte- und Aushalteposition» hineinzubegeben. Sie hofften, dass die Zeit schnell vorbeigeht, die Pflegesituation schnell endet und sich ihr Befinden dann bessert. Hier sei noch einmal darauf hingewiesen, dass die Patienten in den misslungenen Pflegesituationen den zeitlichen Horizont über das positive Verändern ihrer Befindlichkeit definierten. Die Patienten fanden sich regelmäßig damit ab, dass die Leistungen der Pflegenden nicht ihre Bedürfnisse abdeckten, dass sie die Gestimmtheit der Pflegenden und deren Umgang mit ihnen nicht beeinflussen konnten, und nicht zuletzt fanden sie sich auch damit ab, dass sie zunehmend unter Isolationsgefühlen litten, die sie aus eigenen Kräften nicht mildern konnten. Die Passivität war also stets mit einem hohen Ausmaß an Resignation verbunden, die einige Patienten mit Zorn erfüllte (vgl. Aktqualitäten), den sie jedoch in den Pflegesituationen nicht ausdrücken konnten und/oder wollten. In den gelungenen Pflegesituationen waren die Patienten regelmäßig passiver. Sie initiierten nur selten eine Leistung und überließen den Pflegenden die Gestaltung der Pflegesituation. Da das eigene Befinden zumeist nicht als existenziell bedrohend erlebt wurde und sie zugleich erlebten, dass ihnen pflegerische Leistungen angeboten wurden, sahen die Patienten keinen Anlass, selbst in das Geschehen einzugreifen. In einigen Situationen (Themen 1, 2, 5, 6 und 8) wird darüber hinaus deutlich, dass die Patienten sich in einer besonderen Art in die Situation einließen und sie genossen. Die Patienten erzählten, dass ihre Bedürfnisse nach Schutz, Geborgenheit, Abhängigkeit, Sicherheit und liebevoll-zärtlichem Umgang in der Situation befriedigt wurden. Diese Bedürfnisse waren den Patienten aber oftmals erst bewusst, als sie Befriedigung erlebten und intensive positive Gefühle entwickelten. Die Patienten hatten diese Bedürfnisse, die Kritz zu Recht als «kindliche» Bedürfnisse und «regressive Verhaltenstendenzen» bezeichnet (Kritz 1994, 256), nicht gegenüber den Pflegenden geäußert, konnten sich ihnen aber «hingeben», als sie erlebten, dass sie befriedigt wurden. Diese Befriedigungen schienen *zufällig* in den Situationen stattzufinden, denn es deutete nichts in den Erzählungen darauf hin, dass die Patienten glaubten, dass die Pflegenden diese Befriedigung bewusst herbeiführten. Lediglich in Thema 8 berichtete die Frau, dass sie den Eindruck hatte, dass die Pflegende sie «betüddeln» wollte und wesentlich bewusster umsorgt habe. Die Befriedigung dieser «kindlichen» Bedürfnisse löste in den Patienten nicht nur intensive positive Gefühle aus, sondern zugleich auch die Überzeugung und das Vertrauen in den eigenen Gesundungsprozess. Dies ist vor dem Hintergrund, dass in der Pflegewissenschaft aktivierende Konzepte, in denen erwachsene progressive Verhaltenstendenzen wie Stärke, Kompetenz, Tatkraft und so weiter von den Patienten gefordert und sie darin gefördert werden, ein sicherlich interessanter und zu diskutierender Aspekt. Im Rahmen ihrer Interviews erweckte kein Patient den Anschein, dass er/sie diese Art der «Regressionserlebnisse» regelmäßig gewünscht oder gar provoziert hat. Alle Patienten gingen in ihrer individuellen Art und Weise «erwachsen» mit ihrem Gesundungsprozess um und sorgten in aktiver Weise für ihre Genesung. Zu dem Zeitpunkt aber, als sie diese Erlebnisse, die sie als außerordentlich gelungen bewerteten, erlebten, waren ihnen zumeist krankheitsbedingte Grenzen in der eigenen aktiven Bewältigung gesetzt. Die Patienten waren dadurch oftmals verunsichert, peinlich berührt, ängstlich, aber auch zornig. In dieser Lage erlebten sie es als überaus angenehm und heilsam, dass sicherlich größtenteils vorbewusste Bedürfnisse nach Schutz und Geborgenheit «plötzlich» in der jeweiligen Pflegesituation intensiv befriedigt wurden. Der Begriff «plötzlich» soll hier deutlich zeigen, dass es sich um Situationen handelte, in denen regelmäßig ein anderes pflegerisches Ziel verfolgt wurde und sich die Befriedigung nahezu «zufällig» einstellte. Dies stärkt meines Erachtens den theoretischen Zugang der Situationsbetrachtung, denn in diesen Pflegesituationen trafen verschiedene bedeutsame Elemente zusammen und führten ein außerordentliches Gelingen herbei. In diesen Situationen schien die Zeit «still zu stehen», die Patienten erlebten intensive positive Gefühle und ließen sich ganz auf die

Situation ein, in denen ihre «kindlichen» Bedürfnisse zwar wohl meist gar nicht von den Pflegenden wahrgenommen und trotzdem erfüllt wurden. Dass die Patienten diese Leistungen weniger in der Person der jeweils Pflegenden verankerten, sondern in der gesamten Situation, zeigt sich auch daran, dass die Patienten auf mein Nachfragen hin sagten, dass sie zu diesen Pflegenden keinen näheren Kontakt außerhalb der geschilderten Situation und so auch keine Beziehung, die man als tiefergehend oder tragend bezeichnen könnte, hatten. Aufgrund dieser Zusammenhänge sollten insbesondere folgende bedeutsame Elemente in Pflegesituationen einer vertieften pflegewissenschaftlichen Diskussion unterzogen werden:

- **Die Bedeutung der Iniitiierung von Leistungen**
- **Die Bedeutung der Bedürfnisbefriedigung**
- **Die Bedeutung des Umgangs der Pflegenden mit den Patienten**

4.6.3 Schwerpunktthemen in Bezug auf die Pflegenden

1. Engagement, Nähe und Distanz und das Herstellen von Handlungssicherheit

In den meisten der beschriebenen Pflegesituationen ereignete sich etwas, was für die Patienten und Pflegenden unerwartet war. Zumeist verschlechterte sich der Gesundheitszustand der Patienten und die Pflegenden sahen sich vor die Aufgabe gestellt, durch ihr Handeln auf die Situation einzuwirken. Das Handeln bedeutete aber in aller Regel auch, dass sich die Pflegenden in höherem Maße in die Situation involviert fühlten und so eine gewisse, zunächst nicht beabsichtigte und wahrgenommene Nähe zu den Patienten und/oder Angehörigen und Mitpatienten entwickelten. Die Nähe löste oftmals Ängste in der Situation aus. Die Pflegenden hatten Angst, dass sie den (neuen) fachlichen Anforderungen in der Pflegesituation nicht gerecht werden, dass ihre Handlungsstrategien gerade in dieser Pflegesituation nicht erfolgreich und sie nicht in der Lage sein könnten, neue Handlungsstrategien zu entwickeln, oder dass sie keine Hilfe von anderen, z. B. KollegInnen oder Ärzten, erhalten würden und so die Situation alleine bewältigen müssten. Diese Ängste und Unsicherheiten in einer frühen Phase der Pflegesituation und die Notwendigkeit des pflegerischen Handelns implizierten, dass die Nähe zum Geschehen zunächst weiter zunahm und von den Pflegenden beinahe als bedrohlich erlebt wurde. Nur in wenigen Situationen löste sich dieses Spannungsfeld in einer frühen Phase der Pflegesituation auf. Zumeist fühlten sich die Pflegenden gezwungen, in der Pflegesituation durch eigenes Engagement Distanz zum Geschehen herzustellen, da sie sich in der Nähe zum Geschehen persönlich und fachlich überfordert fühlten. Aus den Erzählungen der Pflegenden konnte entnommen werden, dass zwei Formen der Distanzgewinnung in den Pflegesituationen zum Tragen kamen:

A. Herstellung der Distanz durch eigenes Handeln

- **Konfrontation, Aggression und Entlastung** (Pflegende traten mit den Patienten und/oder Angehörigen in eine konfrontative Auseinandersetzung, in deren Verlauf sie ihre Machtposition und Entscheidungsrechte unterstrichen und durch das Ausleben von Aggressionen und offenes Ablehnen der Patienten eigene emotionale Entlastung suchten.)
- **Konzentration auf einige wenige pflegerische Tätigkeiten** (z.B. das Behandeln und Versorgen von Wunden, das Betten und Waschen von Patienten)
- **(Räumlicher) Rückzug von den Patienten und/oder Angehörigen** (durch das Verlassen des Zimmers der Patienten, die Abwendung des Blickes und die Verweigerung, den Patienten anzusprechen)

B. Herstellung der Distanz durch das Handeln von Patienten und/oder Angehörigen

In einigen Situationen gewannen die Pflegenden an Distanz, weil es den Patienten und/oder Angehörigen gelang, sich selbstverantwortlich mit ihrer eigenen Lage auseinander zu setzen und sie beinahe professionell mit der Verschlechterung ihres Gesundheitszustandes umgingen. Die Pflegenden fühlten sich in diesen Situationen zunehmend von der (nicht erwünschten) Rolle als beratende, tröstende und aktive Pflegende entlastet und gewannen Distanz zum Patienten und/oder zu den Angehörigen. Aus dieser Distanz heraus war es ihnen mitunter (vor allem in als gelungen erlebten Situationen) möglich, neue Handlungsstrategien zu entwickeln und beispielsweise Aufgaben der Begleitung zu übernehmen. Gelang die Distanzierung in den Pflegesituationen nicht, so wurden sie als misslungen erlebt und blieben mitunter nahezu als traumatisches Ereignis in Erinnerung (z.B. Thema 27). Gelang die Distanzierung, so waren einige Pflegende in der Lage, neue Handlungsstrategien zu entwickeln, und Gefühle der Unsicherheit und Ängste verwandelten sich in Freude und die Gewissheit, persönliches und fachliches Selbstbewusstsein wiedererlangt zu haben. Pflegende, die Distanzierung über einen Rückzug von Patienten und/Angehörigen herstellten, erlebten die Pflegesituation regelmäßig als misslungen, jedoch gelang es ihnen die Situation zu bewältigen und weniger emotional involviert zu sein als vor dem Rückzug. Aufgrund dieser Zusammenhänge sollten insbesondere folgende bedeutsame Elemente in Pflegesituationen einer vertieften pflegewissenschaftlichen Diskussion unterzogen werden:

- ❑ **Die Bedeutung der Möglichkeit zur Distanzierung vom Patienten**
- ❑ **Die Bedeutung von Teamarbeit**
- ❑ **Die Bedeutung der beruflichen Etablierung von Pflegenden**
- ❑ **Die Bedeutung (besonderer) persönlicher Eigenschaften und Verhaltensweisen von Patienten**

2. Emotionale Abhängigkeit vom Gesundheitszustand der Patienten und das Herstellen von Normalität

Die Pflegenden zeigten deutlich, dass sie sich emotional vom Gesundheitszustand der Patienten abhängig fühlten. Besserte sich der Gesundheitszustand der Patienten (mit oder ohne ihre Unterstützung), freuten sie sich und fühlten sich in ihrem (sinnhaften) Handeln bestätigt. Diese Bestätigung gab ihnen nicht nur Hoffnung und Zuversicht in Bezug auf andere Patienten, sondern wirkte wie ein Verstärker bezogen auf das eigene Engagement, das bisweilen sogar weit über das Maß hinausgehen konnte, das die Pflegenden als sinnvoll erachteten. Besserte sich der Gesundheitszustand nicht oder verschlechterte er sich gar, fühlten die Pflegenden zwar mit den Patienten mit, zeigten teilweise verbale und nonverbale Anteilnahme, doch bereits nach kurzer Zeit versuchten sie sich von den Patienten und ihrem «Schicksal» zu distanzieren. Anders als in dem oben beschriebenen Kernproblem «Engagement, Nähe und Distanz» zentriert sich hier das Problem auf die Herstellung einer «neuen Normalität», die dann wieder ein gewisses Maß an Nähe implizierte. In dieser Normalisierungsphase versuchten die Pflegenden, ihre eigene Rolle und die der Patienten neu zu definieren mit dem Ziel, die emotionale Abhängigkeit von der Verschlechterung des Gesundheitszustandes zu verringern. Dies gelang, indem die Pflegenden nach der eingetretenen Verschlechterung des Gesundheitszustandes der Patienten für den Patienten einen neuen «Status quo» seines gesundheitlichen Befindens definierten und ihm die Leistungen zudachten, die Menschen mit diesem Status üblicherweise zukommen. So gesehen erschien es, als ob die Pflegenden Patienten in bestimmte Erkrankungs- und damit auch Versorgungsstufen einteilten und Normalität für sich herstellten, indem sie die Patienten übergangslos einstuften. Bisweilen hatte ich den Eindruck, als ob es sich um einen neuen/anderen Patienten handelte, was zeigte, dass der Prozess der Verschlechterung und somit auch die damit verbundene Trauer erfolgreich von den Pflegenden verdrängt wurden. Das Herstellen der Normalität implizierte auch die Ausübung und Etablierung neuer pflegerischer Arbeiten, die in eine gewisse Routine überführt wurden. Vorerfahrungen der Pflegenden wirkten sich in diesem Zusammenhang unterschiedlich aus. Einige Pflegende nutzten Kenntnisse, die sie durch die Pflege anderer Patienten mit ähnlichen Erkrankungen gewonnen hatten, dahingehend, dass sie die Verschlechterung des Gesundheitszustandes als

«Normalität» bewerteten und sich so weniger emotional belastet fühlten. Anderen Pflegenden, insbesondere denen, die schmerzvolle Erinnerungen an andere Patienten oder gar Familienangehörige und Freunde hatten, gelang es nur eingeschränkt, vor diesem Hintergrund eine gewisse «neue» Normalität zu etablieren, und sie fühlten sich aufgrund dessen zunehmend handlungsunfähig. Die Pflegenden verdeutlichten auch, dass Pflegesituationen dann besonders schwierig wurden, wenn es ihnen nicht gelang, eine gewisse Routine in den Ablauf ihrer Handlungen zu bringen. Normalität bedeutete Handlungssicherheit, die immer dann bedroht war, wenn sie eine zu große Nähe zum Patienten spürten, wenn dieser sie in ihrer pflegerischen Arbeit abzuwerten schien (und damit auch in ihrer Persönlichkeit) oder wenn sie sich selbst fachlich überfordert fühlten. Konnten diese Momente nicht ausgeglichen werden, so intensivierte sich das Gefühl der Handlungsunsicherheit und das Bedürfnis Normalität herzustellen verstärkte sich. Normalität und Handlungssicherheit bezogen sich demnach auf das Befinden der Pflegenden in der Pflegesituation und standen nur in mittelbarem Zusammenhang mit dem Befinden der Patienten. Insbesondere jüngeren Pflegenden gelang es daher in den als misslungen erlebten Pflegesituationen kaum oder gar nicht, eine Normalität herzustellen, die für sie einen Gewinn an Handlungsfähigkeit bedeutete. Und obwohl die Pflegenden verdeutlichten, dass sie sich in hohem Maße vom Gesundheitszustand der Patienten emotional abhängig fühlten, versuchten sie eine Normalität zu gestalten, die nicht mehr auf das Befinden der Patienten ausgerichtet war, sondern auf das eigene Befinden. So erscheint es auch erklärlich, dass das Gestalten einer neuen Normalität oftmals die emotionale Abkehr vom Patienten implizierte. Aufgrund dieser Zusammenhänge sollten insbesondere folgende bedeutsame Elemente in Pflegesituationen einer vertieften pflegewissenschaftlichen Diskussion unterzogen werden:

- ❑ **Die Bedeutung der Erkrankungsart und Genesungsphase des Patienten (insbesondere des Sterbens von Patienten)**
- ❑ **Die Bedeutung von (nicht durch die Ablauforganisation intendierten) Friktionen in Pflegesituationen**
- ❑ **Die Bedeutung beruflicher und privater Vorerfahrungen**

5. Einordnung und kritische Würdigung der Studie

5.1 Stellenwert der Ergebnisse unter Berücksichtigung der inhaltlichen Entwicklung der Pflegewissenschaft

In der Pflegewissenschaft finden Bedeutungs- und Sinnzuweisungen von Patienten und Pflegenden bislang nur geringe Beachtung. Betrachtet man die Theorieentwicklung in den fünfziger- bis achtziger-Jahren in den angelsächsischen Ländern, so zeigt sich, dass nur wenige Theorien aus der Praxis heraus generiert wurden und man so von einer größtenteils deduktiven Theorieentwicklung sprechen kann. Dies ist vor dem historischen Hintergrund durchaus verständlich, doch darf festgestellt werden, dass die verschiedenen Theorien, die in den letzten Jahren durch umfangreiche Übersetzungsarbeiten auch den deutschen Pflegenden zugänglich gemacht wurden, auch aufgrund ihres hohen Abstraktionsniveaus nur eingeschränkt die Wirklichkeit der Pflegepraxis widerspiegeln und zur Lösung von Praxisproblemen herangezogen werden können. Bei ihren Analysen der unterschiedlichen Theorien wiesen verschiedene Autoren darauf hin, dass die meisten Theorien als «globale Theorien» (Walker & Avant 1998) oder als «konzeptuelle Modelle» (Fawcett 1996) zu bezeichnen sind. Walker und Avant stellen in diesem Zusammenhang treffend fest:

> **«Insgesamt sind sie *(die globalen Theorien, A. E.)* nicht begrenzt genug, um als Theorien mittlerer Reichweite eingestuft zu werden. Ihr Ziel ist, eine Sicht der Welt zu entwickeln, die geeignet ist, die zu einer Pflegeperspektive gehörenden Schlüsselbegriffe und Prinzipien zu verstehen.»**
>
> *(Walker & Avant 1998, 10)*

Die Ende der achtziger-Jahre und bis heute andauernde, intensiv geführte Diskussion um die Reichweite von Theorien spiegelt klar den vielen Pflegewissenschaftlern bewussten Umstand wider, dass für die Praxis der Pflege theoretische Konstrukte entwickelt werden müssen, die der Praxis der Pflege und ihren komplexen

Problemlagen sinnvolle Stukturierungshilfen und Problemlösungsverfahren anbieten, die auch in verschiedenen Arbeitskontexten von Pflegenden genutzt werden können. Auch Rolfe kommt zu dem Schluss, dass

> **«(...) die Diskrepanz zwischen Theorie und Praxis in der Pflege weithin darin begründet ist, daß die gängige Pflegetheorie (sic!) nicht fähig ist, die realen klinischen Pflegesituationen ausreichend zu begründen, und dass diese Unfähigkeit daher rührt, daß Pflege im traditionellen Wissenschaftsparadigma eingebunden ist, in welchem Theorie die Praxis informiert und determiniert. Wenn die Theorie-Praxis-Diskrepanz geschlossen werden soll, muss die Theorie ihre hierarchische Position aufgeben und sich aus der Praxis entwickeln, sensibel für die Bedürfnisse des individuellen Praktikers und dessen einzigartige, alltägliche Situationen.»**
>
> *(Rolfe 1997, 58)*

Vor diesem Hintergrund ist verständlich, dass sich seit Ende der achtziger-Jahre die Pflegewissenschaft um die Entwicklung praxisnaher Theorien bemüht. In den so genannten «praxisbezogenen Theorien mittlerer Reichweite» geht es primär um das Verständnis von Phänomenen der Pflegepraxis. Chinn und Kramer weisen darauf hin, dass bereits während der achtziger-Jahre die anerkannte amerikanische Pflegewissenschaftlerin Afaf Meleis unmissverständlich klar machte, dass die Pflegenden fundierte Theorien entwickeln müssen, die der Entwicklung einer an spezifischen Phänomenen ausgerichteten Pflegepraxis als tragfähige Grundlage dienen können (Chinn & Kramer 1996, 44). Seit den neunziger-Jahren wurde diese Entwicklung nicht nur im angelsächsischen Raum, sondern auch in Deutschland eingeleitet und es entstanden gegenstandsbezogene Theorien, die sich um Phänomene wie beispielsweise «Schmerz», «Privatsphäre», «Krankheitserleben» oder auch «Formen der sozialen Unterstützung» gruppieren. Chinn und Kramer stellen in ihrem Buch verschiedene amerikanische Theorien der mittleren Reichweite vor (Chinn & Kramer 1998, 212 ff). Betrachtet man in diesem Zusammenhang die Aktivitäten deutscher Pflegeforscher, so zeigt sich, dass auch sie diese Abstraktionsebene in den verschiedenen Themenausrichtungen anstreben (vgl. z. B. Borker 1995, Bauer 1997, Kesselring 1996, Koch-Straube 1997, Krohwinkel 1993, Osterbrink 1999, Weinhold 1997 und andere). Es muss jedoch festgehalten werden, dass insbesondere diese Forschungsaktivitäten erheblich intensiviert werden sollten, um tragfähige Praxiskonzepte zu entwickeln, die die Erkenntnisse verschiedener Studien berücksichtigen. Die hier skizzierte Weiterentwicklung in der Pflegewissenschaft trägt meines Erachtens auch dazu bei, dass

- der Gegenstand der Pflege einer erneuten Spezifizierung unterzogen wird, und in zunehmendem Maße Alltagsprobleme von Menschen und die Möglichkeiten der Pflegenden, die zumeist erkrankten Menschen zu unterstützen und sich dabei an ihren spezifischen Problemlagen zu orientieren, in den Mittelpunkt der Betrachtung rücken
- Alltagsprobleme der Patienten und Pflegenden aus der Pflegepraxis generiert und so die Perspektiven der Patienten und Pflegenden berücksichtigt werden
- den Pflegenden theoretische Konstrukte angeboten werden, die ihre Praxis erkennbar strukturieren und Problemlösungen anbieten, die mit der Praxis vereinbar sind.

In diese pflegewissenschaftliche Entwicklung lässt sich auch der hier gewählte Forschungsschwerpunkt einordnen. Hintergrund und Zielsetzung dieser Studie war es auch zu zeigen, dass Pflegende verschiedene Möglichkeiten zur Gestaltung von Pflegesituationen haben. Gestaltungsspielräume ergeben sich aber nur dann, wenn Pflegende über die inhaltliche Ausrichtung ihrer Tätigkeit orientiert sind und wissen, welche Unterstützungsarbeit sie den zu pflegenden Menschen anbieten wollen. Die noch immer die Fachdiskussion beherrschenden Theorien erscheinen jedoch nicht nur aufgrund ihrer Reichweite und Praxisferne wenig geeignet, die Praxis der Pflege theoretisch zu fundieren. Dies soll im Folgenden weiter erläutert werden. In Anlehnung an Meleis ordnet Steppe die verschiedenen Theorien, die als «globale Theorien» oder auch «konzeptuelle Modelle» bezeichnet werden, gemäß ihrer inhaltlichen Schwerpunkte drei «Denkschulen» zu, nämlich den so genannten «Bedürfnistheorien», den «Interaktionstheorien» und den «Pflegeergebnistheorien» (Steppe 1990, 292). In ihnen werden auf einer mehr oder weniger hohen Abstraktionsebene unter Zuhilfenahme anderer Wissenschaftstheorien und philosophischer Grundlagen im Wesentlichen drei Schwerpunkte als zentrale Ziel- und Aufgabenbereiche von Pflegenden festgelegt. In den so genannten Bedürfnistheorien stehen Gesundheitsbedürfnisse erkrankter und gesunder Menschen im Zentrum des Interesses von Pflegenden, die gesunde oder erkrankte Menschen darin unterstützen sollen, diese zu befriedigen. Dahingegen stellen die so genannten Interaktionstheorien die Beziehung zwischen Patienten und Pflegenden und deren sinnvolle Gestaltung als zentrales Anliegen von Pflegenden in den Vordergrund. Die Ergebnismodelle fokussieren das angestrebte Ziel für die zu pflegenden Menschen. So unterschiedlich diese Theorien auch insbesondere im Hinblick auf ihre praktische Relevanz bewertet werden, so ist vielen von ihnen gemein, dass

- sie *einen* Tätigkeitsschwerpunkt für Pflegende festlegen
- sie die Bedeutung dieses Schwerpunktes für Patienten und Pflegende vorgeben und als zentral darstellen (obgleich nur wenige Theoretiker ihre Theorien durch Praxisforschung fundiert haben)
- sie – oftmals in Anlehnung an das medizinische Modell – den Prozess der Gesundung von Patienten fokussieren.

Pflegende werden so aufgefordert, ihre Wirklichkeit und die der Patienten vor dem Hintergrund eines spezifischen Schwerpunktes, der durch die jeweilige Theorie vorgegeben wird, zu ordnen, zu interpretieren und bezogen darauf zu handeln. Die Konzentration auf Schwerpunktbereiche impliziert meines Erachtens jedoch deutlich die Gefahr, dass Pflegende sich beinahe *starr* auf den von der Theorie vorgegebenen Aspekt (zum Beispiel: Beziehung) in ihrer Arbeit konzentrieren und dabei eigene und Bedeutungszuweisungen von Patienten unberücksichtigt lassen. In diesen Theorien scheinen somit nur die Bedeutungszuweisungen von Patienten Raum zu finden, die sich in die vorgegebene Struktur einpassen lassen. Dass Patienten und Pflegende ihre Wirklichkeit möglicherweise anders ordnen und andere Aspekte als relevant einstufen, ist in diesen Theorien nicht oder nur eingeschränkt vorgesehen. Hinzu kommt meines Erachtens eine weitere, mit diesem Problem eng zusammenhängende Schwierigkeit: Diese Theorien arbeiten zumeist ohne einen definierten Situationsbegriff. Deutlich wird aber, dass sie unter der Patientensituation einen Zeitraum zwischen dem Kontaktbeginn und -ende begreifen, der bestenfalls dadurch gekennzeichnet ist, dass Patienten die Ziele erreicht haben, die Pflegende (zum Teil unter Einbeziehung der Patienten) zuvor festgelegt haben. Hier handelt es sich sicherlich regelmäßig um einen längeren Zeitraum (Tage bis Monate). Die Perspektive, die Pflegende hier einnehmen sollen, kann dazu führen, dass sie zugunsten einer zeitlich weiten, am Prozess orientieren Situationsdefinition den Stellenwert von für Patienten wesentlichen Aspekten nicht erkennen. So hilfreich diese Strukturierungsversuche auch sein mögen, sie fordern jedoch, dass Pflegende zur jeweiligen Zielerreichung einen zeitlichen Horizont in der Pflege der Patienten ansteuern, der begrenzt wird durch das Erkennen oder Ermitteln eines zentralen Aspektes und der Zielerreichung. Vor diesem Hintergrund ist auch verständlich, dass verschiedene Pflegetheoretiker zur Anwendung ihrer Theorie das lineare Problemlösungsverfahren «Pflegeprozess» als Instrument zur Erreichung der spezifischen Pflegeziele entwickelten und den Pflegenden zur Umsetzung der Theorien empfehlen. Betrachtet man beispielsweise die so genannten Bedürfnistheorien, zeigt sich, dass die Anwendung dieses Verfahrens sinnvoll ist, denn die Pflegenden müssen eine Vielzahl potenzieller Pflegeprobleme (z.B. explizierte Abdellah 21 Pflegeprobleme) beinahe gleichzeitig bei der Pflege von Patienten in ihr Handeln integrieren. Dies bedarf sicherlich eines Instrumentes, das die Erfassung und verschiedenen Schritte in der Unterstützung zur Bewältigung der Probleme ermöglicht und fest hält. Das Instrument «Pflegeprozess» wurde mittlerweile um den so genannten *«Diagnostic Process»* erweitert, in dem verschiedene Pflegeprobleme in einer so genannten Pflegediagnose gebündelt werden (vgl. z. B. Gordon 1994). Dies stellt meines Erachtens einen weiteren Versuch dar, die Fülle an Informationen, die Pflegende bezogen auf den Gesundheitszustand von Patienten ermitteln und in ihr Handeln integrieren sollen, zu bündeln und damit nutzbar zu machen. Abgesehen von den in der Fachöffentlichkeit diskutierten Vor- und Nachteilen dieser Pflegediagnosen zeigen sie – so wie auch das verbreitete Problemlösungsverfahren «Pflegeprozess» –, dass Pflegende sich an einem ähnlichen zeitlichen Horizont orientieren sollen wie auch die Medizin, die sich bei der Behandlung von Menschen auf den Zeitraum zwischen der Diagnosefindung und Therapie einer Krankheit konzentriert. Sowohl in der Medizin als auch in der Pflege kann es sicherlich sinnvoll sein, sich auf diesen Zeitraum zu beziehen und den Patienten alle Aktivitäten zur Heilung oder Linderung einer Krankheit und zur Förderung von Gesundheit bereitzustellen. Wie sich in den Ergebnissen meiner Studie jedoch abzeichnet, wählen die Patienten regelmäßig einen wesentlich kürzeren zeitlichen Horizont bei den Situationsdefinitionen. Insbesondere bei den Thesen habe ich herausgestellt, dass die Patienten sich auf das so genannte «Hier und Jetzt» konzentrierten und Elemente als bedeutsam ansahen, die sie sicherlich nicht während ihrer gesamten Hospitalisierungsphase als bedeutsam eingestuft hätten. Die Pflegenden dahingegen konzentrierten sich zumeist auf die gesamte Hospitalisierungsphase und sahen, vor diesem Hintergrund verständlich, andere Element, z. B. die Bereitschaft der aktiven Auseinandersetzung mit der Krankheit, als bedeutsam an. Ob die Pflegenden sich hier an das medizinische Denkmodell oder an ein Pflegemodell anlehnten, kann an dieser Stelle nicht geklärt werden, jedoch ist augenscheinlich, dass die Bedeutungszuweisungen primär vor einem anderen zeitlichen Horizont gebildet wurden. Die Pflegewissenschaft hat bislang über derartige Situationsdefinitionen und Bedeutungszuweisungen so wenig Kenntnisse, dass sie Pflegenden hier auch keine praxisnahen Konzepte vorgeben kann, die es ihnen ermöglichen, die verschiedenen Perspektiven zu erkennen und zu integrieren. In diesen Zusammenhängen möchte ich meine Forschungsaktivitäten einordnen. Es war mir ein besonderes Anliegen, Bedeutungszuweisungen von Patienten und Pflegenden zu explorieren und zugänglich zu machen. Mir ist bewusst, dass in einer zeitbegrenzten Studie nur einige Erkenntnisse gewonnen werden können. Im Zusammenhang jedoch mit Erkenntnissen aus anderen Pflegeforschungsstudien werden Pflegewissenschaftler in einigen Teilbereichen in der Lage sein, neue Wege für die Pflegepraxis aufzuzeigen. Ich möchte auch darauf aufmerksam machen, dass die von mir gewählte Forschungsperspektive sich maßgeblich von anderen unterscheidet und weniger Meinungen, Argumentationen und Vorstellungen als vielmehr Bedeutungen exploriert hat. Inwieweit dadurch angeregt wird, zentrale Themen der Pflege, wie beispielsweise die Themen Isolation, soziale Teilhabe und Mobilität, zu beforschen und den Stellenwert in den verschiedenen Bereichen der Pflegepraxis neu zu umreißen, bleibt abzuwarten. Mir war es auch ein Anliegen, die pflegewissenschaftliche Diskussion mit der erlebnisorientierten Situationsperspektive zu bereichern. Aus meiner Sicht sollte diese Perspektive nicht nur verstärkt in der Pflegeforschung angewandt werden, sondern zugleich als ein Instrument zur Exploration der Wirklichkeit von Patienten *und* Pflegenden aufgearbeitet werden. Effektives Gestalten von Pflegesituationen setzt voraus, über die Definition einer Situation hinaus bedeutsame Elemente, das heißt über die Themen und die als bedeutsam eingestuften Mitgegebenheiten, Kenntnis zu haben, um sie in das pflegerische Handeln integrieren zu können. Obgleich es sich bei der erlebnisorientierten Perspektive um ein theoretisches Konstrukt handelt, habe ich versucht zu zeigen, dass es sich im Rahmen der Forschung umsetzen lässt und niedrigere Abstraktionsebenen ansteuert, die die Praxis der Pflege in ihrer vorgefundenen Wirklichkeit aus der Sicht von Patienten und Pflegenden erhellt. Meines Erachtens können auf diese Art für Patienten und Pflegende wesentliche Phänomene in ihrer Bedeutung offen gelegt werden. Die Orientierung an dem Thematischen zeigte mir, dass sich die Pflegewissenschaft und insbesondere die Pflegeforschung zunächst an einigen herausragenden und häufig von Patienten und Pflegenden dargestellten Phänomenen orientieren und hier gegenstandsbezogene Konzepte entwickeln sollte. Da diese Phänomene aus der Praxis der Pflege generiert werden, ist es meines Erachtens möglich, hier Konzepte zu entwickeln, die von Pflegenden eher genutzt werden können als Pflegetheorien, die vor allem aufgrund ihres Abstraktionsniveaus kaum noch in die Praxis transferierbar sind. So gesehen wünsche ich mir, dass zum einen die praktisch tätigen Pflegenden mit der erlebnisorientierten Situationsperspektive vertraut gemacht werden, um selbst die Wirklichkeit der Patienten, aber auch die eigene explorieren zu können. Das zentrale Ziel besteht dabei in dem Erkennen von Bedeutungen und ihrer Integration in das Handeln. Eine wesentliche Hilfe kann in diesem Zusammenhang das Erkunden bedeutsamer Themen und des zeitlichen Horizonts einer Situation, also das Erkunden der jeweiligen Situationsdefinition sein. Erst wenn diese Definitionen von Patienten und Pflegenden bekannt sind, können Pflegende wirksame Interventionen einleiten, nämlich Interventionen, die auf der einen Seite Befindlichkeiten, Bedürfnisse und Ziele der Patienten berücksichtigen und auf der anderen Seite – vor dem Hintergrund der Befindlichkeiten, Bedürfnisse und Ziele der Pflegenden – für die Pflegenden durchführbar sind. So gesehen möchte ich mich den Ausführungen von Habermas anschließen, der in dem so genannten «kommunikativen Handeln» die Chance sieht, dass sich Menschen tatsächlich miteinander verständigen. Habermas spricht vom kommunikativen Handeln,

« (...) wenn die Handlungspläne der beteiligten Aktoren nicht über egozentrische Erfolgskalküle, sondern über Akte der Verständigung koordiniert werden. Im kommunikativen Handeln sind die Beteiligten nicht primär am eigenen Erfolg orientiert; sie verfolgen ihre individuellen Ziele unter der Bedingung, dass sie ihre Handlungspläne auf der Grundlage gemeinsamer Situationsdefinitionen aufeinander abstimmen können. Insofern ist das Aushandeln von Situationsdefinitionen ein wesentlicher Bestandteil der für kommunikatives Handeln erforderlichen Interpretationsleistungen.»

(Habermas 1995, 385)

Die von mir dargestellte Perspektive ist jedoch noch nicht hinreichend instrumentalisiert, um sie für die Pflegenden hier und jetzt nutzbar zu machen. Jedoch bin ich der Ansicht, dass Pflegende diese Perspektive in der Retrospektive begrenzt anwenden können, insbesondere wenn sie gezielt durch Fort- und Weiterbildungsmaßnahmen unterstützt werden. Bedenkt man in diesem Zusammenhang, welche Anstrengungen zurzeit in Bezug auf die Durchführung von (oftmals theoretisch nicht fundierten) Patientenzufriedenheitsuntersuchungen unternommen werden, so erscheint es mir ratsam, dass die Pflegenden sich auf den Weg begeben, die Zufriedenheit ihrer «Kunden» selbst zu explorieren. Eine Möglichkeit besteht darin, dass Pflegende die Patienten fragen, was sie wesentlich beschäftigt hat, und sie zu bitten, über einige selbst erlebte Pflegesituationen zu berichten. In dieser Auseinandersetzung könnten Pflegende möglicherweise erkennen, welche Themen für die Patienten sehr wichtig waren und wann die Pflegenden die Patienten hilfreich unterstützt haben. Obschon ich der Überzeugung bin, dass regelmäßige Eigenexplorationen von Pflegenden viele wichtige Kenntnisse über den eigenen Arbeitskontext fördern würden, sehe ich auch die Begrenztheit dieser Herangehensweise. Diese Begrenztheit liegt aus meiner Sicht vor allem in der Interpretationskapazität der Pflegenden, die das gesprochene Wort von Patienten oder auch Kollegen nur eingeschränkt und vor allem theorieungeleitet in seiner Bedeutung verstehen können. Daher sollte diese Explorationsarbeit vor allem von Pflegeforschern vorangetrieben werden. Im Vordergrund sollte meines Erachtens zunächst die Erforschung zentraler Themen und bedeutsamer Mitgegebenheiten in den verschiedenen Praxisfeldern stehen, die dann einer erneuten und konzentrierten Forschung unterzogen werden können. Die Ergebnisse sind von Pflegewissenschaftlern zusammenzufassen und zu konzeptualisieren. Die seit den neunziger-Jahren auch in Deutschland zunehmende gegenstandsbezogene Forschungs- und Theoriebildung sollte meines Erachtens auch durch die Nutzung der hier vorgestellten Perspektive anstreben, für Patienten und Pflegende bedeutsame Phänomene zu untersuchen. Welche Phänomene als bedeutsam einzustufen sind, sollte nicht nur den Interessen der Forscher überlassen werden, sondern sich an der Wirklichkeit von Patienten und Pflegenden ausrichten. Käppeli stellte hierzu in ihrem Vortrag über die Verwendung der phänomenologischen Perspektive und qualitativer Forschungsansätze in der Pflegewissenschaft Folgendes treffend heraus:

> **«Vielleicht der größte Gewinn der qualitativen Pflegeforschung besteht in der Wissenserweiterung, die sie für die Pflege hervorbringt. Induktive Forschung vom beschriebenen Typus führt zur Klärung von Begriffen und zu theoretischen Aussagen über Pflegephänomene oder über Prozesse, die sich abspielen im Berufsfeld der Pflege. Solches Fachwissen ist gekennzeichnet durch eine Abstützung auf tiefe Information, auf relevante Information und auf Information von einem Abstraktionsgrad, der praxisrelevant ist. Wissen, das durch die beschriebene Art von Pflegeforschung entwickelt wurde, enthält Hinweise auf Nuancen von Pflegesituationen, wie die Pflegenden ihnen täglich begegnen. Sie ist meist weniger abstrakt als deduktiv oder mittels quantitativer Methoden entwickeltes Wissen. (...) Ich bin davon ausgegangen, dass sich die Lebensqualität von Patienten verbessert, wenn sich die Pflegenden um Inhalte/Themen kümmern, die die Patienten beschäftigen.»**
>
> *(Käppeli 1996, 4)*

5.2 Stellenwert der Ergebnisse für die Medizin

In den theoretischen Ausgangsüberlegungen dieser Studie habe ich darauf hingewiesen, dass Pflege immer in ein multidisziplinäres Betreuungskonzept eingebunden ist. Der theoretische Ausgangspunkt und die Ergebnisse der Untersuchung berühren daher auch Aspekte der medizinischen Behandlung. Im Rahmen meiner Studie habe ich eine situationstheoretische Perspektive erarbeitet, die auf verschiedene Professionen anwendbar ist. Das Erforschen der Bedeutungszuweisungen von Patienten und tätigen Medizinern hinsichtlich der Behandlung von Krankheiten könnte in ähnlicher Weise erfolgen, wie es hier für die Pflege beschrieben worden ist. So wäre zu fragen, was Patienten und tätige Mediziner als «Behandlungssituation» definieren und welche Themen und Mitgegebenheiten aus ihren Perspektiven eine hohe Bedeutung haben und ob die Perspektiven sich möglicherweise in verschiedenen Krankheitsphasen verändern. So wäre es beispielsweise denkbar und zu überprüfen, ob insbesondere Patienten in verschiedenen Krankheitsphasen unterschiedliche Perspektiven hinsichtlich der Definition des zeitlichen Horizontes einnehmen und daher andere Bedeutungszuweisungen vornehmen. Bei der Erforschung von Ursachenzusammenhängen könnte eine zeitlich weite Perspektive der Patienten hilfreich sein, denn sie würden möglicherweise Lebensumstände als kausale Bedingungen für die Entstehung von Erkrankungen miteinbeziehen und so wertvolle Hinweise für die Entstehung insbesondere chronischer Erkrankungen geben. Einen wertvollen Beitrag hat in diesem Zusammenhang meines Erachtens der Mediziner Bauer-Wittmund in seiner qualitativen Forschungsstudie geleistet, in der er durch ein tiefenhermeneutisches Analyseverfahren (in enger Anlehnung an die objektive Hermeneutik von Oevermann) Ätiologiekonzepte über die Entstehung von Krankheiten aus Sicht der Patienten erforscht hat (Bauer-Wittmund 1996). Bemerkenswert ist hier, dass der Forscher den Patienten die Möglichkeit gab, zeitliche Horizonte selbst zu definieren und so verschiedene Entstehungszusammenhänge betrachten konnte. Auch wäre aus meiner Sicht zu überprüfen, ob Patienten während ihrer Hospitalisierungsphase möglicherweise kürzere zeitliche Horizonte definieren und damit eine gegenwartsbezogene Perspektive einnehmen, wie es sich in meiner Studie in Bezug auf die pflegerische Leistungserbringung zeigte, und ob tätige Mediziner möglicherweise weitere zeitliche Horizonte definieren und daher andere Themen und Mitgegebenheiten als bedeutsam einstufen. In diesem Zusammenhang könnte man beispielsweise erforschen, ob Behandlungskonzepte während der Hospitalisierungsphase im Wesentlichen symptomorientiert sein sollten, um aktuellen Problemstellungen zu begegnen, und erst nach der Hospitalisierungsphase der Schwerpunkt der Behandlung auf der Verbesserung der Lebensqualität liegen sollte. Beispielsweise könnte man Patienten, die unter einer chronischen Erkrankung leiden, in eine qualitative Untersuchung einbeziehen und der Frage nachgehen, ob sie während ihrer Hospitalisierungsphase mit Behandlungskonzepten überfordert sind, die weit über diese Phase hinausgehen und auf eine Zukunft gerichtet sind, die für die Patienten in ihrer momentanen Lebenssituation noch nicht überschaubar ist. Die Erforschung dieser und anderer Fragen könnte Aufschluss darüber geben, inwieweit Behandlungskonzepte auf die gegenwärtige und zukünftige Lebenssituation der Patienten abgestimmt werden sollten. Die Einnahme der Situationsperspektive und damit die Erforschung von bedeutsamen Themen und Mitgegebenheiten könnte demnach einerseits zu der Erkenntnis führen, dass wesentliche Lebensereignisse aus Sicht der Patienten im Zusammenhang mit der Entstehung von Krankheiten stehen, und andererseits, dass Lebensumstände für die Patienten eine hohe Bedeutung besitzen und daher in ein mögliches Behandlungskonzept mit einbezogen werden sollten. Des Weiteren könnten mit diesem Untersuchungsansatz auch bedeutsame Themen und Mitgegebenheiten und damit Kernprobleme auf Seiten der tätigen Mediziner exploriert werden, um so ein Verständnis darüber zu erlangen, welche Elemente einer Behandlungssituation die medizinische Tätigkeit positiv oder gar negativ beeinflussen. Dies trägt meines Erachtens nicht nur dazu bei, dass hier das gegenseitige Verständnis von Patienten und Medizinern verbessert werden könnte, sondern auch, dass Behandlungskonzepte diejenigen Elemente berücksichtigen, die das Handeln und Verhalten der Beteiligten beeinflussen. Wie auch in der Pflege kann diese Perspektive Gestaltungsspielräume aufzeigen, die sich an den jeweiligen bedeutsamen Elementen der Behandlungssituation orientieren und damit individuelle Behandlungskonzepte für Patienten sicherstellen. Im Rahmen von multiprofessionellen Behandlungskonzepten ist es aus meiner Sicht zwingend erforderlich, die unterschiedlichen Perspektiven zu erforschen, denn dadurch könnte möglicherweise transparent werden, warum bestehende Konzepte für die Patienten oftmals in ihren Zusammenhängen nicht verständlich sind und zu Verunsicherungen führen, denen erst dann effektiv begegnet werden kann, wenn die unterschiedlichen Perspektiven, aus denen sich Haltungen und Erwartungen ableiten, bekannt sind.

5.3. Abschließende Bemerkungen

Im Rahmen dieses Promotionsvorhabens habe ich eine umfangreiche qualitative Studie in einem Zeitraum von dreieinhalb Jahren erarbeitet, die in vielerlei Hinsicht kritisch zu bewerten ist. Mit Bedauern habe ich zu einem frühen Zeitpunkt realisieren müssen, dass die Darstellung der Forschungsarbeit einen begrenzteren Umfang einnehmen durfte, als ich es für angemessen hielt. Jedoch bin ich zu der Überzeugung gelangt, dass derart umfangreiche Studien kaum in der Intensität abgebildet werden können, in der sie erarbeitet wurden. Der auferlegte Kondensierungszwang schützt so den Forscher und den Leser vor einer Datenflut, die möglicherweise nicht hinreichend aufgearbeitet wurde. Dennoch stellt sich für den Leser das Problem, dass er die Entwicklung der Studie in all ihren verschiedenen Schritten nicht immer in der Tiefe nachvollziehen kann, in der sie angelegt wurde. Insbesondere bei der Datenanalyse und Vorstellung der Ergebnisse muss sich der Leser darauf verlassen, dass sie vor dem Hintergrund der für die qualitative Forschung allgemein gültigen Kriterien erarbeitet wurden. Ich möchte deshalb an dieser Stelle ausdrücklich darauf hinweisen, dass ich in der Erarbeitung der Studie stets gewissenhaft den wissenschaftlichen Anforderungen gerecht zu werden suchte.

Abschließend möchte ich mich bewusst nur auf zwei ausgewählte Aspekte, nämlich auf die gewählte theoretische Perspektive und das gewählte Datenanalyseverfahren konzentrieren und diese kritisch bewerten. Gerade diese Aspekte tragen meiner Meinung nach dazu bei, dass sich diese Studie maßgeblich von anderen Pflegeforschungsstudien unterscheidet. Nach einer langen Phase der Auseinandersetzung mit der hier aufgeworfenen Fragestellung musste ich feststellen, dass sich zur Bearbeitung nur wenige theoretische Perspektiven anboten. Die Entscheidung, die Konzeptualisierung der Studie eng an die theoretischen

Ausführungen des Sozialwissenschaftlers Bahrdt anzulehnen, schuf zwar die notwendige Orientierung, implizierte jedoch, dass sich die Schwierigkeiten dieses Ansatzes auch in meiner Studie widerspiegeln. Insbesondere musste ich wiederholt erkennen, dass dieser Ansatz in gewisser Weise *undynamisch* ist. Bahrdt entwickelte seine Situationsperspektive im Hinblick auf die Analyse von Arbeitssituationen. An den Beispielen, die Bahrdt zur Verdeutlichung gibt, zeigt sich, dass es sich primär um Situationen handelt, die zeitlich auf wenige Minuten bis Stunden begrenzt sind. Die Dynamik dieser zeitlich begrenzten Geschehen lässt sich sicherlich mit dem Ansatz gut nachvollziehen, jedoch wird es umso schwieriger, je länger die Situationen anhalten. In meiner Studie zeigte sich, dass vor allem Patienten kürzere zeitliche Einheiten als Situationen definierten. Pflegende, die ja im Sinne von Bahrdt Arbeitssituationen beschrieben, wählten jedoch oftmals einen längeren zeitlichen Horizont, der sich bisweilen auf einige Wochen und Monate bezog. Insbesondere in diesen Situationsbeschreibungen fiel es mir schwer, die gewählte Perspektive aufrechtzuerhalten. Die Vielzahl von Ereignissen, die sich in diesen langen Zeiträumen ereigneten, konnten oft nur schwer in ihrer Dynamik erfasst werden. Dennoch habe ich auch festgestellt, dass gerade bei diesen längeren Zeiträumen ersichtlich wurde, dass die Pflegenden hier stets ein spezifisches Thema verfolgten. Sicherlich haben sie bei dieser Konzentration von vielen Mitgegebenheiten nicht berichtet, so dass die Rekonstruktion mitunter nur eingeschränkt möglich war. Aber gerade daran zeigte sich, dass für die Pflegenden oftmals Mitgegebenheiten und die Dynamik eines Geschehens untergeordnete Rollen spielen. So gesehen kann aus meiner Sicht die gewählte Perspektive auch für länger andauernde Situationen genutzt werden. Um den hohen Anforderungen der Rekonstruktion von Thematischem und Unthematischem gerecht zu werden, habe ich mir ein qualitatives Interpretationsverfahren nutzbar gemacht, das in den Sozialwissenschaften zur Interpretation von Interakten durchaus als gängig und anerkannt zu bezeichnen ist. Bereits in der Beschreibung dieses Verfahrens habe ich auf die Probleme bei der Anwendung auf Narrationen hingewiesen. Hinzu kam ein weiteres, wie ich meine, schwerwiegendes Problem, dem ich im Rahmen dieses Vorhabens nicht entgegenwirken konnte. Bei diesem Interpretationsverfahren ist es ratsam, dass sich eine so genannte *Interpretationsgemeinschaft* von mehreren Forschern austauscht. Dies erhöht die Interpretationskapazität und trägt zur Validität der Ergebnisse bei. Aus diesem Grund habe ich mir oft gewünscht, die Interviewtexte mit anderen, in der Methode ausgebildeten Forschern zu diskutieren, die in gleicher Weise mit dem Thema der Studie und den Texten vertraut sind. Der damit verbundene zeitlich Auswand ist jedoch keinem Forscher, der nicht auch formell in die Studie eingebunden ist, zumutbar. Daher musste ich mich ausschließlich auf meine Fähigkeiten verlassen. Ich habe im Rahmen von Lehrveranstaltungen an der Universität Osnabrück ein Seminar besucht, in dessen Rahmen ich die Analysemethode durch praktische Anleitung erlernen konnte. Jedoch ist unbestritten, dass ihre Anwendung umfangreicher Übung von Seiten des Forschenden bedarf. So machte ich im Laufe der Zeit die Erfahrung, dass die Interpretationstexte, die ich zu den jeweiligen Situationsbeschreibungen anfertigte, an Qualität zunahmen. Trotzdem möchte ich hier festhalten, dass die Ergebnisse der Studie stets kritisch vor dem Hintergrund meiner eigenen Interpretationskapazität zu betrachten sind. In diesem Zusammenhang möchte ich auch feststellen, dass ich die in der qualitativen Forschung des Öfteren genutzte Betreuung durch einen so genannten Supervisor nicht wahrgenommen habe. Zwar bin ich der Auffassung, dass eine solche Unterstützung sinnvoll ist, doch gelangte ich zu der Überzeugung, dass insbesondere die tätigen Supervisoren eine (oftmals psychoanalytische) Perspektive in die Interpretation hineintragen, die im Rahmen dieses Vorhabens theoretisch nur schwer beherrsch- und darlegbar gewesen wäre.

Abschließend wünsche ich mir, dass die Fachöffentlichkeit kritisch die Ergebnisse diskutiert und dabei den Nutzen der hier gewählten Perspektive reflektiert.

Literaturverzeichnis

Ahrens, R. und **Bauer**, R.: Psychotherapie und Psychosomatik in der Pflege. Wiesbaden 1998.

Aufenanger, S. und **Lenssen, M. (Hrsg.)**: Handlung & Sinnstruktur. Bedeutung und Anwendung der Objektiven Hermeneutik. München 1986.

Bachmann-Mettler, I.: Professionelle Erfahrungen erwerben. In: **Holenstein, H. (Hrsg.)**: Spielräume in der Pflege. Bern, Göttingen, Toronto, Seattle 1997.

Bahrdt, H. P.: Grundformen der sozialen Situation. Eine kleine Grammatik des Alltagslebens. München 1996.

Bahrdt, H. P.: Schlüsselbegriffe der Soziologie: Eine Einführung mit Lehrbeispielen. München 1994.

Bauer, I.: Die Privatsphäre der Patienten. Bern, Göttingen, Toronto, Seattle 1996.

Bauer-Wittmund, T.: Lebensgeschichten und subjektive Krankheitstheorien. Frankfurt am Main 1996.

Beech, P. und **Norman, I. J.**: Patient's perceptions of the quality of psychiatric nursing care: findings from a small-scale descriptive study. Journal of Clinical Nursing (1995) 4, 117–123.

Benner, P.: Stufen zur Pflegekompetenz. Bern, Göttingen, Toronto, Seattle 1994.

Benner, P. (Hrsg.): Interpretive Phenomenology. Embodiment, Caring and Ethics in Health and Illness. Thousand Oaks, London, New Delhi 1994.

Benner, P. und **Wrubel, J.**: Pflege, Streß und Bewältigung. Bern, Göttingen, Toronto, Seattle 1997.

Berger, P. und **Luckmann, T.**: Die gesellschaftliche Konstruktion der Wirklichkeit. Frankfurt am Main 1996.

Birchall, R.: What do elderly people do in hospital? Journal of Clinical Nursing (1996) 5, 171–176.

Borker, S.: Essenreichen in der Pflege. Wiesbaden 1996.

Borker, S. und **Elsbernd, A.**: Starke Gefühle. Aggression und Gewalt in pflegerischen Situationen. Altenpflege Forum (1995) 3: 4: 119–127.

Böhle, F., Brater, M. und **Maurus, A.**: Pflegearbeit als situatives Handeln. Ein realistisches Konzept zur Qualität und Effizienz in der Altenpflege. Pflege (1997) 10: 18–22.

Botschafter, P. und **Moers, M.**: Pflegemodelle in der Praxis: Dorothea E. Orem – Die Selbstfürsorge-Defizit-Konzeption der Pflege. Die Schwester/Der Pfleger (1991) 30: 8: 701–707.

Brown, L.: The experience of care: patient perspectives. Journal of Clinical Nursing (1986) 8 (2), 56–62.

Buchholz, M. B.: Metaphernanalyse. Göttingen 1993.

Buyssen, H.: Traumatic Experiences of Nurses. London and Bristol, Pennsylvania 1996.

Byrne, G.: Patient anxiety in the accident and emergency department. Journal of Clinical Nursing (1997) 6, 289–295.

Cash, K.: Nursing models and the idea of nursing. Journal of nursing studies (1990) Volume 27 : 249–256; übers. in **Schröck, R.** und **Drerup, E. (Hrsg.):** Pflegetheorien in Praxis, Forschung und Lehre. Freiburg im Breisgau 1997.

Cavanagh, S. J.: Pflege nach Orem. Freiburg im Breisgau 1995.

Chinn, P. L. und **Kramer, M. K.:** Pflegetheorie – Konzepte – Kontext – Kritik. Wiesbaden 1996.

Crotty, M.: Phenomenology and Nursing Research. Melbourne 1996.

Danzer, G.: Psychosomatische Medizin. Konzepte und Modelle. Frankfurt am Main 1995.

Deutscher Berufsverband für Pflegeberufe (DBfK): Der pflegerische Beitrag zur Gesundheit in Forschung und Praxis. Baden-Baden 1989. In: **Schriftenreihe des Bundesministeriums für Gesundheit, Band 12 (Hrsg.) (1992).**

Deutscher Berufsverband für Pflegeberufe (DBfK) (Hrsg.): Die Nacht im Krankenhaus aus der Sicht der Pflegenden. Eschborn 1993.

Droß, H.: Zwischenmenschliche Beziehung und Phänomenologie. Würzburg 1989.

Dörner, D.: Die Logik des Misslingens. Reinbek bei Hamburg 1994.

Elsbernd, A. und **Glane, A.:** Ich bin doch nicht aus Holz – Wie Patienten verletzende und schädigende Pflege erleben. Wiesbaden 1996.

Fawcett, J.: Pflegemodell im Überblick. Bern, Göttingen, Toronto, Seattle 1996.

Flick, U.: Psychologie des technisierten Alltags. Opladen 1996.

Flick, U.: Qualitative Forschung. Reinbek bei Hamburg 1995 a.

Flick, U. (Hrsg.): Psychologie des Sozialen. Reinbek bei Hamburg 1995 b.

Fosbinder, D.: Patient perceptions of nursing care: an emerging theory of interpersonal competence. Journal of Avanced Nursing (1994) 20: 1085–1093.

Friedrichs, J.: Methoden empirischer Sozialforschung. Opladen 1990.

Georg, J. B.: Nursing Theories. Norwalk, Connecticut 1995.

Gordon, M.: Pflegediagnosen. Wiesbaden 1994.

Habermas, J.: Theorie des kommunikativen Handelns, Band 1. Frankfurt am Main 1995.

Hermanns, H.: Narratives Interview. In: **Flick, U.** und **von Kardorff, E.** und **Keupp, H.** und **von Rosenstiel, L.** und **Wolff, S. (Hrsg.):** Handbuch Qualitative Sozialforschung (183–188). Weinheim 1995.

Hirschfeld, M.: Aufgaben und Ziele der Pflege in der Weltgesundheitsorganisation im Kontext der allgemeinen Veränderungen im Gesundheitswesen sowie internationaler Trends in Pflegewissenschaft und -forschung. – Entwicklungen, Probleme, Einschätzung. In: **Hessisches Ministerium für Jugend, Familie und Gesundheit (Hrsg.):** Der Beitrag der Pflegewissenschaft zur Entwicklung der pflegerischen Praxis (20–28). Wiesbaden 1994.

Holenstein, H. (Hrsg.): Spielräume in der Pflege. Bern, Göttingen, Toronto, Seattle 1997.

Hron, A.: Interview. In: **Huber, L.** und **Mandl, H. (Hrsg.):** Verbale Daten (119–139). Weinheim und Basel 1982.

Husserl, E.: Die phänomenologische Fundamentalbetrachtung (1913). In: **Held, K. (Hrsg.):** Edmund Husserl. Die phänomenologische Methode. Ausgewählte Texte I (131–195). Stuttgart 1985.

Husserl, E.: Die Idee der Phänomenologie: Gedankengang der Vorlesungen (1907). In: **Janssen, P. (Hrsg.) (1986)** Edmund Husserl. Die Idee der Phänomenologie. Fünf Vorlesungen (3–15). Hamburg 1986.

Hycner, R. H.: Some guidelines for the phenomenological analysis of interview data. Human Studies (1985) 8: 3: 279–303.

Jensen, K. P., Bäck-Pettersson, S. R. und **Segesten, K. M.:** Der «Pflegende Moment» (Caring Moment) und das «Grüne-Daumen-Phänomen» bei Pflegenden in Schweden. Pflege (1995) 8: 2: 163–172.

Käppeli, S.: Die Verwendung qualitativer Forschungsmethoden in der Pflegewissenschaft und ihr Nutzen für die Pflegepraxis (1996). Referat vom 18. Juni 1996 an der Fachhochschule Fulda in der öffentlichen Vortragsreihe «Pflege aktuell», veröffentlicht im Internet: *http://www.fh-fulda.de/fb/pg/beitrag/pgakt/kaeppeli.htm*

Kathan, B.: Ansteckung als Metapher für Verschmutzungsängste. Pflege (1997) 10: 10–17.

Kesselring, A. (Hrsg.): Die Lebenswelt der Patienten. Bern, Göttingen, Toronto, Seattle 1996.

Kleining, G.: Qualitativ-heuristische Sozialforschung. Hamburg-Harvestehude 1995.

Koch, T., Webb, Ch. und **Williams, A. M.:** Listening to the voices of older patients: an existential-phenomenological approach to quality assurance. Journal of Clinical Nursing (1995) 4, 185–193.

Koch-Straube, U.: Fremde Welt Pflegeheim. Bern, Göttingen, Toronto, Seattle 1997.

Kritz, J.: Grundkonzepte der Psychotherapie. Weinheim 1994.

Krohwinkel, M.: Der Pflegeprozeß am Beispiel von Apoplexiekranken. Baden-Baden 1993.

Lamnek, S.: Qualitative Sozialforschung, Bd. 2. Weinheim 1993.

Leber, M.: Objektiv-hermeneutische Analyse einer Sequenz aus der vierzehnten Stunde einer psychoanalytischen Kurztherapie. In: **Buchholz, M. B. und Streeck, U. (Hrsg.):** Heilen, Forschen, Interaktion. Opladen 1994.

Leithäuser, T. und **Volmerg, B.:** Psychoanalyse in der Sozialforschung. Opladen 1988.

Lewin, K.: Verhalten und Entwicklung als Funktion der Gesamtsituation (1946). In: **Weinert, E.** und **Gundlach, H. (Hrsg.):** Kurt-Lewin-Werkausgabe, Band 6. Psychologie der Entwicklung und Erziehung. Stuttgart 1982.

LoBiondo-Wood, G. und **Haber, J.:** Pflegeforschung. Wiesbaden 1996.

Lübcke, P.: Edmud Husserl – Die Philosophie als strenge Wissenschaft. In: **Hügli, A.** und **Lübcke, P. (Hrsg.):** Philosophie im 20. Jahrhundert. Reinbek bei Hamburg 1994.

Mallik, M.: Advocacy in nursing. Perceptions of practising nurses. Journal of Clinical Nursing (1997) 6, 303–313.

Marriner-Tomey, A.: Pflegetheoretikerinnen und ihr Werk. Basel 1992.

Markowitz, J.: Die soziale Situation. Frankfurt am Main 1979.

Messner, R. L. und **Lewis, S. J.:** Increasing Patients Satisfaction. New York 1996.

Morse, J. M. und **Field, P. A.:** Qualitative Pflegeforschung. Wiesbaden 1998.

Moscovici, S.: Geschichte und Aktualität sozialer Repräsentationen. In: **Flick, U. (Hrsg.):** Psychologie des Sozialen. Reinbek bei Hamburg 1995 b.

Niedz, B.: Correlates of Hospitalized Patients' Perceptions of Service Quality. Research in Nursing & Health (1998) 21, 339–349.

Oevermann, U., Allert, T., Konau, E. und **Krambeck, J.:** Die Methodologie einer ‹objektiven Hermeneutik› und ihre allgemeine forschungslogische Bedeutung in den Sozialwissenschaften. In: **Soeffner, H.-G. (Hrsg.):** Interpretative Verfahren in den Sozial- und Textwissenschaften. Stuttgart 1979.

Orlando, I. J.: Die lebendige Beziehung zwischen Pflegenden und Patienten. Bern, Göttingen, Toronto, Seattle 1996.

Osterbrink, J.: Tiefe Atementspannung. Bern, Göttingen, Toronto, Seattle 1999.

Otto, H.: Begleitung der Patienten in Krisensituationen im Akutspital. In: **Holenstein, H. (Hrsg.):** Spielräume in der Pflege. Bern, Göttingen, Toronto, Seattle 1997.

Overlander, G.: Die Last des Mitfühlens. Aspekte der Gefühlsregulierung in sozialen Berufen am Beispiel der Krankenpflege. Frankfurt am Main 1996.

Parse, R. R.: Illuminations: The Human Becoming Theory in Practice and Research. New York 1995.

Pontin, D. J.: Assessing patients' satisfaction: Part 2. Findings: nursing, the hospital and patients'concerns. Journal of Clinical Nursing (1996) 5, 33–40.

Reichertz, J.: Probleme qualitativer Sozialforschung. Zur Entwicklungsgeschichte der Objektiven Hermeneutik. Frankfurt am Main 1986.

Riemen, D. J.: Noncaring and caring in the clinical setting: patients' descriptions. Topics in Clinical nursing (1986) 7: 30–36.

Rolfe, G.: Closing the theory-practice gap: a model of nursing pratice. Journal of Clinical Nursing (1993) Volume 2: 173–177; übers. In: **Schröck, R.** und **Drerup, E. (Hrsg.):** Pflegetheorien in Praxis, Forschung und Lehre. Freiburg im Breisgau 1997.

Rush, K. L. und **Ouellet, L. L.:** An Analysis of Elderly Clients' View of Mobility. Western Journal of Nursing Research (1998) 3, 295–311.

Schaeffer, D., Moers, M., Steppe, H. und **Meleis, A. (Hrsg.):** Pflegetheorien. Bern, Göttingen, Toronto, Seattle 1997.

Schmid Büchi, S.: Der Begriff «Caring». In: **Holenstein, H. (Hrsg.):** Spielräume in der Pflege. Bern, Göttingen, Toronto, Seattle 1997.

Schröck, R. und **Drerup. E. (Hrsg.):** Pflegetheorien in Praxis, Forschung und Lehre. Freiburg im Breisgau 1997.

Schütz, A. und **Luckmann, T.:** Strukturen der Lebenswelt, Bd. 1. Frankfurt am Main 1994.

Schütze, F.: Kognitive Figuren des autobiographischen Stegreiferzählens (1984). In: **Kohli, M.** und **Robert, G. (Hrsg.):** Biographie und Soziale Wirklichkeit. Stuttgart 1994.

Selanders, L. C.: Florence Nightingale – An Environment Adaptation Theory. Newbury Park, London, New Delhi 1993.

Sella, S. und **Macleod, J.:** A hermeneutic analysis of the lived experiences of associate nurses. Journal of Clinical Nursing (1995) 4, 55–60.

Sowinski, C. (1989 a): Seelische Belastungsfaktoren in der stationären Altenpflege aus der Sicht des Pflegepersonals. In: Nursing Research for professional practice (219–224) (Zwölftes Arbeitsgruppentreffen und internationale Pflegeforschungskonferenz) Eigenverlag des Deutschen Berufsverbandes für Krankenpflege e. V. (DBfK), Frankfurt am Main.

Sowinski, C.: Stellenwert der Ekelgefühle im Erleben des Pflegepersonals. Pflege (1989 b) 3: 3: 178–187.

Spitzer, R. B.: Meeting customer expectations. Nursing Administration Quarterly (1988) 12: 3: 31–39.

Steppe, H.: Pflegemodelle in der Praxis: 1. Folge: Entwicklung und Struktur. Die Schwester/Der Pfleger (1990) 29: 4: 291–293.

Steppe, H.: Pflegemodelle in der Praxis: 2. Folge: Virginia Henderson. Die Schwester/Der Pfleger (1990) 29: 7: 584–588.
Steppe, H.: Pflegemodelle in der Praxis: 4. Folge: Faye G. Abdellah. Die Schwester/Der Pfleger (1990) 29: 12: 1046–1050.
Strauss, A. und **Corbin, J.:** Grounded Theory – Grundlagen Qualitativer Sozialforschung. Weinheim 1996.
Thomas, W. I.: The Polish Peasant. Introduction the Life-Record of an Immigrant (1927). In: **Volkart, E. K. (Hrsg.): Social behavior and personality.** Westport, Connecticut 1951.
Thomas, W. I.: The Relation of Research to the Social Process (1931). In: **Volkart, E. K. (Hrsg.): Social behavior and personality.** Westport, Connecticut 1951.
Treibel, A.: Einführung in soziologische Theorien der Gegenwart. Opladen 1995.
Wagner, H.-J.: Wissenschaft und Lebenspraxis. Das Projekt der objektiven Hermeneutik. Frankfurt, New York 1984.
Waldenfels, B.: Einführung in die Phänomenologie. München 1992.
Walker, L. O. und **Avant, K. C.:** Theoriebildung in der Pflege. Wiesbaden 1998.
Watson, J.: Pflege: Wissenschaft und menschliche Zuwendung. Bern 1996.
Weidner, F.: Professionelle Pflegepraxis und Gesundheitsförderung. Frankfurt am Main 1995.
Weinhold, Ch.: Kommunikation zwischen Patienten und Pflegepersonal. Bern, Göttingen, Toronto, Seattle 1997.
Webb, Ch. und **Hope, K.:** What kind of nurses do patients want? Journal of Clinical Nursing (1995) 4, 101–108.

Anlage 1: Interviewleitfaden

I. Einleitung durch den Interviewer

- Vorstellung der eigenen Person
- Vorstellung des Themas:

In meiner Studie möchte ich mich mit Pflegesituationen beschäftigen und sie aus dem Erleben der Patienten und Pflegenden beschreiben und analysieren. Dabei werde ich vornehmlich diejenigen Ereignisse betrachten, die von den Patienten oder den Pflegenden als außerordentlich gelungen oder als misslungen erlebt werden. Mein Ziel ist es, die Geschehnisse, von denen mir berichtet wird, zu analysieren, um dann Aussagen darüber treffen zu können, wie Pflegesituationen gestaltet werden können, damit sie als positiv erlebt werden.

- Länge des Interviews: circa 50 Minuten
- Verlauf des Gespräches: (offenes Gespräch mit wenigen Anteilen des Interviewers; der Interviewpartner hat die Aufgabe zu erzählen)
- Tonbandaufnahme
- Aussagen zur Anonymität und Freiwilligkeit sowie die Klärung, wem die Ergebnisse in welcher Form später dargelegt werden. Zu Ihrem eigenen Schutz möchte ich Ihnen eine Einverständniserklärung geben, die Folgendes schriftlich festhält: -> Vorlage + Unterschrift.

II. Einordnungsphase

- Fragen zur Person

Ich möchte mich zunächst gerne ein wenig in Ihre persönlich Situation hineinversetzen und würde mich freuen, wenn Sie sich kurz selber vorstellen würden:

+ Alter + Familienstand + Beruf + Dauer und Grund des Krankenhausaufenthaltes/Beschreibung des Arbeitshintergrundes + Aktuelle Pflegebedürfnisse/aktuelle Arbeitssituation.

III. Hauptteil des Gespräches

Schlüsselfragen:

1. Gab es Ereignisse oder Geschehen, die mit der Pflege von Patienten (der Pflege von Ihnen) in Verbindung standen, an die Sie sich besonders gerne zurückerinnern?
2. Gab es Geschehen, an die Sie sich besonders ungern zurückerinnern?

Alternativfragen:

3. Können Sie sich an Ereignisse erinnern, die Sie als außerordentlich gelungen erlebt haben?
4. Können Sie sich an Ereignisse erinnern, die Sie als außerordentlich misslungen erlebt haben?
5. Gab es Pflegesituationen, in denen Sie sich ausgesprochen wohl oder auch gut aufgehoben gefühlt haben? (oder: [...] außerordentlich unwohl und nicht gut aufgehoben?) (Das Benennen von Befindlichkeiten erfolgt nur, wenn der Interviewpartner mehr Orientierung braucht!)

Mir ist es wichtig, dass Sie versuchen, konkrete Ereignisse so umfassend wie möglich und nötig zu beschreiben. Lassen Sie sich durch Ihre Erinnerungen und Gefühle leiten. Versuchen Sie sich an alles zu erinnern und erklären Sie mir auch, welche Bedeutungen und Bewertungen Sie mit dem, was geschehen ist, verbinden. Mich interessiert nur, was *Sie* erlebt haben, wie *Sie* sich gefühlt haben und wie *Sie* die Situation bewerten!

Denken Sie daran, dass ich von dem Geschehen, das Sie mir schildern, zum ersten Mal höre und mir nach Ihren Erzählungen versuche ein Bild davon zumachen. Es ist also wichtig, dass Sie mir alles von dem Ereignis erzählen, was Ihrer Meinung nach wichtig ist. Und denken Sie bitte auch daran, dass Ihnen möglicherweise einige Einzelheiten der Geschehnisse so selbstverständlich vorkommen – bitte versuchen Sie auch diese Selbstverständlichkeiten zu erzählen, damit ich mir eine genaue Vorstellung vom konkreten Ereignis machen kann.

Anregungen für den Interviewer (werden nicht als Fragen gestellt):
(falls Unklarheiten auftreten oder aber der Interviewpartner nicht in der Lage ist, die Geschichte selbst zu entwickeln)

Erlebenskomplexe, die besondere Berücksichtigung finden und auf die eingegangen wird, wenn der Interviewpartner dies nicht oder noch nicht ausführlich oder verständlich genug beschrieben hat.

Thema der Pflegesituation bzw. Unthematisches sowie die subjektiven Bedeutungen

- Das Handeln des Anderen und das Verhältnis der eigenen Person dazu
- Die Person des Anderen und das eigene Verhältnis zum Anderen
- Andere Menschen, die an der Situation beteiligt waren
- Die eigenen Empfindungen und Vorstellungen in der damaligen Lebenssituation
- Das Ergebnis der Situation in Bezug auf die eigene Person
- Rahmenbedingungen der Situation: z. B. bauliche, organisatorische

Zeitlicher Horizont der Situation

- Können Anfang und Ende bestimmt werden?
- Gibt es unterschiedliche Horizonte?

Bewertungen der erlebten Situationen

- Bewertung der eigenen Gefühle, Empfindungen und Konsequenzen der Situation
- Bewertung der erlebten Handlungen und Personen und sonstigen Vorkommnisse

IV. Abschlussphase

- Sie haben mir einige Pflegesituationen sehr deutlich beschrieben. Ich möchte Sie bitten, sich jetzt noch einmal auf die Situation (bereits erzählte und als misslungen erlebte Pflegesituation) zu konzentrieren und zu überlegen, was hätte anders sein sollen oder was Sie sich in der Situation gewünscht hätten. (Hier können weitere Erfahrungen, Typisierungen und Argumentationen mitgeteilt werden.)

Möchten Sie mir weitere Anregungen zum Thema geben?
Waren Sie mit dem Verlauf des Interviews zufrieden?

Dank für die Teilnahme an der Untersuchung und Weitergabe der Adresse der Interviewerin, verbunden mit dem Angebot, dass er/sie sich jederzeit wieder melden kann.

Anlage 2: Kurzbeschreibungen der Pflegesituationen, die die Patienten als außerordentlich gelungen erlebt haben

Themen	Kurzbeschreibungen
Thema 1: **Ein Wunsch geht einfach in Erfüllung**	Die 68jährige Frau hatte aufgrund einer Operation und den damit verbundenen Folgen seit sechs Wochen Bettruhe. Tagsüber kamen zwei Pflegende zu ihr und forderten sie zum Duschen auf. Die Frau hatte Bedenken, ob sie aufgrund des Verbandes am Bein duschen könne und die Pflegenden dazu genug Zeit hätten. Die Pflegenden sagten jedoch, dass trotz dieser Bedenken die Notwendigkeit bestehe, dass sie dusche. Die Pflegenden setzten die Frau in einen Rollstuhl, fuhren sie ins nahe gelegene Stationsbad und zogen über den Verband einen Müllsack, um ihn vor Nässe zu schützen. Die Pflegenden duschten die Frau, wuschen ihr die Haare und fuhren sie danach wieder ins Patientenzimmer. Sie legten die Frau ins Bett und erneuerten ihren Verband.
Thema 2: **Anteil am alltäglichen Leben haben**	Nachdem eine 31jährige Frau aufgrund einer Operation sieben Tage Bettruhe hatte einhalten müssen und deshalb auch nicht das Zimmer verlassen konnte, bat sie eine Pflegende, sie zusammen mit ihrer Tante mit dem Bett ins Stationsbad zu fahren, damit ihre Tante ihr dort die Haare waschen konnte. Die Pflegende fuhr die Frau gemeinsam mit der Tante ins Bad. Dort wusch die Tante der Frau die Haare im Bett. Danach fuhren die Pflegende und die Tante sie wieder ins Patientenzimmern zurück. Auf dem Flur blieben sie dabei einige Minuten stehen.

Themen	Kurzbeschreibungen
Thema 3: **Anteilnahme bekommen und spüren, daß man gesund wird**	Die oben genannte 31jährige Frau berichtete im Kontext der oben skizzierten Situation von zwei weiteren Situationen: Circa drei Wochen nach der Operation konnte die Frau zum ersten Mal alleine mit Gehhilfen das Patientenzimmer verlassen und ging einige Schritte über den Stationsflur. Die Pflegenden, die sie zufällig sahen, riefen «Bravo», und die Frau bekam ein «erhebendes Gefühl des Stolzes». Am zweiten Tag ihres Krankenhausaufenthaltes wurde die Frau morgens von Pflegenden im Bett über den Stationsflur gefahren, um sie in den Operationssaal zu bringen. Die Pflegenden, die zufällig auf dem Flur waren, klopften ihr auf die Schulter und sprachen ihr Mut zu. Dann wurde sie in den Aufzug gefahren.
Thema 4: **Nach draußen gehen und spüren, daß man gesund wird**	Ein 46jähriger Mann hatte nach langer Phase der Bettruhe (ca. 8 Wochen nach einer Operation) einen Pfleger gefragt, ob und wann er denn einmal nach draußen dürfe. Der Pfleger setzte daraufhin den Termin «Ostern», falls das Wetter schön sei, fest. Der Mann setzte sich daraufhin mit seinen Angehörigen in Verbindung und plante mit ihnen das Hinausgehen. An Ostern begleiteten die Angehörigen ihn im Rollstuhl nach draußen, und er genoss einen kurzen Spaziergang an der frischen Luft.
Thema 5: **Psychonarkose**	Ein 83jähriger Mann wurde im Krankenhaus aufgrund seiner chronischen Erkrankung konservativ behandelt. Eines Abends glaubte der Mann, an einer Stuhlverstopfung zu leiden, und dies machte ihm Angst. Als um 23.00 Uhr die Nachtschwester ins Zimmer kam, bat er sie, ihm etwas gegen die Verstopfung zu geben. Die Nachtschwester erklärte ihm, dass die Gabe eines Klistieres angemessen sei und verabreichte ihm nach Zustimmung den Klistier sofort.
Thema 6: **Die beruhigenden Worte**	Ein 48jähriger Mann kam nach den «Aufnahmeprozeduren» in der Verwaltung auf die Station und wartete dort eine Stunde, bis sein Zimmer und Bett gerichtet waren. Er hatte «Wut im Bauch», weil er sich über das Aufnahmeverfahren insbesondere in der Verwaltung geärgert hatte. Als er endlich im Zimmer war, kamen nach wenigen Minuten zwei Pflegende, nahmen Blut ab und maßen seinen Blutdruck. Die Pflegenden «schwätzten» dabei untereinander, aber auch mit dem Mann. Dann gingen die Pflegenden wieder hinaus.

Themen	Kurzbeschreibungen
Thema 7: **Das beruhigende «Mit-Sein»**	Eine 69jährige Frau befand sich einen Tag vor einer geplanten Operation. Am Abend wurde sie von der Stationsschwester gefragt, ob die ihr bekannte Lernschwester ihre Pflege am nächsten Tag aus Lernzwecken übernehmen dürfe. Die Frau willigte ein und wurde am Operationstag von der Schülerin zum Operationssaal gefahren. Die Schülerin blieb bei der Frau, auch während der OP und fuhr sie dann wieder auf die Station zurück. Dort übernahm sie die weitere Pflege, die zum Beispiel im Bringen der Bettschüssel, einer Brechschale usw. bestand.
Thema 8: **«Aufgepaßt-Werden» und «Beruhigt -Sein»**	Eine 44jährige Frau wurde zum wiederholten Male operiert und im Anschluß daran wieder in ihr Zimmer gebracht. Als sie sich wieder in ihrem Zimmer befand, war es bereits gegen Abend, und ihre Pflege wurde von einer Nachtschwester übernommen. Dies schien auch aus gesundheitlichen Gründen notwendig, denn die Frau litt unter Schüttelfrost und Übelkeit und musste mehrere Bluttransfusionen bekommen. Die Nachtschwester brachte der Frau eine Decke und rieb ihre Haut gegen die Kälte. Die Nachtschwester kehrte immer wieder ins Zimmer zurück und ließ die Tür des Zimmers offenstehen.

Anlage 3: Kurzbeschreibungen der Pflegesituationen, die die Patienten als außerordentlich mißlungen erlebt haben

Themen	Kurzbeschreibungen
Thema 9: **In der Not zum Schweigen verurteilt**	Eine 68jährige Frau berichtete, dass sie nach einer Operation die Nacht auf einer Wachstation verbrachte. Plötzlich war ihr übel und sie fühlte sich mit der Übelkeit alleine gelassen, denn die Pflegende habe sich trotz ihres Rufens und Bittens nicht um sie gekümmert, sondern sei privaten Angelegenheiten wie dem Telefonieren mit dem Freund nachgegangen. In einer Zeitspanne von drei bis vier Stunden rief sie die Pflegende mehrmals, doch sie schenkte ihren Klagen über die Übelkeit keine Beachtung und sagte im weiteren Verlauf, dass es nicht möglich sein könne, dass ihr so übel sei und befahl ihr ruhig zu sein. Nach einigen Stunden bekam die Frau dann von der Pflegenden ein Medikament und erbrach kurz darauf. Daraufhin entschuldigte sich die Pflegende bei der Frau, bezog das Bett neu und gab der Frau neue Kleidung.
Thema 10: **In der Not die Hilfe verweigert**	Eine 58jährige Frau berichtete, dass sie nach einer Operation nicht in einen Aufwachraum oder zu einer Intensivstation gebracht wurde, sondern direkt wieder ins Stationspatientenzimmer. Dort lag sie alleine und fühlte, dass sich die Pflegenden nicht weiter um sie kümmerten. Sie hatte starke Schmerzen und klingelte. Daraufhin erschien eine Pflegende im Türrahmen, und gleichzeitig sah die Frau einen Arzt, der hinter der Pflegenden stand. Die Frau fragte die Pflegende, ob sie den Arzt sprechen könne. Die Pflegende sagte daraufhin, dass für sie der Arzt nicht zu sprechen sei.

Themen	Kurzbeschreibungen
Thema 11: **Die Angst und Not nicht erkannt**	Eine 78jährige Frau bemerkte plötzlich in der Nacht, dass ihr Bein dicker wurde. Das Bein war mit Umschlägen umwickelt. Sie erinnerte sich an ihren Vater, der ihres Wissens nach Wasser in den Beinen gehabt hatte und aufgrund dessen gestorben war. Sie bekam Angst, meldete sich jedoch nicht bei der Nachtwache. In der Nacht kam der Nachtpfleger herein, und sie sagte, dass ihr Bein dick sei und sie nicht schlafen könne. Der Pfleger sagte daraufhin, dass sie sich doch den Fernseher anmachen solle, um sich abzulenken und müde zu werden. Gegen fünf Uhr wurde eine Frau notfallmäßig eingeliefert und kam in das Zimmer der Frau.
Thema 12: **Nicht ankommen dürfen und keine Hilfe erhalten**	Eine 46jährige Frau wurde mit dem Krankenwagen in die Ambulanz der Klinik gefahren. Sie hatte starke Schmerzen und konnte sich nicht mehr bewegen, nur noch liegen. Der Ambulanzarzt versuchte ein Bett auf einer Station für sie zu organisieren und fand nach langem Suchen ein freies Bett. Als die Frau ins 2-Bett-Zimmer kam, sagte die Nachtschwester, dass sie hier nicht bleiben könne. Am nächsten Morgen kamen mehrere Pflegende herein und sagten ihr ebenfalls, dass sie hier nicht bleiben könne. Die Tasche stand weiter unausgepackt neben dem Bett. Die Pflegenden wollten das Bett machen, als sie aber bemerkten, dass die Frau nicht aufstehen konnte, gingen sie wieder. Eine Pflegende stellte der Frau eine Zahnbürste und Zahnpasta hin. Die Frau konnte sich jedoch die Zähne nicht alleine putzen. Anschließend wurde ihr das Essen gebracht, aber sie konnte sich nicht das Brötchen schmieren und verzichtete auf das Essen. Am Vormittag kam eine weitere Pflegende ins Zimmer und half ihrer Bettnachbarin beim Waschen. Anschließend bot sie auch der Frau ihre Hilfe an, die sie dankbar annahm. Diese Pflegende entschied dann auch, dass die Frau in diesem Zimmer bleiben dürfe, und die Frau war erleichtert. Auch in den folgenden Tagen war die Frau auf die Hilfe der Pflegenden angewiesen, jedoch bat sie sie nicht um die notwendige Hilfe. Die Frau hatte in dem Zeitraum von drei Tagen nach der Aufnahme fast nichts gegessen und getrunken. Die Frau berichtete auch darüber, dass sie wiederholt im Bett abführen mußte. Dies war eine neue und peinliche Erfahrung für sie. Besonders peinlich war es ihr, dass sie ihre Menstruation bekommen hatte und so den Pflegenden noch mehr «Umstände» bereitete. Die Situation besserte sich für die Frau erst, als sie wieder aufstehen konnte und so auf die Hilfe der Pflegenden nicht mehr angewiesen war.

Themen	Kurzbeschreibungen
Thema 13: **Die offen gezeigte Vernachlässigung**	Eine 31jährige Frau fragte die Pflegenden der Station, ob sie ihr beim Haarewaschen behilflich sein könnten. Sie wurde von verschiedenen Pflegenden im Laufe von drei Tagen wiederholt «vertröstet». Am dritten Tag bot die Mitpatientin ihre Hilfe an und wusch ihr die Haare im Liegen im Bett.
Thema 14: **In der eigenen Scham verstärkt werden und nicht mehr reagieren können**	Eine 80jährige Frau fragte eine «Nachtschwester», die am Abend ins Zimmer kam, ob sie ein Mittel gegen ihre Verdauungsbeschwerden haben könne. Die Nachtschwester, die keine Deutsche war, hatte die Frau nicht richtig verstanden und fragte mit folgenden Worten nach: «Etwas zum kacken?» Die Frau war über diesen Satz sehr verärgert, nahm aber trotzdem den angebotenen Saft. Sie beobachtete, dass auch eine Mitpatientin, die nach einem Medikament zum Schlafen fragte, den gleichen Saft erhielt. In der Nacht führten beide Patientinnen ab und dies in einer Stärke, die nicht mit der Einnahme anderer verdauungswirksamer Medikamente aus der Erfahrung der Frau vergleichbar war. Beide Frauen schimpften über die Nachtschwester.
Thema 15: **Unsensible, falsche und vernachlässigende Pflege macht hilflos und still leidend**	Nach einer Untersuchung hatte eine 74jährige Frau 24 Stunden Bettruhe und wurde in ein Zimmer gefahren. Verschiedene Pflegende, die nicht Deutsche waren, hatten ihr im einstündigen Rhythmus den Puls und Blutdruck gemessen. Eine Pflegende benutzte dazu immer einen Handschuh. Gegen Abend sagte die Frau, dass sich ihr Rücken feucht anfühlen würde, und die Pflegende hob ihr Hemd hoch und sagte, das sei «Pinkel». Dann legte sie ihr ein trockenes Tuch in den Rücken. Die Nachtwache brachte der Frau in der Nacht ein Steckbecken und holte es später wieder ab, ohne der Frau anschließend behilflich zu sein, sich ein wenig zu reinigen. Sie stellte das Steckbecken ungereinigt neben das Bett. Am Morgen bekam die Frau ihr Frühstück, ohne dass man ihr etwas zum Waschen anbot. Nach dem Frühstück forderten die Pflegenden sie auf, trotz der Bettruhe zum EKG zu gehen, was die Frau auch tat. Die Untersuchung dauerte länger als erwartet, und erst viel später kam die Frau wieder ins Zimmer. Dort begegnete sie dem Hausmeister, der gerade damit beschäftigt war, neue Gardinen aufzuhängen. Dann gaben ihr die Pflegenden das Mittagessen. Währenddessen hatten die Pflegenden bereits ihr Bett abgezogen und die Putzfrau das Waschbecken gereinigt und der Frau gesagt, sie dürfte es nicht mehr benutzen. Die Frau stellte fest, dass sie sich seit ihrem Eintritt ins Krankenhaus nicht mehr die Hände gewaschen hatte.

Anlage 4: Kurzbeschreibungen der Pflegesituationen, die die Pflegenden als außerordentlich gelungen erlebt haben

Themen	Kurzbeschreibungen
Thema 16: **Erfolg haben in einer ausweglos erscheinenden Pflegesituation**	Ein Patient wurde auf einer Station mit der Diagnose «Tumorerkrankung» aufgenommen. Der Mann befand sich in einem schlechten Allgemeinzustand und wirkte auf die Pflegende (40 Jahre alt) distanziert und aggressiv. Nach einiger Zeit musste er sich einer ausgedehnten Operation unterziehen, verblieb anschließend eine Woche auf einer Intensivstation und wurde dann auf die ursprüngliche Station zurück verlegt. Die Pflegenden kümmerten sich intensiv pflegerisch um ihn und nach einigen Wochen konnte der Mann wieder entlassen werden. Als er entlassen wurde, konnte er wieder gehen und befand sich in einem zufriedenstellenden Allgemeinzustand.
Thema 17: **Stolz darauf sein, genau das richtige getan zu haben**	Eine Pflegende (58 Jahre alt) kam während des Essenausteilens in ein Patientenzimmer und bemerkte, dass eine Patientin, die gerade operiert worden war, unter starker Übelkeit litt. Die Pflegende setzte sich neben die Patientin, fuhr ihr mit den Händen durchs Haar, hielt ihre Hand und später die Brechschale. Nach zehn Minuten ging es der Patientin wieder besser, und die Pflegende ging aus dem Zimmer.
Thema 18: **Die Offenheit in der Sterbebegleitung**	Die Pflegende (43 Jahre alt) berichtete, dass eine ältere Frau in Begleitung ihres Sohnes und der Schwiegertochter notfallmäßig auf die Station gebracht wurde. Die Frau war lebensbedrohlich erkrankt, nicht mehr bei Bewusstsein und mußte sich sofort einer Operation unterziehen. Doch vor der Operation lag sie noch einige Stunden auf der Station. Es gelang zunächst nicht, der Frau ein Bett in einem Patientenzimmer einzurichten, da die Station überbelegt war.

Themen	Kurzbeschreibungen
	Trotz der massiven Proteste des Sohnes musste die Frau zunächst auf einer Liege liegen. Nach einigen Stunden wurde die Frau operiert, doch konnte durch die Operation der lebensbedrohliche Krankheitszustand der Frau nicht verbessert werden. Nach zwei Wochen starb die Frau ohne je das Bewusstsein nach der Operation wiedererlangt zu haben. In der Zeit nach der Operation und bis zum Tod blieben Sohn und Schwiegertochter der Frau stets bei ihr.
Thema 19: **Der entscheidende Schritt ist ein Erfolgserlebnis für alle**	Ein junges, geistig behindertes Mädchen lag über einen längeren Zeitraum auf einer Station und wurde sehr häufig von der erzählenden Pflegenden (22 Jahre alt) gepflegt. Die Pflegende entwickelte zu diesem Mädchen ein freundschaftliches Verhältnis, obwohl neben der geistigen Behinderung auch sprachliche Schwierigkeiten die Kommunikation und Interaktion erschwerten. Nach vielen Wochen der Bettruhe durfte das Mädchen eines Tages erstmalig aufstehen und wurde von der Pflegenden in einen Rollstuhl gesetzt. Danach fuhr das Mädchen mit seiner Mutter einige Stunden spazieren und kehrte überglücklich und müde auf die Station zurück. Nach einigen weiteren Wochen der regelmäßigen Mobilisation konnte das Mädchen nach Hause entlassen werden.
Thema 20: **Der entscheidende Schritt ist ein Erfolgserlebnis für alle**	Eine Pflegende (53 Jahre alt) erzählte, dass ein junger Mann nach einem Unfall eingeliefert und operiert wurde. Nach der Operation verbesserte sich die Querschnittsymptomatik nicht, und die Pflegenden versuchten den Mann kontinuierlich zu motivieren, bestimmte Bewegungsübungen durchzuführen. Der Mann verweigerte dies 14 Tage lang. Nach zwei Wochen willigte er ein, dass die Pflegenden ihn in einen Rollstuhl setzten. Nachdem der Mann in die Bewegungsübungen eingewilligt hatte, dauerte es nur drei weitere Wochen, bis er wieder ohne Unterstützung stehen konnte. Der Mann verließ nach weiteren Wochen die Klinik und war in der Lage, alleine zu gehen.
Thema 21: **Einen Menschen in seiner Kunst und seinem Schicksal gut aufheben**	Eine Pflegende (45 Jahre alt) erzählte, dass ein Mann mit dem Beruf «Schauspieler» einige Zeit auf der Station lag und zunehmend intensiverer Pflege bedurfte. Er litt an einer nicht zu heilenden Tumorerkrankung. Die Pflegende als auch die KollegInnen bauten mit der Zeit ein persönliches Verhältnis zu dem Mann, auf und dieser gab immer wieder seine «schauspielerische Kunst» zum besten. Die Pflegenden

Themen	Kurzbeschreibungen
	lasen dem Mann vor und achteten darauf, dass er regelmäßig Getränkte zu sich nahm. Nach vielen Wochen war der Mann schwer pflegebedürftig und wurde mehrmals täglich gebettet, gewaschen und der Dekubitus behandelt. Der Mann verstarb schließlich auf der Station.
Thema 22: **Die Täuschung in der ausweglos erscheinenden Pflegesituation**	Ein Patient mußte sich einer Operation unterziehen und kam danach auf die Station der erzählenden Pflegenden (23 Jahre alt). Der Gesundheitszustand des Patienten verschlechterte sich jedoch entgegen der Erwartung der Pflegenden zusehends, und die Pflegende hatte bald keine Hoffnung mehr, dass der Patient nicht sterben würde. In den Tagen, als es dem Patienten immer schlechter ging, trat die erzählende Pflegende ihren geplanten dreiwöchigen Urlaub an. Als sie wieder zu arbeiten begann, sah sie den Mann wieder. Ihm ging es sichtlich besser, und er konnte schon in wenigen Wochen das Krankenhaus verlassen.

Anlage 5: Kurzbeschreibungen der Pflegesituationen, die die Pflegenden als außerordentlich mißlungen erlebt haben

Themen	Kurzbeschreibungen
Thema 23: **Die Einmischung in die Pflege**	Die Pflegende (23 Jahre alt) übernahm einen Patienten von einer Intensivstation auf die Normalstation und brachte ihn in ein 5-Patienten-Zimmer. Sie maß seinen Puls und die Temperatur und brachte ihm eine zusätzliche Decke, weil der Patient unter Schüttelfrost litt. Während die Pflegende den Mann umsorgte, fragte ein anderer anwesender Patient, ob sie nicht den Arzt holen wolle, denn aus seiner Sicht sei der Zustand des Patienten doch sehr ernst. Die Pflegende verließ daraufhin emotional sehr erregt das Zimmer und stellte den Mitpatienten später zur Rede und erklärte ihm, dass sie als Pflegende wisse, was in so einem Moment zu machen sei und dass er sich nicht in ihre Angelegenheiten einzumischen habe.
Thema 24: **Der Egoismus eines Patienten**	Auf einer Intensivstation ereignete sich plötzlich eine Notfallsituation und ein Patient musste wiederbelebt werden. Inmitten des regen Treibens von Pflegenden und Ärzten sprach ein Patient, der direkt neben dem «Notfallpatienten» lag, den erzählenden Pflegenden (56 Jahre alt) an und forderte ihn auf, ihm ein Glas Wasser zu bringen. Der Pflegende versuchte zu erklären, dass es ihm zu diesem Zeitpunkt nicht möglich sei, der Bitte nachzukommen, doch der Patient zeigte kein Verständnis, sondern drohte dem Pflegenden. Daraufhin beachtete der Pflegende den Patienten für einige Stunden nicht mehr.

Themen	Kurzbeschreibungen
Thema 25: **Die hochprivate Patientin**	Eine ältere Patientin, die privat versichert war, lag auf der Station des erzählenden Pflegenden (26 Jahre alt). Sie war schwer erkrankt (Tumorerkrankung im fortgeschrittenen Stadium) und bestand entgegen dem Rat der Ärzte auf einer Operation. Sie wurde operiert, doch verschlechterte sich ihr Gesundheitszustand zunehmend. Der Pflegende übernahm die Pflege dieser Patientin nur sehr ungern, und dies aus zwei Gründen: Zum einen erlebte er die Frau als «hochnäsig» und «fordernd», und zum anderen verlangte die Patientin, dass die Pflegenden ihr jeden Abend Grießbrei bringen sollten. Der Pfleger übernahm diese Aufgabe oft und machte die beinahe tägliche Erfahrung, dass der Patientin der Grießbrei nicht heiß genug war und sie den Pfleger zunächst immer mit dem Grießbrei wieder wegschickte, damit er ihn heißer machen sollte. Der Pfleger glaubte, dass sie ihn schikanieren wollte. Als es der Patientin gesundheitlich sehr schlecht ging, wurde sie in ein anderes Krankenhaus verlegt, in dem sie dann auch nach wenigen Wochen verstarb.
Thema 26: **Die beinahe unmögliche Pflege**	Eine Patientin hatte während einer Operation einen künstlichen Darmausgang bekommen und lag nun «frischoperiert» auf der Station der Pflegenden (22 Jahre alt). Die Patientin war «psychisch kaputt», in einem sehr schlechten Allgemeinzustand, hatte starke Schmerzen und war zunächst sehr unruhig, im Verlauf der folgenden Tage jedoch bald gar nicht mehr bei Bewusstsein. Bei dieser Frau mußte die Pflegende regelmäßig den Anus Praeter versorgen, was ihr erhebliche Mühe bereitete. Die Frau starb nach wenigen Wochen im Beisein ihres Ehemannes.
Thema 27: **Die Nähe und Unsicherheit in der Sterbebegleitung**	Als Auszubildende in der Krankenpflege mußte die erzählende Pflegende (23 Jahre alt) über einen Zeitraum von vier Wochen auf einer Intensivstation arbeiten. Anfangs sah sie sich nicht in der Lage, die anfallenden Aufgaben adäquat zu erledigen und fühlte sich von der Hilfe der anderen Pflegenden sehr abhängig. Eines Tages half sie morgens einer älteren Frau, die noch am gleichen Tag auf eine Normalstation verlegt werden sollte, beim Waschen. Während des Waschens äußerte die Frau Todesahnungen und sagte, dass sie bald sterben würde. Gegen Mittag stieg die Pulsfrequenz dieser Frau plötzlich an, und sie litt unter starken Schmerzen. Die Auszubildende blieb bei der Frau eine Stunde stehen, während die anderen Pflegenden geeignete Maßnahmen einleiteten. Im Verlauf der nächsten Stunde

Themen	Kurzbeschreibungen
	bemühten sich auch Ärzte um die Frau und gaben ihr starke Schmerzmittel. Nach einer Stunde starb die Frau. Die Pflegende blieb noch bis zum Ende ihrer Arbeitszeit auf der Station, verließ sie dann und begann zu weinen.
Thema 28: **Der Lebenskampf**	Kurz vor Weihnachten wurde eine 40jährige Frau, die unter einer Tumorerkrankung im fortgeschrittenen Stadium litt, ins Krankenhaus eingeliefert und notfallmäßig operiert. Nach der Operation kam die Frau auf die Station der erzählenden Pflegenden (53 Jahre alt). Zunächst schien es der Patientin besser zu gehen, dann aber verschlechterte sich in wenigen Wochen ihr Gesundheitszustand drastisch, und die Frau musste auf der Station assistiert beatmet werden. Um die Frau ein wenig zu beruhigen, setzte sich die erzählende Pflegende immer wieder an ihr Bett und las ihr vor. Dies beruhigte die Patientin. Eines Tages kam der Bruder der Patientin, der nie zuvor bei ihr im Krankenhaus gewesen war. Er setzte sich ans Bett und hielt die Hand der Patientin. Nach einer Stunde verstarb die Frau. Die erzählende Pflegende dachte in den nächsten vier Wochen sehr oft an die Frau und ihren Leidensweg zurück und erfuhr, dass die Patientin seit einigen Jahren keinen Kontakt mehr zu dem Bruder hatte. Durch sein Kommen – so interpretierte die Pflegende - habe die Patientin die Möglichkeit erhalten, bestehende Konflikte zu lösen. Dies habe ihr die Beruhigung verschafft, die nötig war, das Leben loszulassen und sterben zu können.
Thema 29: **Die provozierte Verbundenheit**	Bei einem Patienten hatten die Ärzte im Rahmen ihrer Diagnostik einen bösartigen und bereits metastasierenden Tumor festgestellt. Er sollte operiert werden. Am Tag vor der Operation sprach der Patient die Pflegende (34 Jahre alt) auf dem Flur an, hielt ihr ein Schriftstück, ein Testament entgegen und forderte sie auf, dieses Testament zu unterschreiben. Die Pflegende war erschrocken, kam aber der Bitte des Patienten nach. Gegen Abend betraten sie und ihre Kollegin das Zimmer des Patienten, und der Patient forderte auch die andere Pflegende auf, das Testament zu unterschreiben. Auch die Kollegin kam dieser Bitte nach. Danach scherzte der Patient mit den Pflegenden, begann aber doch zu weinen. Die Pflegenden blieben bei ihm, sorgten dafür, dass die anderen Mitpatienten das Zimmer verließen, damit der Patient mit den Pflegenden und später auch mit seiner Frau alleine sein konnte.